JN273544

【画像再構成シリーズ】

C言語による画像再構成の基礎

[著者]

橋本 雄幸・篠原 広行

医療科学社

『C言語による画像再構成の基礎』に収載のプログラムは
「医療科学社のホームページ」からダウンロードすることができます。

http://www.iryokagaku.co.jp/

本書に収載のプログラムは
ハードウエア：Windows XPをOSとするパーソナルコンピュータ（DOS/Vマシン）
ソフトウエア：Microsoft Visual Studio.NET 2003 日本語版, Cygwin
のシステム環境で動作することを確認しています。

使用に際しては以下の点をご留意ください。

・プログラムは無断で営利目的に使用することはできません。
・プログラムのコピーを他に流布することもできません。
・プログラムを使用することによって生じた損害等に関して，著者および医療科学社は
　一切の責任を負いません。
・プログラムの使い方に関して，著者および医療科学社はお答えすることはできません。

ソフトウエア名，OS名は，各メーカーの商標または登録商標です。

『C言語による画像再構成の基礎』 本書のプログラムで作成した画像などを掲載します．(1)

(口絵の図番号は本文の図の番号です．図番号のない図は参考に載せています．)

図1-7
主なプログラム言語の開発の歴史

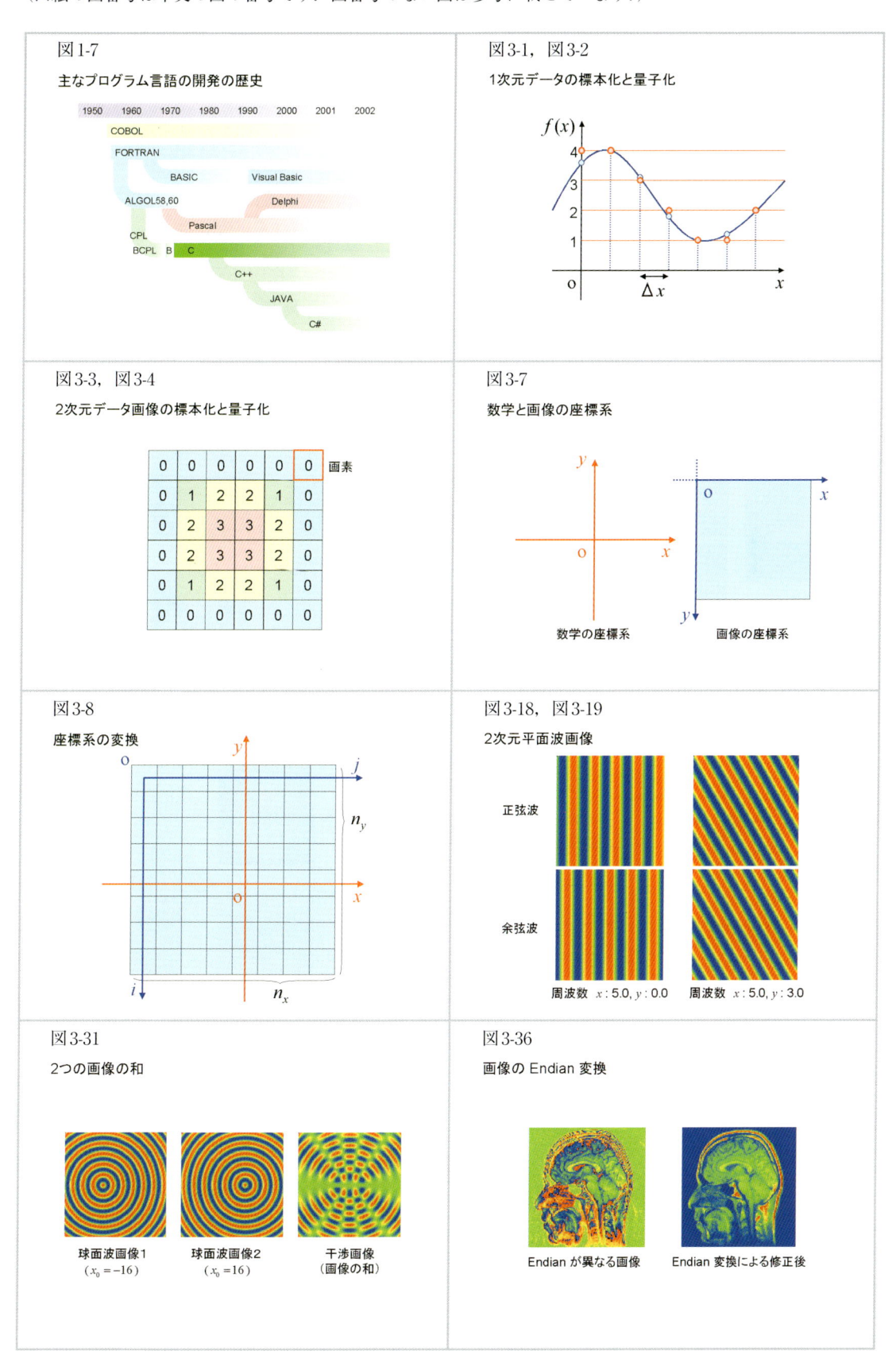

図3-1，図3-2
1次元データの標本化と量子化

図3-3，図3-4
2次元データ画像の標本化と量子化

図3-7
数学と画像の座標系

数学の座標系　　画像の座標系

図3-8
座標系の変換

図3-18，図3-19
2次元平面波画像

正弦波

余弦波

周波数 $x:5.0, y:0.0$　　周波数 $x:5.0, y:3.0$

図3-31
2つの画像の和

球面波画像1　　球面波画像2　　干渉画像
($x_0=-16$)　　($x_0=16$)　　（画像の和）

図3-36
画像の Endian 変換

Endian が異なる画像　　Endian 変換による修正後

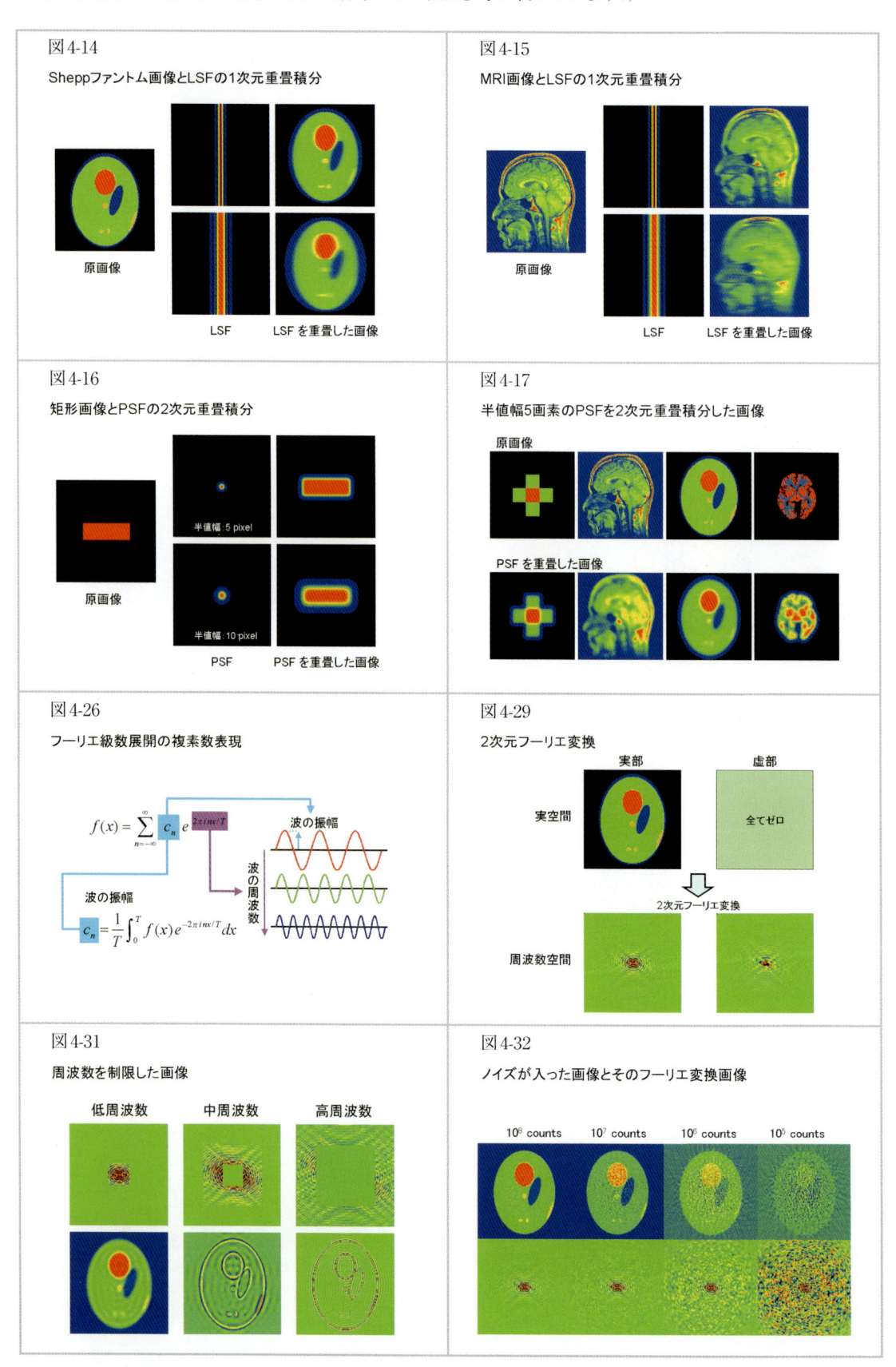

『C言語による画像再構成の基礎』本書のプログラムで作成した画像などを掲載します．(2)
(口絵の図番号は本文の図の番号です．図番号のない図は参考に載せています．)

図 4-14
SheppファントムとLSFの1次元重畳積分
原画像 / LSF / LSFを重畳した画像

図 4-15
MRI画像とLSFの1次元重畳積分
原画像 / LSF / LSFを重畳した画像

図 4-16
矩形画像とPSFの2次元重畳積分
原画像 / 半値幅：5 pixel / 半値幅：10 pixel / PSF / PSFを重畳した画像

図 4-17
半値幅5画素のPSFを2次元重畳積分した画像
原画像 / PSFを重畳した画像

図 4-26
フーリエ級数展開の複素数表現

$$f(x) = \sum_{n=-\infty}^{\infty} c_n e^{2\pi i n x/T}$$

波の振幅

$$c_n = \frac{1}{T}\int_0^T f(x) e^{-2\pi i n x/T} dx$$

波の周波数 / 波の振幅

図 4-29
2次元フーリエ変換
実空間：実部 / 虚部（全てゼロ）
2次元フーリエ変換
周波数空間

図 4-31
周波数を制限した画像
低周波数 / 中周波数 / 高周波数

図 4-32
ノイズが入った画像とそのフーリエ変換画像
10^8 counts / 10^7 counts / 10^6 counts / 10^5 counts

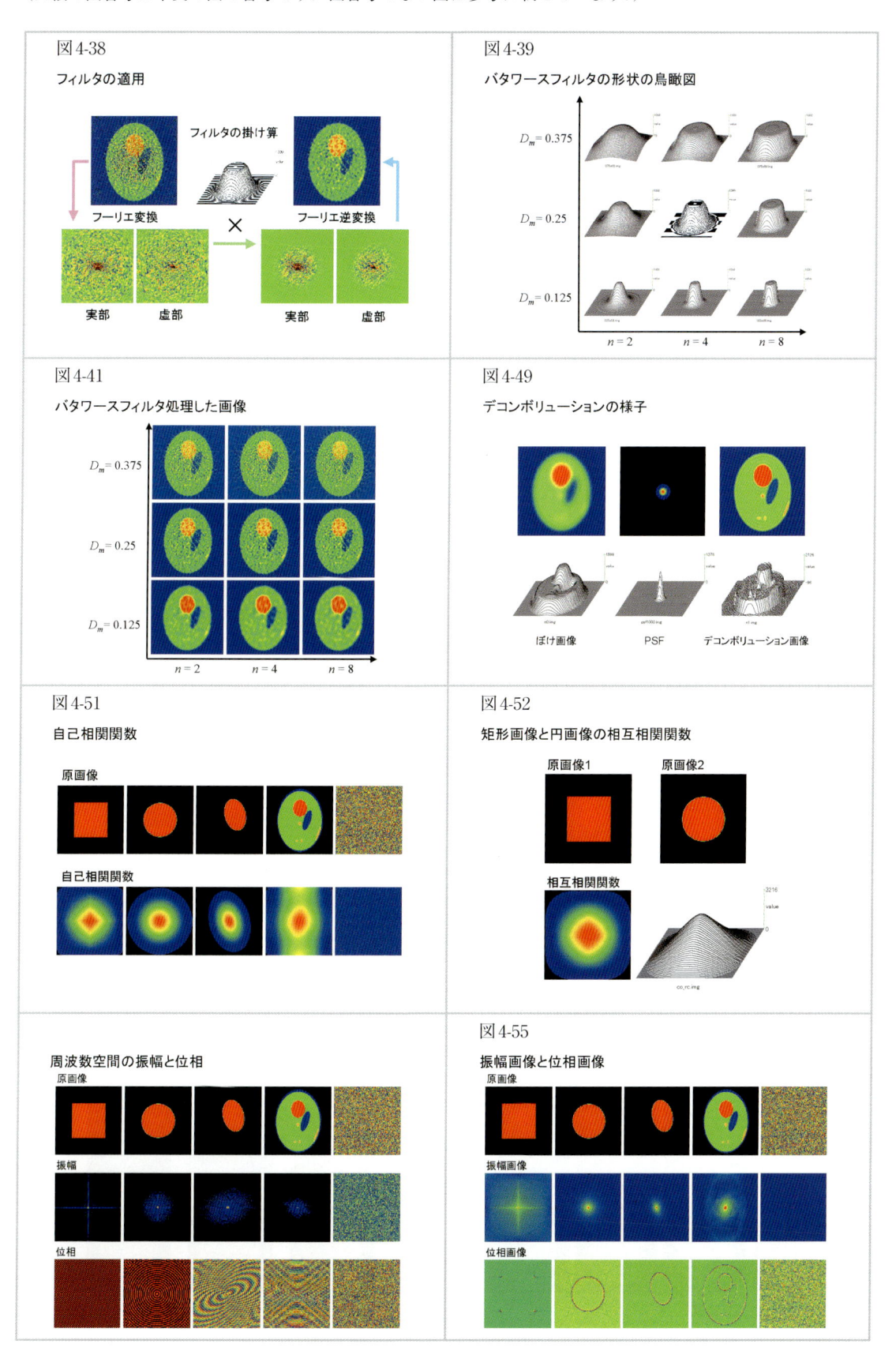

『C言語による画像再構成の基礎』本書のプログラムで作成した画像などを掲載します．(3)
(口絵の図番号は本文の図の番号です．図番号のない図は参考に載せています．)

図 4-38
フィルタの適用

図 4-39
バタワースフィルタの形状の鳥瞰図

図 4-41
バタワースフィルタ処理した画像

図 4-49
デコンボリューションの様子

図 4-51
自己相関関数

図 4-52
矩形画像と円画像の相互相関関数

周波数空間の振幅と位相

図 4-55
振幅画像と位相画像

『C言語による画像再構成の基礎』本書のプログラムで作成した画像などを掲載します．(4)
(口絵の図番号は本文の図の番号です．図番号のない図は参考に載せています．)

図4-56
フーリエ位相相関法を用いたパターン認識

原画像　参照画像　位相画像の相関

位相画像　　　　　相関の鳥瞰図

図5-6
X線CTにおける解析解（投影切断面定理）

図5-8
FBP（filtered back-projection）法

図5-10
FBP法による画像再構成の過程

原画像　投影データ　フィルタ後の投影　再構成画像

周波数空間（1次元）

図5-17
重畳積分法

図5-21
ML-EM法

図5-22
ML-EM法

初期画像　2回目　3回目　5回目

10回目　20回目　50回目　100回目

図5-24
OS-EM法

初期画像　1回目　2回目

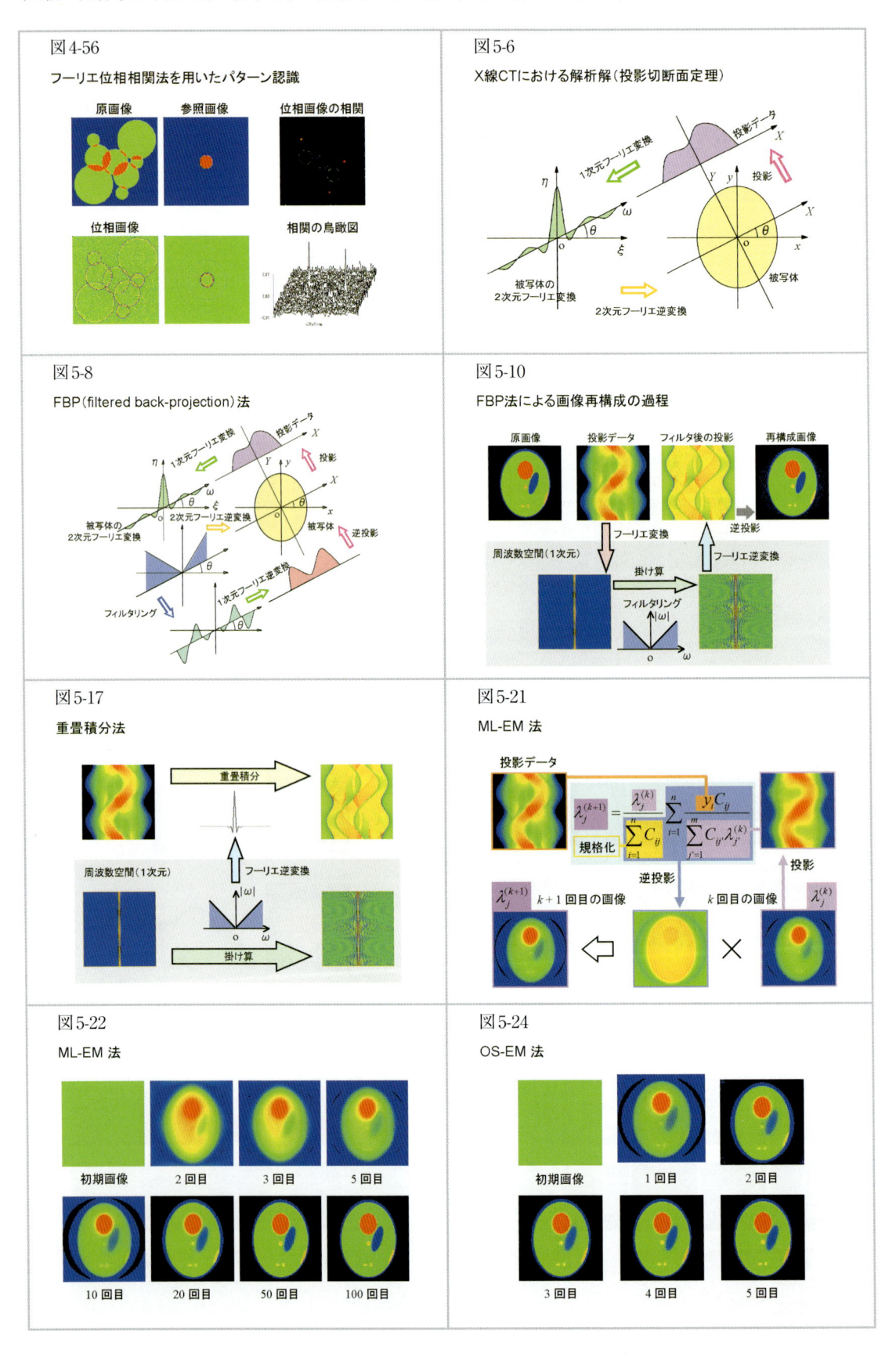

3回目　4回目　5回目

はじめに

　本書は，最近メディアでも紹介される機会が増えたX線を利用したコンピュータ断層撮影（X線CT），磁気共鳴イメージング（MRI），陽電子放射型断層撮影（PET），単光子放射型断層撮影（SPECT）など，コンピュータを利用し人体の内部を画像化するコンピュータトモグラフィについて述べている．コンピュータトモグラフィは体外計測したデータから人体の断面を再構成する技術で，その数学的な部分は画像再構成と呼ばれている．実際にコンピュータを用いて画像再構成を行うには，C言語などによるプログラミングが必要である．

　本書は医用画像処理や画像再構成に関心がある学部学生，大学院生，技術者の方々に役立つよう，C言語の基礎，ディジタル画像処理，画像再構成について，プログラミングを解説している．本書は以下のように全体で5章から成り立っている．

　第1章の「コンピュータの基礎」は，コンピュータの基礎知識をまとめている．

　第2章の「C言語の基礎」は，C言語の基礎知識をまとめている．

　第3章の「ディジタル画像処理」は，ディジタル画像の扱い方から，矩形画像，円画像，楕円画像の作成，移動，拡大，縮小，回転などの画像の幾何学変換や画像の演算などを紹介している．

　第4章の「画像再構成の基礎」は，医用画像処理に使われている様々な処理を述べている．これらの処理は画像再構成に応用される．

　第5章の「画像再構成の実際」は，画像再構成の基本となるX線CTの画像再構成について，代表的な画像再構成を述べている．

　C言語の基礎がある方は第3章から読まれると，画像再構成の計算機シミュレーションに必要な原画像（数値ファントム）の作成，原画像の積分変換に相当する体外計測データの作成についてご理解いただけると思う．さらに，本書を読まれてMRIの信号計測や画像再構成あるいはSPECTの画像再構成に関心をもたれた方は，姉妹書の『MRI画像再構成の基礎』と『SPECT画像再構成の基礎』を参考にしていただければ幸いである．

　本書のC言語の基礎の部分は，横浜創英短期大学元教授　高田治彦先生にご指導をいただきました．高田治彦先生にお礼を申し上げます．

　本書のプログラムの開発は，株式会社第一ラジオアイソトープ研究所による東京都立保健科学大学受託研究「統計的画像再構成法の定量性に関する研究（平成13年10月〜16年9月）」の助成を受けて行いました．ディジタル画像処理から画像再構成に至る一連のプログラム開発の機会を与えていただいた，株式会社第一ラジオアイソトープ研究所にお礼申し上げます．

　最後に，出版に際し，医療科学社出版部長　関谷健一氏には大変お世話になりましたことをお礼申し上げます．

2006年11月

橋本　雄幸
篠原　広行

＜Ｃ言語による画像再構成の基礎　目次＞

第1章　コンピュータの基礎 …………………………………… 3

　　第１節　数の表現………………………………………………… 3
　　第２節　ビットとバイト………………………………………… 3
　　第３節　コンピュータで扱う数………………………………… 4
　　第４節　文字の表現……………………………………………… 5
　　第５節　Ｃ言語について………………………………………… 8

第2章　Ｃ言語の基礎 …………………………………………… 11

　　第１節　プログラムの作成と実行 …………………………… 11
　　第２節　変数 …………………………………………………… 12
　　第３節　演算子 ………………………………………………… 14
　　第４節　配列 …………………………………………………… 17
　　第５節　文字と文字列 ………………………………………… 19
　　第６節　制御（選択）………………………………………… 20
　　第７節　制御（繰り返し）…………………………………… 24
　　第８節　関数 …………………………………………………… 29
　　第９節　外部変数 ……………………………………………… 32
　　第10節　ポインタ ……………………………………………… 33
　　第11節　関数とポインタ ……………………………………… 38
　　第12節　システム標準関数 …………………………………… 40
　　第13節　構造体 ………………………………………………… 47
　　第14節　ソート（並べ替え）………………………………… 50
　　第15節　乱数 …………………………………………………… 54

第3章　ディジタル画像処理 …………………………………… 57

　　第１節　ディジタル画像 ……………………………………… 57
　　第２節　整数画像と実数画像 ………………………………… 57
　　第３節　数学と画像の座標系 ………………………………… 59

第 4 節	矩形画像の作成	60
第 5 節	円画像の作成	60
第 6 節	楕円画像の作成	62
第 7 節	正弦波画像の作成	63
第 8 節	ガウス分布画像の作成	65
第 9 節	乱数画像の作成	66
第 10 節	画像の平行移動	67
第 11 節	画像の拡大と縮小	68
第 12 節	画像の回転移動	69
第 13 節	画像の定数倍と定数和	70
第 14 節	2つの画像の加減乗除	71
第 15 節	バイナリデータとアスキーデータ	71
第 16 節	画像のプロファイル	72
第 17 節	画像のEndian変換	73
第 18 節	補間	74
プログラム		77

第4章　画像再構成の基礎　　125

第 1 節	画像の基本統計量	125
第 2 節	半値幅と1/10幅	126
第 3 節	線広がり関数	127
第 4 節	点広がり関数	129
第 5 節	畳み込み演算	130
第 6 節	空間フィルタ処理	134
第 7 節	非線形フィルタ	136
第 8 節	フーリエ変換	138
第 9 節	周波数空間と周波数	144
第 10 節	フィルタ処理	146
第 11 節	MTF	151
第 12 節	フーリエ変換と重畳積分	153
第 13 節	デコンボリューション	154
第 14 節	自己相関関数と相互相関関数	156
第 15 節	フーリエ変換画像の振幅と位相	158

第16節　フーリエ位相相関法 ……………………………………… 160
第17節　積分均一性と微分均一性 ………………………………… 163
プログラム …………………………………………………………… 164

第5章　画像再構成の実際 ……………………………………… **245**

第1節　X線の減弱 …………………………………………………… 245
第2節　X線CTの投影データ ……………………………………… 247
第3節　2次元フーリエ変換法 ……………………………………… 248
第4節　フィルタ補正逆投影法 ……………………………………… 251
第5節　ゼロパディング ……………………………………………… 253
第6節　重畳積分法 …………………………………………………… 256
第7節　ML-EM法 …………………………………………………… 257
第8節　OS-EM法 …………………………………………………… 260
プログラム …………………………………………………………… 262

和文索引・290
欧文索引・293
索引・その他・295
参考文献・296

【画像再構成 シリーズ】

C言語による画像再構成の 基礎

第1章　コンピュータの基礎
第2章　C言語の基礎
第3章　ディジタル画像処理
第4章　画像再構成の基礎
第5章　画像再構成の実際

〈第1章〉
コンピュータの基礎

　フィルタなどの画像処理や画像再構成に使われている技術はどのようなものなのかということを，この本で紐解いていく．プログラムの例題を数多く載せることにより，パソコンで手軽にできる画像処理を目標に解説する．第1章は，画像処理や再構成処理に入る前のコンピュータとプログラミングの基礎的な事柄を述べる．

〔第1節〕　数の表現

　人間が扱っている数とコンピュータが扱っている数の表現には違いがある．さらに，双方の受け渡し役となる数の表現もある．普段，人間が扱っている数は，0から9の10種類である．これは，人間の手の指が10本で，ものを数えるときに指を使ったことから10が1つの単位になったといえる．9まで数えた次は，位を1つ上げて位取りを行っている．9の次は，数字で表記する場合，左側に1を付け加えて右側を0に戻し「10」と表記する．1つ左側に新しい数を付け加えることを位取りという．99の次はさらに左側に数を付け加えて「100」とする．このように，10個目で位が上がる数え方を「10進数」または，「10進法」と呼ぶ．この様子を図1-1の10進数の欄に示す．

　これに対して，パソコンが扱う数は，0と1の2種類で構成される．2種類の数字で位取り表記をしていく数え方を「2進数」または「2進法」と呼ぶ．この位取りの様子を図1-1の2進数の欄に示す．

　人間にとって，この0と1の数字の並びは非常にわかりづらいものである．この「2進数」と人間が扱っている「10進数」の間を取り持つのが，「16進数」または「16進法」と呼ばれる数である．16という数は2のベキ乗であり，2進数の4桁分が16進数の1桁分に相当する．また10という数にも近いので，人間にとっても2進数よりは扱いやすい数になる．16進数は，16個の数を使うことになり，人間が通常使っている10個の数に加えて6個の数を割り当てる必要がある．そこで16進数では足りない6個の数をアルファベットで補っている．0から9に加えて，順にA，B，C，D，E，Fの6つを使う．よって，16進数ではFの次が10になり，また，FFの次が100になる．この様子を図1-1の16進数の欄に示す．

〔第2節〕　ビットとバイト

　コンピュータで取り扱う2進数の桁には，特別な名前がついている．1桁分を「1ビット（bit）」と呼んでいる．よって，1ビットには0か1の数字を割り当てることができる．また，8桁分をひとまとめにして「1バイト（byte）」と呼んでいる．1バイトは2進数で8桁なので，16進数では2桁になる．1バイトで表せる数は，2進数で「00000000」～「11111111」となり，16進数では「00」～「FF」となる．10進数に対応させると「0」～「255」となる．以上の模式図を，図1-2に示す．ビットやバイトという

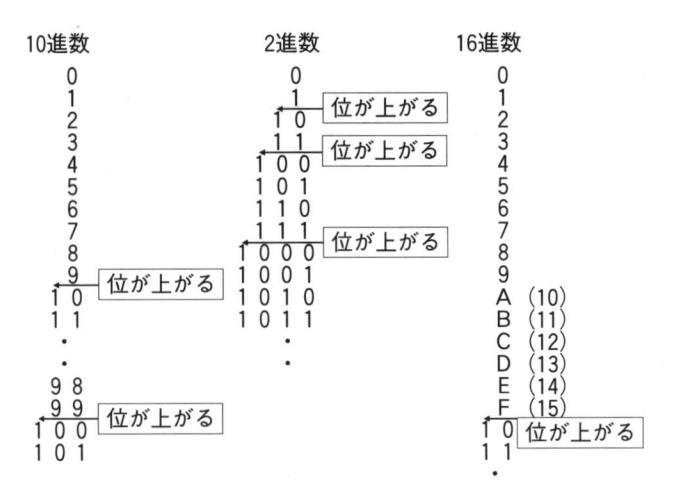

図1-1　10進数，2進数，16進数の位取り

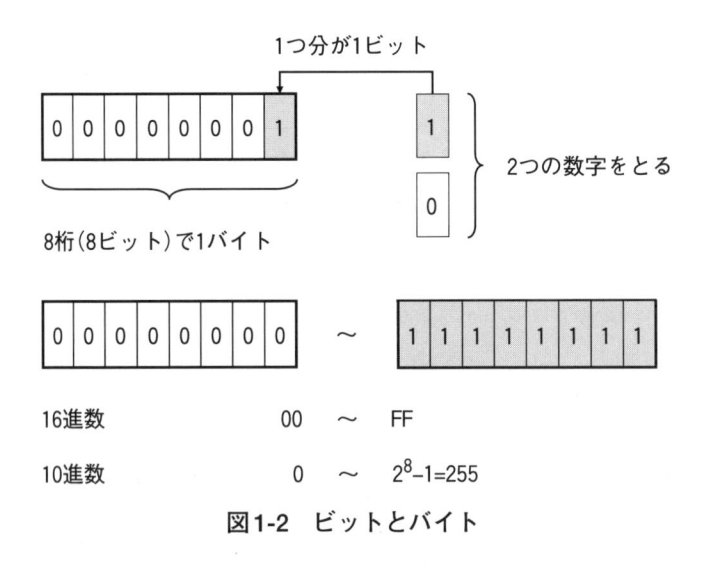

図1-2　ビットとバイト

単位は，ハードディスクの容量やファイルの大きさなど，コンピュータに係わるさまざまなところで使われる．

〔第3節〕　コンピュータで扱う数

　コンピュータで数を扱うとき，あらかじめ大きさや扱い方を決めておく必要がある．その大きさと扱い方を「型」と呼んでいて，いくつかの種類がある．その型には，大きく分けて2種類あり，1つは整数を扱う整数型で，もう1つは実数を扱う浮動小数点型である．それぞれの型について以下に詳しく説明する．

(1) 整数型

　パソコンで整数を扱う場合，2進数で扱うので，その単位は2進数の桁数，いわゆるビット数となる．実際の型は，8ビットでまとめた1バイトを単位にしてつくられる．その型には，図1-3に示すように，

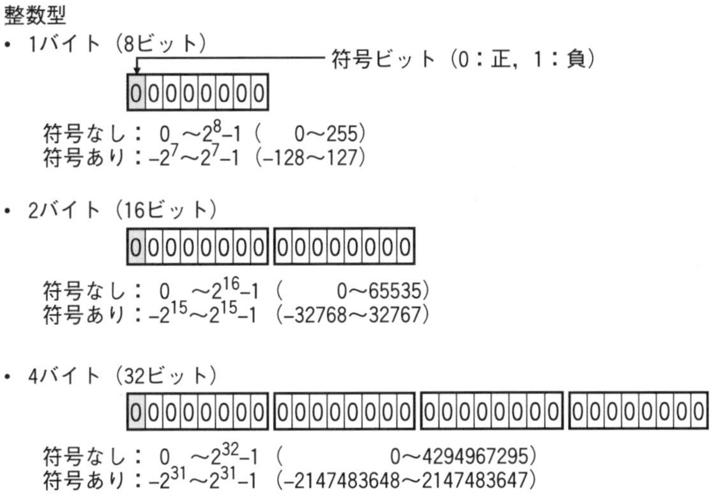

整数型
- 1バイト（8ビット）

符号ビット（0：正，1：負）

符号なし：$0 \sim 2^8-1$　（　　0～255）
符号あり：$-2^7 \sim 2^7-1$　（-128～127）

- 2バイト（16ビット）

符号なし：$0 \sim 2^{16}-1$　（　　　0～65535）
符号あり：$-2^{15} \sim 2^{15}-1$　（-32768～32767）

- 4バイト（32ビット）

符号なし：$0 \sim 2^{32}-1$　（　　　　　0～4294967295）
符号あり：$-2^{31} \sim 2^{31}-1$　（-2147483648～2147483647）

図1-3　整数型

1バイト，2バイトと4バイトの整数型がある．それぞれの型は，桁数が限られるので扱える数の最大値が決まる．それぞれの型で扱える範囲を，図1-3の「符号なし」の欄に示す．また負の数を扱うには，一番左側の最も上位の桁を符号の印に割り当てる．この桁を「符号ビット」と呼ぶ．この符号ビットが0の場合を正の数とし，1の場合を負の数とする．最上位の桁を符号ビットとした場合の扱える数の範囲を図1-3の「符号あり」の欄に示す．

(2) 浮動小数点型

コンピュータで小数点を含めた実数の値を扱う場合，「浮動小数点」という特殊な形を用いる．浮動小数点とは，アボガドロ数などの科学定数によく使われる

$$6.02 \times 10^{23} \tag{1-1}$$

といった表現である．この表現は，非常に大きい数や小さい数を表すのに適している．学術計算では，そういった大きい数や小さい数がよく出てくるので，コンピュータで学術計算を行う場合，浮動小数点が適しているといえる．この浮動小数点を扱うための型を図1-4に示す．コンピュータでは2進数で扱うため，指数部は2のベキ乗となる．浮動小数点型には，単精度と倍精度の2種類があり，それぞれに符号ビット，指数部の割り当てと仮数部の割り当てがある．指数部は2のベキ乗にくる整数を表し，仮数部は「1.」以下の小数を表す．型の構成が特殊なので，コンピュータでは浮動小数点用に専用の処理部分が用意されている．

〔第4節〕　文字の表現

コンピュータでは，2進数の数字しか扱えないので，文字を扱うためには工夫が必要になる．そのために，文字を2進数の数字に対応させるコードという考え方が使われている．

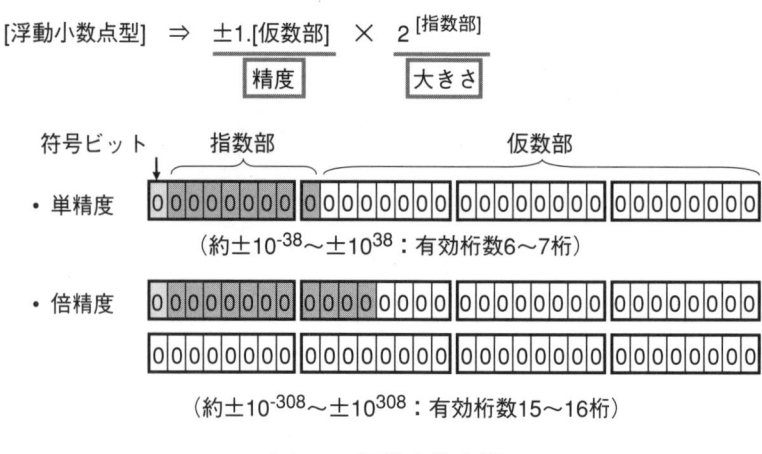

$$[浮動小数点型] \Rightarrow \underbrace{\pm 1.[仮数部]}_{\boxed{精度}} \times \underbrace{2^{[指数部]}}_{\boxed{大きさ}}$$

・単精度　符号ビット　指数部　仮数部
（約$\pm 10^{-38} \sim \pm 10^{38}$：有効桁数6〜7桁）

・倍精度
（約$\pm 10^{-308} \sim \pm 10^{308}$：有効桁数15〜16桁）

図1-4　浮動小数点型
指数部はマイナスを扱えるように，単精度では127を，倍精度では1023を加えて正規化する．

(1) 文字とコード

コンピュータは米国でつくられたので，コンピュータで使われる文字は米国の文字を基本としている．必要な文字は，アルファベット，数字，記号などになる．そのほかにコンピュータを制御するための文字を含めて基本的に全部で2^7である128個以内に収まる．その文字の1つひとつに固有の番号が付けられている．整数を扱うときの単位はバイトごとなので，その型にあてはめると文字は最も小さい1バイト（0〜255）で番号を付けることができる．その番号の割り振り方をASCII（アスキー）コードと呼んでいる．文字と番号の対応を表したASCIIコード表を**表1-1**に示す．

表1-1で示したASCIIコード表は，256文字分を上位の4ビットと下位の4ビットを分けて表の形で表している．16進数では，2桁のうち上位の桁と下位の桁に分けていることになる．10進数では，文字に対応する横と縦の10進の数を足せば，文字の固有番号が計算できる．**表1-1**で示すASCIIコード表の右半分（128以上）は，国によって自由に文字や記号を割り当てることができるようになっている．日本では**表1-1**に示すように，カタカナを中心に文字と記号を割り当てている．カタカナには半角があるのはこの理由である．また，日本のASCIIコードでは上位4ビットの8，9，E，Fの欄には文字を割り当てていない．

コンピュータで文字を扱うときに，ASCIIコード表がどのように使われているかを**図1-5**に示す．キーボードの「A」のキーを打鍵するとASCIIコード表からAのコードである「65」という数字が2進数でコンピュータに入力される．コンピュータの中では数字しか扱えないので，「65」という数字として処理される．次に，「65」という数字からASCIIコード表に照らし合わせて対応する文字「A」を画面に表示する．「A」というキーを押してから画面に「A」という文字が出るまでに，ASCIIコード表を2回利用していることになる．このように，コンピュータでは文字をASCIIコード表を利用して数字（コード）に変換して扱っている．

(2) 日本語のコード

日本語には漢字があるため，6000以上の文字を扱う必要がある．当然1バイトには収まらないので，2バイトで固有番号を付けている．1バイトで番号を付けられている文字を「半角」，2バイトで番号を付けられている文字を「全角」と呼んでいる．2バイトの整数は，65536通りの番号を扱うことができ

表1-1　ASCIIコード表（1バイト，半角）

		上位4ビット															
	16進	0	1	2	3	4	5	6	7	8	9	A	B	C	D	E	F
16進	10進	0	16	32	48	64	80	96	112	128	144	160	176	192	208	224	240
0	0	NUL	DLE	SP	0	@	P	`	p				－	タ	ミ		
1	1	SOH	DC1	!	1	A	Q	a	q			。	ア	チ	ム		
2	2	STX	DC2	"	2	B	R	b	r			「	イ	ツ	メ		
3	3	ETX	DC3	#	3	C	S	c	s			」	ウ	テ	モ		
4	4	EOT	DC4	$	4	D	T	d	t			、	エ	ト	ヤ		
5	5	ENQ	NAK	%	5	E	U	e	u			・	オ	ナ	ユ		
6	6	ACK	SYN	&	6	F	V	f	v			ヲ	カ	ニ	ヨ		
7	7	BEL	ETB	'	7	G	W	g	w			ア	キ	ヌ	ラ		
8	8	BS	CAN	(	8	H	X	h	x			イ	ク	ネ	リ		
9	9	HT	EM	)	9	I	Y	i	y			ウ	ケ	ノ	ル		
A	10	LF	SUB	*	:	J	Z	j	z			エ	コ	ハ	レ		
B	11	VT	ESC	+	;	K	[	k	{			オ	サ	ヒ	ロ		
C	12	FF	FS	,	<	L	¥	l	|			ャ	シ	フ	ワ		
D	13	CR	GS	-	=	M	]	m	}			ュ	ス	ヘ	ン		
E	14	SO	RS	.	>	N	^	n	~			ョ	セ	ホ	゛		
F	15	SI	US	/	?	O	_	o	DEL			ッ	ソ	マ	゜		

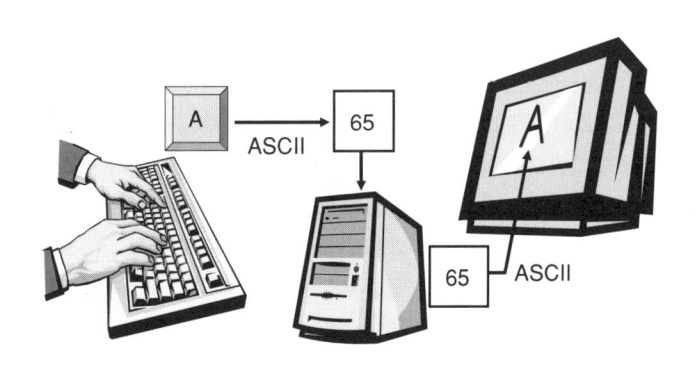

（下位4ビット）

図1-5　ASCIIコードの使われ方

るが，日本語では7000弱で済むので，2バイト整数の一部の番号を使って固有番号を付けている．番号の付け方には，主に3種類ある．その3種類は，それぞれ，

・JISコード
・シフトJIS（Shift JIS，S-JIS）コード
・EUCコード

と呼ばれている．JISコードは，E-Mailを利用するときに使われる．シフトJISコードは，Windowsで使われている．EUCコードは，LINUXなどUNIX系のコンピュータで使われている．特に，シフトJISコードとEUCコードは両者ともホームページで使われているので，ホームページを閲覧するときは自動的にどちらのコードが使われているのかを判別して，文字を表示している．判別がうまくいか

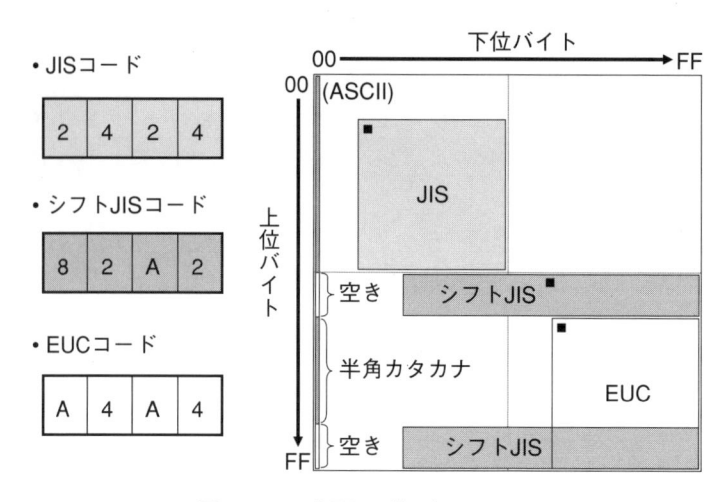

図1-6　日本語の「い」のコード

なかったときは,「文字化け」といい,訳のわからない文字になる.文字化けの原因は,同じ文字でもコード表の違いによって固有番号が異なるためである.

図1-6では,ひらがなの「い」のコードを示しているが,それぞれのコード表でまったく違う番号になっている.そのコード表が2バイトのどの部分を使っているかを,図1-6の右側に示す.「い」の場所がそれぞれのコードでどの位置になるのかも小さな四角で表示している.2バイトの領域は,上位バイトと下位バイトに分けて四角い表で表している.上位バイトの端に1バイトのASCIIコードの対応を表示している.

基本となるのはJISコードで,左上の四角い領域に配置されている.JISコードでは,上位バイトがASCIIコードと重なっているので,両者を区別するために,切り替えのための特殊なコードを使うことになっている.それに対してシフトJISコードは,日本語のASCIIコード表で使用していない空きの部分を上位バイトに対応させるように,JISコードをシフトさせている.そのため,半角と全角のコードを混在させて使うことができる.またEUCコードは,JISコードを右下にずらしたような形になっている.こちらは,半角カタカナを使わなければ,半角と全角のコードを混在させることができる.

〔第5節〕　C言語について

主なプログラム言語の開発の歴史を図1-7に示す.C言語は,現在主流となっているJAVAなどの基礎にあたる.C言語の特徴には,
・オペレーティングシステム開発用言語
・用途が広い言語
・コンパイラ言語
・関数型
・フリーフォーマット

がある.もともとC言語は,UNIXというOSを開発するために作られた言語で,そのため用途が広いという特徴を持っている.また,C言語はソースファイルをコンピュータを動かすための機械語に翻訳(コンパイル)してから実行するコンパイラ言語である.コンパイルから実行までの流れを図1-8に示す.コンパイラ言語では,人間が入力したソースファイルをオブジェクトファイルという実行型の

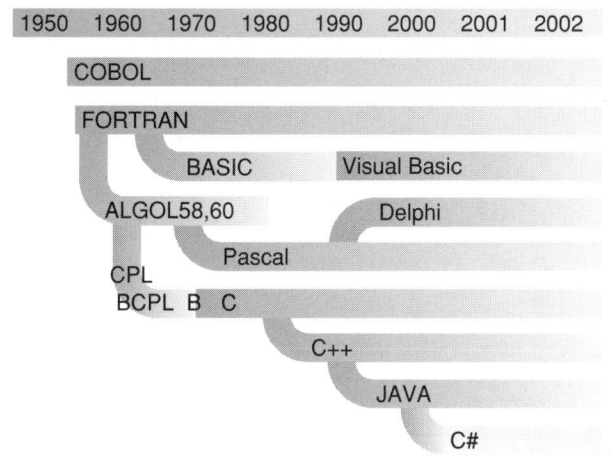

図1-7　主なプログラム言語の開発の歴史

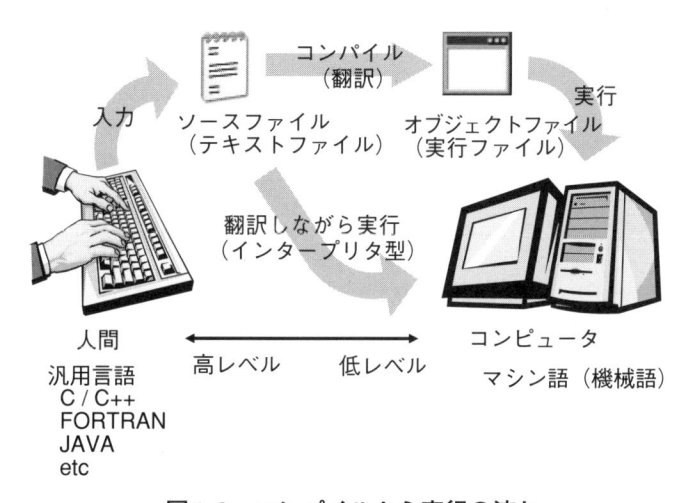

図1-8　コンパイルから実行の流れ

ファイルに変換する．その作業をコンパイルという．オブジェクトファイルは，機械語で書かれているので，そのままコンピュータが理解して処理を行ってくれる．それに対し，コンパイルをしない言語もある．その場合，ソースファイルを1行ずつ翻訳しながら実行する．この言語のことをインタープリタ型言語といい，BASICなどがそれにあたる．

　C言語を学んでおけば，その後に開発されたC++やJAVA，C#にも応用ができる．C++からはオブジェクト指向と呼ばれるプログラムの書き方になっているが，画像再構成を行うにあたっては，オブジェクト指向を意識する必要はないので，C言語を学べば十分である．ただし，画像を表示する部分までプログラミングしようとすると，オブジェクト指向型の言語が必要となる．

〈第2章〉
C言語の基礎

〔第1節〕 プログラムの作成と実行

　「Hello C World !!」と画面に表示するプログラムを作成する．エディタを起動してプログラム2-1を入力する．プログラムの細かい解説を図2-1に示す．/*～*/ はコメント文といい，プログラムには関係のない解説や覚書などを /* と */ の間に書く．コメント文には // もあり，その行で // 以降の文字がコメントとなる．#include はプリプロセッサといわれ，ソースコードをコンパイルする前に「stdio.h」というヘッダーファイルをソースファイルの前に追加する．main ( ) からプログラムの実行が開始される．printf は画面に文字を表示する命令である．エディタでソースコードを入力したら，「hello.c」という名前で保存する．

　次にコンパイルの作業を行う．UNIX系では，

　　gcc　01hello.c

とコマンドを入力すれば，実行ファイルが作成される．ソースコードに入力ミスがあれば，画面上にコンパイルエラーの内容が表示される．文法上のミスであれば，通常行数も表示されるので，その前後からミスを探してエディタで直す．直したら上書き保存してもう一度コンパイルする．

　実行は，UNIX系では，

　　./a.out

とコマンドを入力する．画面に

　　Hello C World !!

と表示されれば実行完了である．

プログラム【2-1】　画面表示

[P2-01hello.c]

```
1: /* P2-01hello.c */
2:
3: #include <stdio.h>
4:
5: main( )
6: {
7:     printf("Hello C World !! \n");
8: }
```

図2-1　プログラム2-1の解説

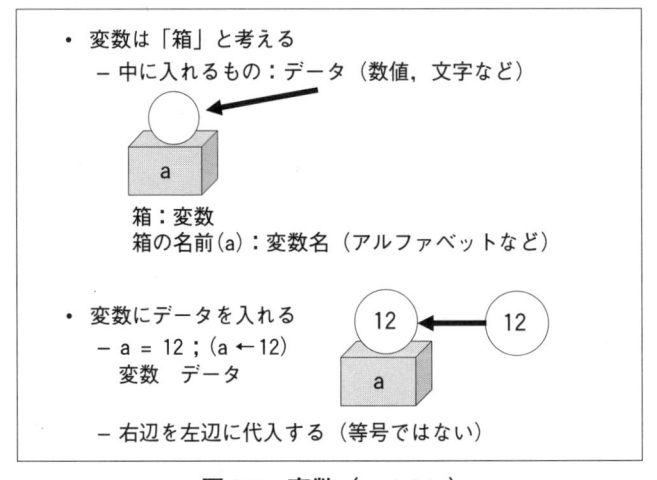

図2-2　変数（variable）

〔第2節〕　変数

　プログラムをつくるときに最も重要となるのが，データを入れておく入れ物としての変数である．変数のイメージを図2-2に示す．図2-2では，変数を箱として描いている．変数にデータを入れるとき

表2-1 変数の種類とデータ型

	小	中	大	特大	機種依存
整数型	char	short	long	×	int
実数型	×	×	float	double	×
大きさ	1 byte	2 byte	4 byte	8 byte	2 or 4 byte

最近はほとんどのCPUが32 bitなので，int型は4 byteとなる

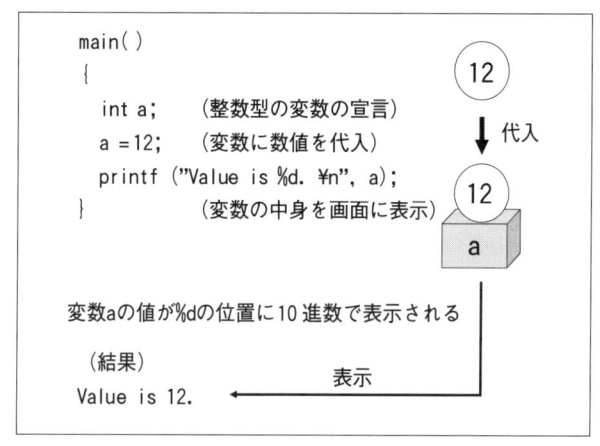

```
main( )
{
    int a;        (整数型の変数の宣言)
    a = 12;       (変数に数値を代入)
    printf ("Value is %d. ¥n", a);
}                 (変数の中身を画面に表示)

変数aの値が%dの位置に10進数で表示される

(結果)
Value is 12.
```

図2-3 プログラム2-2の解説

は，「＝」（等号）を用いる．数学では「等しい」として用いるが，C言語では代入演算子として用いられる．右辺のデータや計算結果を左辺の変数に代入する．

変数には，扱うデータによっていくつかの種類がある．大きく分けると整数を扱う変数と実数を扱う変数がある．そのデータ型を表2-1に示す．整数型には大きさによってchar, short, long, intの4つ，実数型は浮動小数点型になるが，精度によってfloat, doubleの2つがある．それぞれの大きさや精度の詳しいことは，図1-3と図1-4に示している．

変数を用いたプログラムをプログラム2-2に示す．また，プログラムの解説を図2-3に示す．変数の宣言（int a;）で，変数aという箱を用意すると考える．その変数aに数値12を代入し，printfの命令で画面に変数aの値を表示している．printfの命令のなかで使っている「%d」はその後ろに指定した変数aの値を10進数で画面に表示する命令である．その「%d」を制御文字と呼んでいる．printfで用いる制御文字を表2-2にまとめて示す．

変数にキーボードから値を入力する場合は，scanfという命令を使う．たとえば変数aに数値をキーボードから入力する場合は，

　　　scanf("%d",& a);

と記述する．%dはprintfで用いた制御文字と同じで，この場合10進数で入力するという意味になっている．入力される変数aの前には&マークを付ける．&マークの意味についてはここでは省略する．scanfを用いた簡単なプログラムをプログラム2-3に示す．このプログラム2-3は，キーボードから10進数で入力した数字を16進数にして画面に表示する．

プログラム【2-2】 変数

[P2-02bariable.c]

```
 1: /* P2-02variable.c */
 2:
 3: #include <stdio.h>
 4:
 5: main( )
 6: {
 7:     int  a;
 8:     a = 12;
 9:     printf("Value is %d.\n", a);
10: }
```

プログラム【2-3】 キーボード入力

[P2-03scanf.c]

```
 1: /* P2-03scanf.c */
 2:
 3: #include <stdio.h>
 4:
 5: main( )
 6: {
 7:     int  a;
 8:     printf("Input  data :");
 9:     scanf("%d", &a);
10:     printf("Hexadecimal Value is %x.\n", a);
11: }
```

表2-2 printfで用いられる制御文字

- 画面出力を制御する特殊な文字（制御文字）

\n	改行する
\t	次のタブ位置に移動する
\r	行の先頭に戻る
\a	ビープ音（ベル）を鳴らす
\\	\マークを表示する

- 出力関数で，数値を表示するための制御文字

%d	10進数で表示する
%x	16進数で表示する
%o	8進数で表示する
%f	実数（小数を含んだ形）で表示する
%%	%マークを表示する

〔第3節〕 演算子

　C言語で主に用いる演算子には，算術演算子，比較演算子，論理演算子がある．算術演算子には四則演算の＋，－，＊，／と剰余を計算する％演算子の二項演算子，少し特殊な＋＋，－－，－の単項演算子，＝と二項演算子を組み合わせた代入演算子がある．算術演算では演算するときのデータの型に気を付ける必要がある．同じ型同士の演算は，結果もそのデータ型になる．異なった型での演算は，より精度の高い型に変換されて計算される．その精度の順番は，

$$double > float > long\ (int) > short > char$$

となる．整数同士で計算すると答えも整数になるので，5/2の結果は2となり，小数点以下は切り捨てられる．また，5.0/2, 5/2.0, 5.0/2.0の結果は2.5となる．数値の場合は，小数点を付けないと整数型（int型）となり，小数点を付けると倍精度実数型（double型）となる．演算における精度は変数の場

表2-3 代入演算子

右辺の数値を左辺の変数へ代入する．

演算子	使用例	同義
=	a = b;	
+=	a += b;	a = a+b;
-=	a -= b;	a = a-b;
*=	a *= b;	a = a*b;
/=	a /= b;	a = a/b;
%=	a %= b;	a = a%b;

合も同様に行われる．剰余（割ったときの余り）を計算する%演算子は，整数同士の演算に限る．5%2は5を2で割ったときの余りを計算することになり，結果は1となる．

単項演算子の++演算子はインクリメント演算子と呼び，変数に1を加える演算子である．例えば，

　　　a++;

と記述すると変数aの値に1を加えるという意味になり，

　　　a = a+1;

と記述したのと同じである．--演算子はデクリメント演算子と呼び，変数から1を引く演算子である．これも，

　　　a--;

と記述すると変数aの値から1を引くという意味になり，

　　　a = a-1;

と記述したのと同じである．-演算子は符号の反転させる演算子で，数学で用いているものと同じように使える．

代入演算子は，**表2-3**に示すように＝演算子が基本であるが，二項演算子と組み合わせて用いることもできる．例えば

　　　a += 2;

と記述すると変数aの値に2を加えるという意味になり，

　　　a = a+2;

表2-4 比較演算子

演算子	使用例	意味	数学の記号
==	a==b	aとbは等しい	=
!=	a!=b	aとbは等しくない	≠
>	a>b	aはbより大きい	>
<	a<b	aはbより小さい	<
>=	a>=b	aはb以上	≧
<=	a<=b	aはb以下	≦

表2-5 論理演算子と論理演算の例

x	y	否定 (NOT) !x	論理積 (AND) x&&y	論理和 (OR) x||y
1	1	0	1	1
1	0	0	0	1
0	1	1	0	1
0	0	1	0	0

高　1. ( )　　　　　　（かっこ）
　　2. ++, --　　　　（インクリメント，デクリメント）
　　3. -, ~, !　　　　（符号，NOT，論理演算のNOT）
　　4. *, /, %　　　　⎫
　　5. +, -　　　　　 ⎭（二項演算子）
　　6. <<, >>　　　　（シフト演算子）
　　7. <,<=,>,>=　　 ⎫
　　8. ==, !=　　　　 ⎭（比較演算子）
　　9. &&, ||　　　　（論理演算のANDとORの順）
低　10. =, +=, *= など（代入演算子）

図2-4 演算子の優先順位

と記述したのと同じである．

　比較演算子と論理演算子は，制御の命令のif文やwhile文のなかで使われる．比較演算子では演算子の両側の値を等しいか等しくないか，または大小関係で比較し，結果が真（true）の場合は1を，偽（false）の場合は0を返す．真は比較が合っていることで，偽は比較が違っていることを表す．以上の比較演算子を表2-4にまとめて示す．論理演算子は，比較演算子と組み合わせて用いられる．！演算子は否定で真（1）と偽（0）を入れ替える．英語では「NOT」という意味になる．&&演算子は論理積といって演算子の両側の比較の結果，両方真（1）の場合のみ真（1）となり，それ以外は偽（0）となる．日本語では「かつ」，英語では「AND」という意味になる．数字の計算では掛け算と等しいので論理積という名前が付いている．||演算子は論理和といって演算子の両側の比較の結果，どちらかが真（1）であれば真（1）になり，それ以外は偽（0）となる．日本語では「または」，英語では「OR」という意味になる．数字の計算では，両方が1の場合1となることを除いて足し算と等しくなるので論理和という名前が付いている．以上の論理演算の例を表2-5にまとめて示す．

　以上の演算子には計算の際に優先順位がある．その優先順位を図2-4に示す．C言語の場合，演算で使用するカッコは通常の小カッコ（ ）のみを使い，中カッコ｛ ｝や大カッコ［ ］は異なる意味で使われる．

　二項演算子を用いたプログラムを，プログラム2-4に示す．このプログラムは，整数を2つキーボードから入力して，二項演算子の5つの演算をした結果を画面に表示する．このなかのprintfで%を表示する場合%%と2つ重ねている．%や¥は制御文字として用いられるので，その文字自体を表示したい場合は，%%や¥¥として1文字表示させる．

プログラム【2-4】　演算子

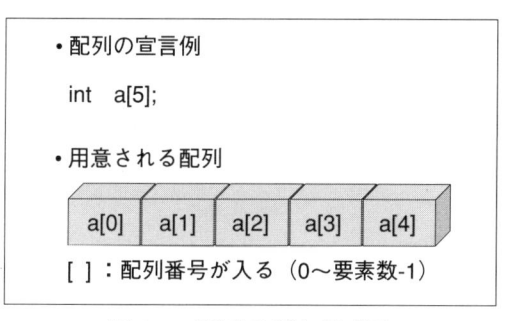

[P2-04calc.c]

```
 1: /* P2-04calc.c */
 2:
 3: #include <stdio.h>
 4:
 5: main( )
 6: {
 7:     int   a, b;
 8:     printf("Input number 1 : ");
 9:     scanf("%d", &a);
10:     printf("Input number 2 : ");
11:     scanf("%d", &b);
12:     printf(" a + b = %d \n", a + b );
13:     printf(" a - b = %d \n", a - b );
14:     printf(" a * b = %d \n", a * b );
15:     printf(" a / b = %d \n", a / b );
16:     printf(" a %% b = %d \n", a % b );
17: }
```

・配列の宣言例

　int　a[5];

・用意される配列

| a[0] | a[1] | a[2] | a[3] | a[4] |

[ ]：配列番号が入る（0～要素数-1）

図2-5　配列の例と模式図

〔第4節〕　配列

　同じ型のデータをまとめて管理したい場合は，配列を用いる．画像を扱う場合もこの配列を用いる．配列を宣言する場合は，

　　　データの型　変数名［要素数］［要素数］…；

という形で行う．配列の例と模式図を図2-5に示す．配列は，同じ型の変数が並んだ形をしている．配列の個々の入れ物を配列の要素と呼び，配列名と大カッコ［ ］に番号を入れて指定する．番号は0から入るので最後の要素に入る番号は要素数－1となる．この配列は2次元や3次元にすることができ，その場合は，宣言のときに次元の数だけ［要素数］を付け加える．2次元配列の例を図2-6に示す．2次元配列は，それぞれの次元の要素の番号を画像の横と縦の場所に対応させられるので画像処理に用いると便利である．この場合，横軸が右側の要素で，縦軸が左側の要素となる．

　配列の初期化の方法と，要素の取り扱い方を図2-7に示す．配列の初期化は，宣言のときに中カッコ｛ ｝を用いて行うことができる．配列をプログラムのなかで扱う場合は，要素を指定して1つの変数のように扱う．

　配列を用いたプログラムをプログラム2-5に示す．このプログラムは，1から12のいずれかの数値を

- 2次元配列の宣言例

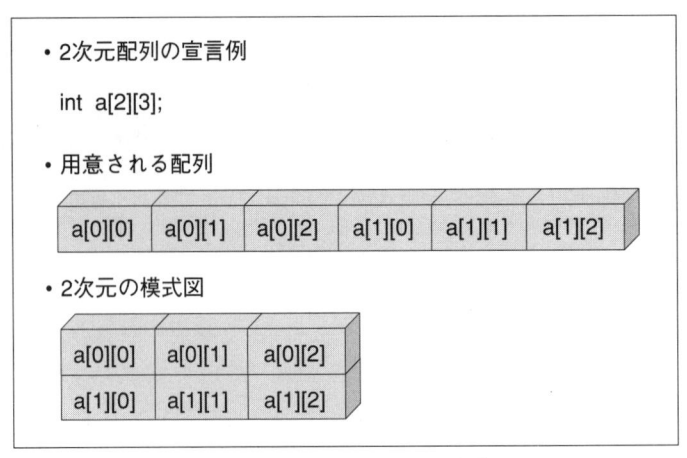

  int a[2][3];

- 用意される配列

  | a[0][0] | a[0][1] | a[0][2] | a[1][0] | a[1][1] | a[1][2] |

- 2次元の模式図

  | a[0][0] | a[0][1] | a[0][2] |
  | a[1][0] | a[1][1] | a[1][2] |

図2-6　2次元配列の例と模式図

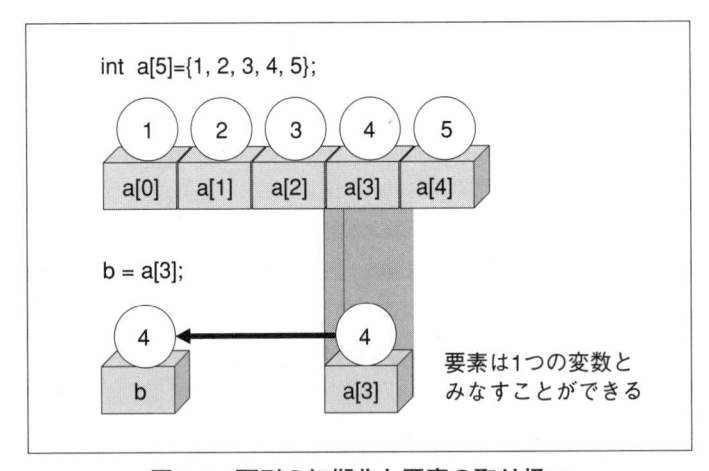

int a[5]={1, 2, 3, 4, 5};

| 1 | 2 | 3 | 4 | 5 |
| a[0] | a[1] | a[2] | a[3] | a[4] |

b = a[3];

要素は1つの変数とみなすことができる

図2-7　配列の初期化と要素の取り扱い

入力すると，対応した月の日数を表示する．配列は0から始まるので，月との対応はa[b-1]となる．エラー処理を入れていないので，実行の際には1から12以外の数値を入力しないようにする．

プログラム【2-5】　配列

[P2-05array.c]

```
 1: /* P2-05array.c */
 2:
 3: #include  <stdio.h>
 4:
 5: main( )
 6: {
 7:     int  a[12]={31, 28, 31, 30, 31, 30, 31, 31, 30, 31, 30, 31};
 8:     int  b;
 9:     printf("Input month :");
10:     scanf("%d",&b);
11:     printf("It has %d days.\n", a[b-1]);
12: }
```

```
int c;      (宣言は整数型で行う)

c = 'A';    ('' は文字をコードに変換)
```

65 ← 'A'

c

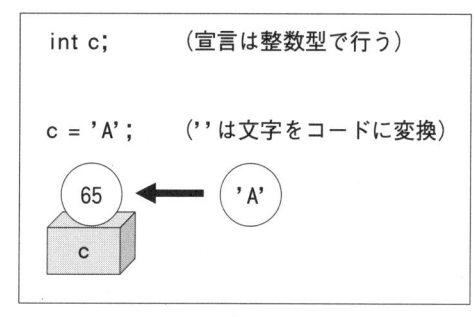

図2-8 文字の取り扱い

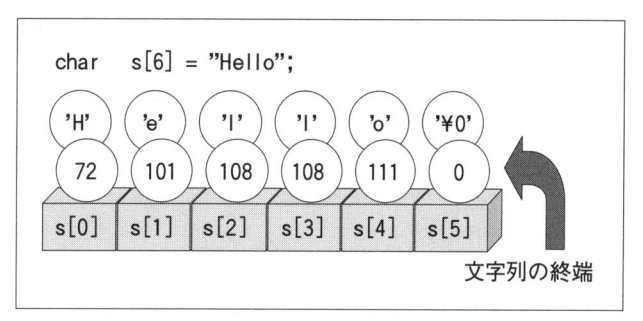

```
char  s[6] = "Hello";
```

'H'	'e'	'l'	'l'	'o'	'¥0'
72	101	108	108	111	0
s[0]	s[1]	s[2]	s[3]	s[4]	s[5]

文字列の終端

図2-9 文字列の取り扱いと初期化

〔第5節〕 文字と文字列

　文字の取り扱いは，第1章で解説したようにアスキーコードとして数値に変換して扱われる．数値になるので変数の型は整数型となる．通常使用するアスキーコードは127以下なのでchar型を用いれば十分であるが，1文字でコードを扱う場合はint型が用いられる．変数の器としては大きいが，整数型なので問題はない．プログラムのなかでアルファベットなどの半角文字をコードに変換する方法は，図2-8に示すように一重の引用符「'」を用いる．文字を一重引用符で囲むとASCIIコード表からその文字のコードに変換する．

　文字のコードを扱ったプログラムをプログラム2-6に示す．このプログラムでは，アルファベットAをコードの65に変換して，変数cに代入する．それを%dで10進数の整数値として表示し，また，%cでAという文字に変換し直して画面に表示する．ここで用いた%cは，変数cの数値をアスキーコード表から文字に変換して画面に表示させるものである．

　文字は単独で用いられることは少なく，文字を並べた文字列として扱うことが多い．例えば，ファイルを開くときのファイル名は文字列となる．文字列を扱う場合は，文字が並んでいるとみなして，char型の配列を用いる．宣言はchar型の配列となるので，

　　　char　配列名 [要素数];

となる．その例を図2-9に示す．文字列をプログラムで直接指定する場合は，二重引用符「"」で囲む．文字列の初期化には，その二重引用符を使う．すると二重引用符で囲まれたそれぞれの文字はコードに変換されて順番に配列の要素に代入される．文字列の場合，扱う文字数は自由なので文字列の最後をはっきりさせる必要がある．そのために文字列が終わった次の要素にNULL文字（'¥0'）を入れておく．NULL文字はアスキーコードで数値に変換すると0になる．最後の0が必要になるので，文字列を扱う場合，最大の文字数＋1個の要素数を宣言する．通常は，文字数が要素数を上回らないように多めにとっておく．

　文字列を扱ったプログラムをプログラム2-7に示す．文字列の場合，入出力で用いられる制御文字は%sとなる．この場合のみ，scanfで&マークを使わない．これは，文字列が変数ではなく配列になっているからである．このプログラム2-7は，キーボードから入力した文字列をそのまま画面に表示する．

プログラム【2-6】　文字

[P2-06ascii.c]

```
 1: /* P2-06ascii.c */
 2:
 3: #include <stdio.h>
 4:
 5: main( )
 6: {
 7:     char   c;
 8:     c = 'A';
 9:     printf("Code : %d, Character : %c\n", c, c);
10: }
```

プログラム【2-7】　文字列

[P2-07string.c]

```
 1: /* P2-07string.c */
 2:
 3: #include <stdio.h>
 4:
 5: main( )
 6: {
 7:     char   str[20];
 8:     printf("Input a word :");
 9:     scanf("%s", str);
10:     printf("Word : %s\n", str);
11: }
```

〔第6節〕　制御（選択）

　プログラムには実行のときに一連の流れがある．その流れをアルゴリズムと呼ぶ．アルゴリズムがあまり複雑になるとプログラムがわかりづらくなるので，明快なプログラムをつくるため，ある基本構造に基づいて作成する．それを構造化プログラミングと呼んでいるが，構造化には以下の3つの基本構造がある．

・順次
・選択
・繰り返し

後の2つはまとめて制御と呼んでいる．順次は単純にプログラムを上から下に実行するもので，これまでのサンプルプログラムはすべて順次の流れをとっている．選択と繰り返しは，その流れを変えることができる．

　選択は，ある条件によって処理を変えることができる構造である．C言語では，if else 文と switch case 文の2種類と簡易的な書き方の？: 文がある．よく使われるのは if else 文である．

（1）if else 文

　構文は，

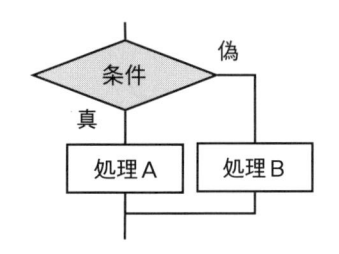

図2-10 if else 文に対応した
　　　　フローチャート

表2-6　比較演算子と論理演算子の組み合わせ

if（x >= 1 && x <= 10）

x	x >= 1	x <= 10	x >= 1 && x <= 10
1より小	0	1	0（偽）
1～10	1	1	1（真）
10より大	1	0	0（偽）

if（x < 1 ‖ x > 10）

x	x < 1	x > 10	x < 1 ‖ x > 10
1より小	1	0	1（真）
1～10	0	0	0（偽）
10より大	0	1	1（真）

```
if (条件){
    処理A;      （条件を満たすとき）
}
else{
    処理B;      （条件を満たさないとき）
}
```

となる．図2-10にこの構文に対応するフローチャートを示す．ifの後のカッコのなかに条件を書く．条件は通常，比較演算子を用いて記述される．その条件が真の場合，ifのすぐ後の中カッコ { } で囲まれた処理Aが行われ，条件が偽の場合はその後にelseを書いて，すぐ後の中カッコ { } に囲まれた処理Bが行われる．偽の場合の処理（elseの部分）は，必要なければ省略できる．また，処理が一文で記述されている場合，中カッコ { } は省略できる．

　if else文を用いたプログラムをプログラム2-8とプログラム2-9に示す．プログラム2-8は，入力した2つの数値を等しいか比較して，等しいときとそうでないときに異なった結果を表示するプログラムである．この場合，二者択一となる．また，プログラム2-9は，途中にelse ifと記述し，さらに選択を行っている．等しくなかった場合，その大小関係をさらに調べている．この方法で，三者択一の選択方式にすることができる．このelse ifを何度も用いれば，いくつにも分岐する選択を作成することが可能である．

　条件で用いられる比較演算子は，しばしば論理演算子と組み合わせて用いられる場合がある．その例を表2-6に示す．ある数値の間を指定したい場合は&&演算子を用いる．表2-6の最初の例では，1以上かつ10以下の数値を選択する場合の条件の書き方を示している．また，ある2つの数値の両側を指定したい場合は，‖演算子を用いる．表2-6の2番目の例では，1より小さいか，または10より大きい数値を選択する場合の条件の書き方を示している．

プログラム【2-8】　選択（1）

[P2-08if1.c]

```
 1: /* P2-08if1.c */
 2:
 3: #include <stdio.h>
 4:
 5: main( )
 6: {
 7:     int   a, b;
 8:     printf("Input number (a) : ");
 9:     scanf("%d", &a);
10:     printf("Input number (b) : ");
11:     scanf("%d", &b);
12:     if (a == b) {
13:         printf("a is equal to b.\n");
14:     }
15:     else {
16:         printf("a is not equal to b.\n");
17:     }
18: }
```

プログラム【2-9】　選択（2）

[P2-09if2.c]

```
 1: /* P2-09if2.c */
 2:
 3: #include <stdio.h>
 4:
 5: main( )
 6: {
 7:     int   a, b;
 8:     printf("Input number (a) : ");
 9:     scanf("%d", &a);
10:     printf("Input number (b) : ");
11:     scanf("%d", &b);
12:     if (a == b) {
13:         printf("a is equal to b.\n");
14:     }
15:     else if (a > b) {
16:         printf("a is greater than b.\n");
17:     }
18:     else {
19:         printf("a is less than b.\n");
20:     }
21: }
```

(2) switch case文

構文は，

```
switch (条件) {
case  定数1：
      処理A ;     （定数1を満たした場合）
      break ;
case  定数2：
      処理B ;     （定数2を満たした場合）
      break ;
default :
```

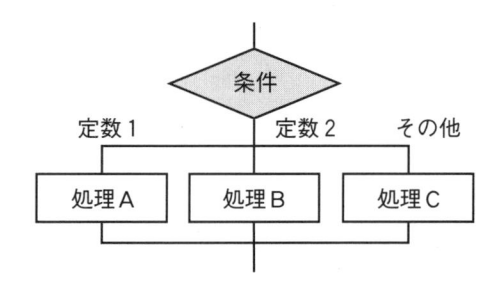

図2-11 switch case 文に対応したフローチャート

```
    処理C;    (その他の場合)
}
```

となる．図2-11にこの構文に対応するフローチャートを示す．switchの後に条件を入れるが，この条件には，変数を入れる．その変数の値によっていくつもの分岐に分けることができるようになっている．分ける場合の変数の値をcaseの後に記述する．switch case文では，変数の値を見てcaseの後に書かれた定数の値と等しい場合，そのすぐ後の処理を行う．処理の最後にはbreak文を付けることになっている．break文があることによって，switchの下の中カッコ { } から抜け出すことができる．break文がないとその後のcaseの処理を含め，中カッコ { } が終了するまで引き続き処理を行うことになる．最後に書かれたdefault文は変数の値がどのcaseにもあてはまらなかった場合に，その処理が行われる．default文は省略することもできる．

switch case文を用いたプログラムをプログラム2-10に示す．このプログラムは入力した文字によって，異なった文章を表示する．実際の比較はコードの数値で行っている．case文の比較に大文字を使っているので，実行するときは大文字のA，B，Cを入力するとそれぞれに対応した文章が表示される．小文字にも同時に対応させたい場合は，

    case'A':

の部分に，続けて以下のように追加すればよい．

    case'A': case'a':

この場合，case文の間にbreak文がないので，'A'の場合も'a'の場合も同じ処理を行うことになる．

プログラム【2-10】　選択（3）

```
                      [ P2-10switch.c ]

 1: /* P2-10switch.c */
 2:
 3: #include <stdio.h>
 4:
 5: main( )
 6: {
 7:    char   a;
 8:    printf("Input an alphabet : ");
 9:    scanf("%c", &a);
10:    switch (a) {
11:    case   'A':
12:       printf("This is an apple.\n");
13:       break;
14:    case   'B':
15:       printf("This is a book.\n");
16:       break;
17:    case   'C':
18:       printf("This is a car.\n");
19:       break;
20:    default:
21:       printf("What is this ?\n");
22:    }
23: }
```

(3) ?:文

条件によって代入する値や計算値を変えたいとき，if文を使わずに ? マークと : で書き表すことができる．その構文は，

　　　条件 ? 真の場合の値 : 偽の場合の値

となる．例えば，変数aにxの値が負のときは-1，それ以外は1を代入したいとき

　　　a=x<0 ?-1:1;

と書くことができる．これは，

　　　if (x<0)　a=-1;
　　　else　　　a=1;

と同じである．

〔第7節〕　制御（繰り返し）

繰り返しは，ある条件を満たす間，同じ処理を何度も繰り返す構造になっている．C言語では，while文，do while文とfor文の3種類がある．よく使われるのはfor文である．

(1) while文

構文は，

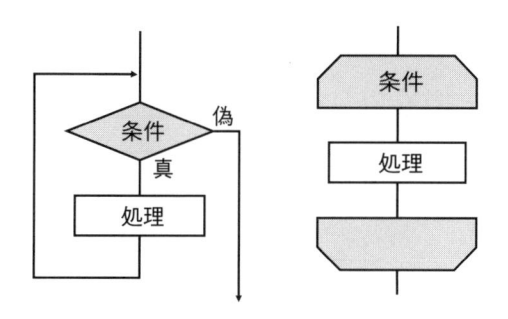

図2-12 while文に対応した フローチャート

```
while (条件) {
    処理；     （条件を満たす間，繰り返す）
}
```

となる．図2-12にこの構文に対応するフローチャートを示す．whileの後に条件を入れ，その条件が真となる間，すぐ後の中カッコ { } で囲まれた処理を繰り返し行う．条件が偽となり満たされなくなったら繰り返し処理を終了し，中カッコ { } の後の処理に移る．条件には通常は比較演算子が使われる．条件のところに1を入れると必ず真となるので，無限に処理が繰り返される．

while文を用いたプログラムをプログラム2-11に示す．このプログラムは，1から「入力した数値」までの合計を表示する．iの値が繰り返しごとに1つずつ増えていくので，最終的に条件の「iが入力した数値のa以下である（i<=a）」を満たさなくなった時点で繰り返しが終了する．その間，iの値を変数sumに足し込んでいくので，1から入力した数値までの総和が最終的な変数sumの値になる．10を入力すると55が表示される．0以下の数字を入力すると，条件がはじめから満たされないので，whileの中カッコ { } のなかは行われずに最初に変数sumに設定した値「0」が画面に表示される．

プログラム【2-11】 繰り返し（1）

[P2-11while.c]

```c
 1: /* P2-11while.c */
 2:
 3: #include <stdio.h>
 4:
 5: main( )
 6: {
 7:     int   a, sum, i;
 8:     printf("Input number (a) : ");
 9:     scanf("%d", &a);
10:     sum = 0;
11:     i = 1;
12:     while ( i <= a ) {
13:        sum += i;
14:        i++;
15:     }
16:     printf("Total : %d\n", sum);
17: }
```

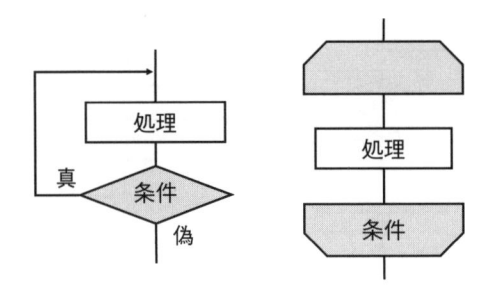

図2-13　do while 文に対応した
フローチャート

(2) do while文

構文は，

```
do {
    処理;      (条件を満たす間，繰り返す)
} while (条件);
```

となる．図2-13にこの構文に対応するフローチャートを示す．このdo while文はwhile文と似ているが，条件が処理の後にくるところが異なる．この場合，条件がはじめから満たされなくても必ず1回は処理を行う．

プログラム2-11と同じ動作をするdo while文を用いたプログラムをプログラム2-12に示す．このプログラムの基本の動作はプログラム2-11と同じだが，0以下の数字を入力すると条件は満たされていないがdoの中カッコ { } のなかは1回行われるので，変数sumにiの初期値である「1」が加えられ，sumの値は「1」となる．よって「1」が画面に表示される．これがwhile文とは異なる動作になる．

プログラム【2-12】　繰り返し（2）
[P2-12dowhile.c]

```
 1: /* P2-12dowhile.c */
 2:
 3: #include <stdio.h>
 4:
 5: main( )
 6: {
 7:     int    a, sum, i;
 8:     printf("Input number (a) : ");
 9:     scanf("%d", &a);
10:     sum = 0;
11:     i = 1;
12:     do {
13:         sum += i;
14:         i++;
15:     } while ( i <= a );
16:     printf("Total : %d\n", sum);
17: }
```

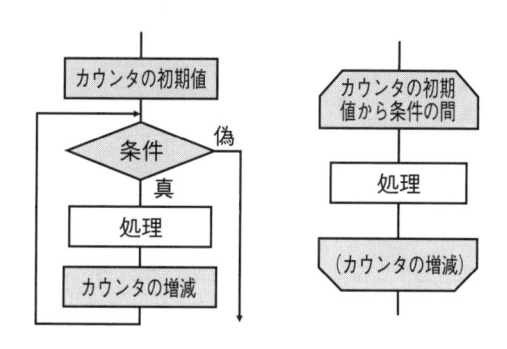

図2-14 for文に対応したフローチャート

(3) for文

構文は，

  for (カウンタの初期値；条件；カウンタの増減) {
    処理； （条件を満たす間，繰り返す）
  }

となる．図2-14にこの構文に対応するフローチャートを示す．for文の場合少し構文が複雑になり，forの後のカッコにカウンタの初期値，条件，カウンタの増減を「；」で区切って記述する．for文の場合は，カウンタと呼ばれる変数を1つ用意する．通常はiとかjが選ばれる．その変数に初期値を与え，その変数に対する条件が真の間繰り返し，1回の繰り返しごとにその変数の増減を指定するといった形になる．

 for文を用いたプログラムをプログラム2-13に示す．このプログラムの動作はプログラム2-11とまったく同じである．繰り返しのカウンタに変数iを指定している．初期値に1を代入し（i=1），その変数iの値が変数aの値以下の間（i<=a）繰り返しを続ける．繰り返しの最後に変数iに1を加える（i++）．

 このfor文は回数を指定した繰り返しによく用いられる．n回繰り返したいときは，

  for (i=0；i < n；i++)

と記述する．0から始めているのは，配列の要素の番号が0から始まるので，配列を操作するときに便利になるからである．

 最後に無限ループを用いる場合について説明する．実際に無限ループを用いる場合は，繰り返しのなかでif文などを使い，条件を付けてループを終了させる必要がある．break文を用いると強制的にループから抜け出すことができる．

 その無限ループを用いたプログラムをプログラム2-14に示す．このプログラムの動作はプログラム2-12と同じになる．ループのなかのif文で変数iの値が変数aの値よりも大きいか等しいとき，break文によってループの外に抜け出す．無限ループでなくてもbreak文を用いると途中でループを抜け出すことができる．

 また，繰り返しで使われる特殊な文にcontinue文というものがある．これもif文と組み合わせて用いるが，continue文は処理を繰り返しの最後に持っていく．break文とcontinue文を用いた典型的な形を示すと，

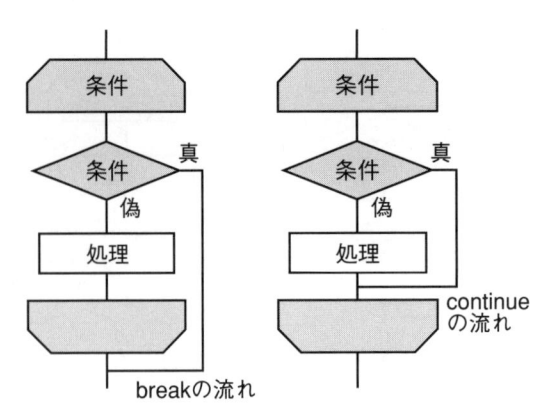

図2-15 break文とcontinue文の処理の流れ

```
while (条件) {
    if (条件)  break ;
    処理 ;
}


while (条件) {
    if (条件)  continue ;
    処理 ;
}
```

となる．また，この処理の流れを図2-15に示す．

プログラム【2-13】　繰り返し（3）

[P2-13for.c]

```
 1: /* P2-13for.c */
 2:
 3: #include <stdio.h>
 4:
 5: main( )
 6: {
 7:     int    a, sum, i;
 8:     printf("Input number (a) : ");
 9:     scanf("%d", &a);
10:     sum = 0;
11:     for ( i = 1 ; i <= a ; i++ ) {
12:         sum += i;
13:     }
14:     printf("Total : %d\n", sum);
15: }
```

プログラム【2-14】　繰り返し（4）

[P2-14infinite.c]

```
 1: /* P2-14infinite.c */
 2:
 3: #include <stdio.h>
 4:
 5: main( )
 6: {
 7:     int   a, sum, i;
 8:     printf("Input number (a) : ");
 9:     scanf("%d", &a);
10:     sum = 0;
11:     i = 1;
12:     while ( 1 ) {
13:        sum += i;
14:        if ( i >= a )  break;
15:        i++;
16:     }
17:     printf("Total : %d\n", sum);
18: }
```

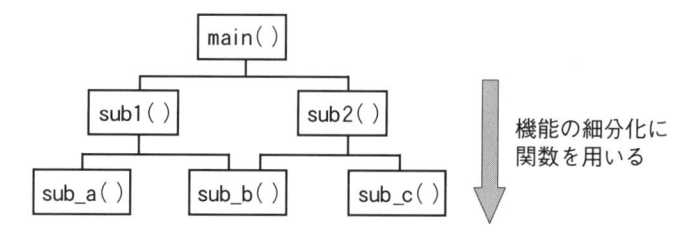

図2-16　C言語の関数の階層構造

機能の細分化に関数を用いる

〔第8節〕　関数

　C言語は，プログラムを関数によって構成するという特徴を持っている．C言語のプログラムにはmain( )が必ずあるが，これをmain関数と呼ぶ．プログラムの実行はこのmain関数から始まる．main関数の内容は，main( )のすぐ後にくる中カッコ｛｝の間に書く．また，main関数のなかでよく使われるprintfの命令も関数である．printf関数は，もとから用意されていてそれを利用していることになる．関数にはmain関数のように内容を記述して使う関数と，printf関数のようにあらかじめ用意されている関数がある．printf関数のようにあらかじめ用意されている関数をシステム標準関数と呼ぶ．システム標準関数については後で説明する．この節では，main関数のように自分で内容を記述する関数を取り上げる．

　関数には機能のみを持つものとその他に値を持つものがある．また，図2-16に示すようにC言語のプログラムは関数を用いて階層状に作成することにより，機能を細分化し，よりわかりやすいプログラムを作成することができる．

　関数の内容を記述する方法は，以下のようになる．

　　関数の型　関数名（引数の型 引数名 …）
　　｛
　　　　関数の内容
　　｝

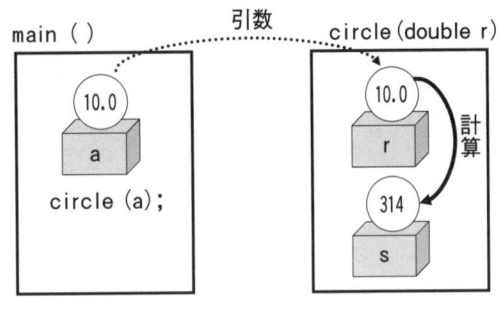

図2-17　プログラム2-15の変数と値の流れ

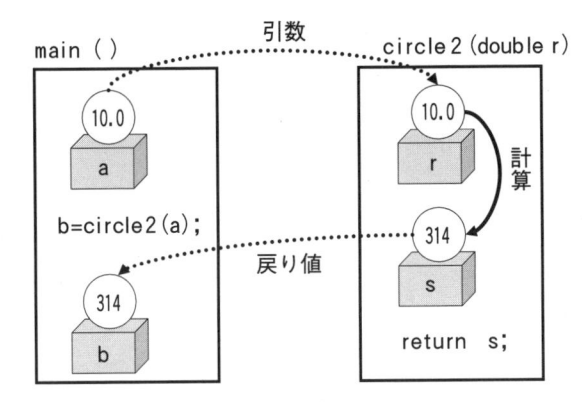

図2-18　プログラム2-16の変数と値の流れ

引数の型と引数名は，カンマ（,）で区切って複数記述することができる．

　機能のみを持つ関数を使って，半径が10.0の円の面積を計算するプログラムをプログラム2-15に示す．このプログラムでは，circle関数を定義して，main関数のなかで使っている．関数の型にvoid型を使用しているが，void型を使うとその関数が機能のみとなり，値を持たないことになる．circleの後のカッコ（）内の引数は，main関数からcircle関数への値の受け渡しに使われる．定義で記述される引数を仮引数と呼ぶ．実際には変数の宣言と変わらない．定義した関数は通常main関数などほかの関数で用いられる．その際，関数を呼び出すという表現をする．main関数のなかでcircle関数を呼び出しているが，カッコ内の引数には仮引数と同じ型の変数か値を記述する．呼び出す場合の引数を実引数と呼ぶ．仮引数と実引数の型は一致させる必要がある．この型が異なるとコンパイルの際にエラーが発生する．

　変数と値の流れを図2-17に示す．このプログラムで使われる変数は仮引数を含め3つである．まずmain関数の変数aに10.0が代入される．circle関数が呼び出され，変数aの10.0の値が引数としてcircle関数の仮引数rに代入される．circle関数の処理で計算結果の314が変数sに代入される．次にprintf関数でその値を画面に表示する．circle関数の処理が終わるとmain関数のcircle関数を呼び出したところに処理が戻る．このプログラムでは，ここでmain関数の処理も終了する．

　関数が異なるとその関数内で宣言した変数は，お互いに参照することができないようになっている．それぞれの関数が独立していて，引数のみが値を受け渡す窓口になっている．

　関数にはもう1つ，値を持つ関数がある．引数は値を受け渡す窓口になっているが，逆に呼び出された関数で処理した結果を呼び出した側に1つだけ戻すことができる．これを戻り値と呼び，関数が値を持つという表現をする．

　値を持つ関数を用いたプログラムをプログラム2-16に示す．プログラムの動作はプログラム2-15と同じく，半径が10.0の円の面積を計算するプログラムである．このプログラムで，circle2関数の引数はプログラム2-15のcircle関数と同じである．戻り値の部分が異なる．circle2関数の型にはdouble型を用いている．この型は関数の型と表現しているが，実際には戻り値の型になる．circle2関数で処理した結果をmain関数に戻す場合，circle2関数でreturnという命令を使う．returnの後に戻したい値を指定する．returnという命令を行った時点で，処理は戻り値を伴って呼び出した側の関数に戻る．

　変数と値の流れを図2-18に示す．このプログラムで使われる変数は仮引数を含め4つである．変数sに計算結果を代入するまではプログラム2-15と同じである．その後のreturn命令によって変数sの値である314を戻り値として，処理がmain関数に戻る．その際，circle2関数が314という値を持ってい

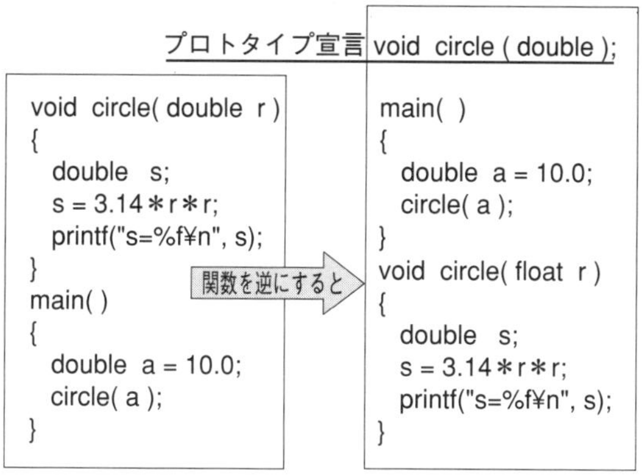

```
void circle( double r )
{
  double  s;
  s = 3.14＊r＊r;
  printf("s=%f¥n", s);
}
main( )
{
  double  a = 10.0;
  circle( a );
}
```

関数を逆にすると →

プロトタイプ宣言 `void circle ( double );`

```
main( )
{
  double  a = 10.0;
  circle( a );
}
void  circle( float r )
{
  double  s;
  s = 3.14＊r＊r;
  printf("s=%f¥n", s);
}
```

図2-19　プロトタイプ宣言

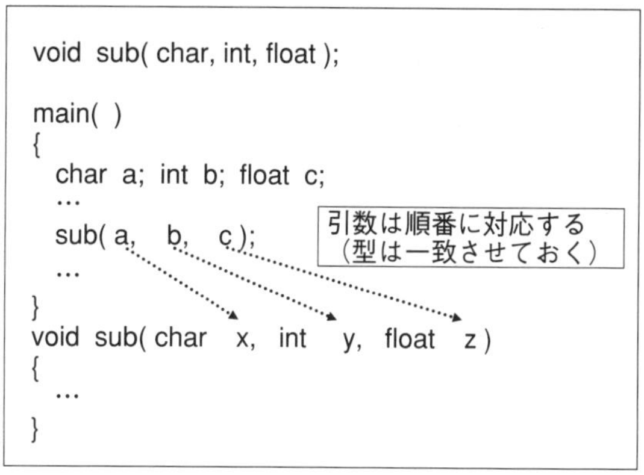

```
void sub( char, int, float );
main( )
{
  char a; int b; float c;
  …
  sub( a,  b,  c );
  …
}
void sub( char  x, int  y, float  z )
{
  …
}
```

引数は順番に対応する
（型は一致させておく）

図2-20　複数の引数を伴う関数の書き方

ることになる．その値をmain関数の変数bに代入している．最後に変数bの値をprintf関数で画面に表示する．値を持つ関数の場合，呼び出すときの形が数学で使う関数の形に似ている．関数で特定の計算をさせて1つの結果が出る場合，値を持つ関数の形をとったほうがわかりやすくなる．

　関数を用いたプログラム例では，main関数を後に書いたが，main関数とcircle関数の書き順を入れ替えると，プロトタイプ宣言が必要になる．その様子を**図2-19**に示す．プロトタイプ宣言とは，関数の定義よりも先に関数を呼び出す場合，その関数がどんな引数と戻り値を持つかを最初に記述しておくものである．引数は，型のみを記述すればよいことになっている．また**図2-20**示すように，引数は複数指定することができる．複数指定する場合は，カンマで区切って引数を並べて記述する．仮引数と実引数の順番は対応させておく必要がある．それに伴って型も一致させる．プロトタイプ宣言を記述する場合も，型の順番を一致させる．プロトタイプ宣言と関数の定義と呼び出しで，型の順番が異なるとコンパイルの際にエラーが発生する．

プログラム【2-15】　関数（1）

[P2-15function1.c]

```
 1: /* P2-15function1.c */
 2:
 3: #include <stdio.h>
 4:
 5: void  circle( double  r )
 6: {
 7:    double  s;
 8:    s = 3.14*r*r;
 9:    printf("s=%f ¥n", s);
10: }
11:
12: main( )
13: {
14:    double  a = 10.0;
15:    circle( a );
16: }
```

プログラム【2-16】　関数（2）

```
[ P2-16function2.c ]
 1: /* P2-16function2.c */
 2:
 3: #include <stdio.h>
 4:
 5: double circle2( double r )
 6: {
 7:     double s;
 8:     s = 3.14*r*r;
 9:     return s ;
10: }
11:
12: main( )
13: {
14:     double a = 10.0, b;
15:     b = circle2( a );
16:     printf("b=%f \n", b);
17: }
```

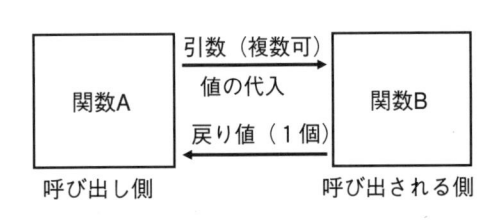

図2-21　関数とデータの受け渡し

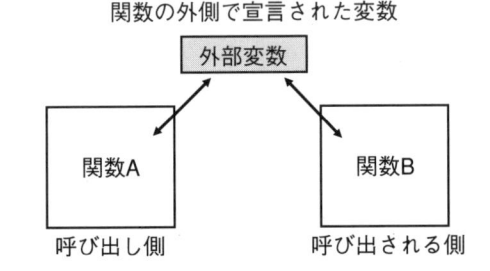

図2-22　外部変数

〔第9節〕　外部変数

　関数同士のデータのやりとりは，図2-21に示すように引数と戻り値で行われる．関数は独立しているので，それぞれのデータは保護されるが，戻り値が1つしか指定できないので，複数の結果が出た場合には不都合が生じる．それを解消する1つの方法に外部変数というものがある．外部変数は，図2-22に示すように関数の外に用意し，どの関数からも参照できるようになっている．使いやすい変数ではあるが，どの関数からでも書き換えることができてしまうので，プログラムを書く際には注意が必要になる．

　外部変数を利用したプログラムをプログラム2-17に示す．このプログラムもプログラム2-15と同じく，半径10.0の円の面積を計算するプログラムである．外部変数は，関数の定義よりも前に宣言する．このプログラムで使われている変数は外部変数の2つで，外部変数を用いると引数や戻り値を使わずに関数を使ったやりとりができる．変数と値の流れを図2-23に示す．関数間の値のやりとりはない．main関数で外部変数rへ10.0を代入し，circle3関数を呼び出す．circle3関数では，外部変数rから円の面積の計算をし，計算結果の314を外部変数sへ代入する．main関数に戻り，外部変数sの値を画面に表示する．プログラムは非常に単純になるが，main関数を見ただけでは値の流れが見えない．外部変数は，関数をまたいで扱う重要な変数としてはふさわしいが，むやみやたらに使うとかえってプログラムがわかりづらくなる．

プログラム【2-17】 外部変数

[P2-17function3.c]

```
 1: /* P2-17function3.c */
 2:
 3: #include <stdio.h>
 4:
 5: double  r, s;
 6:
 7: void  circle3( )
 8: {
 9:     s = 3.14*r*r;
10: }
11:
12: main( )
13: {
14:     r = 10.0;
15:     circle3( );
16:     printf("s=%f ¥n", s);
17: }
```

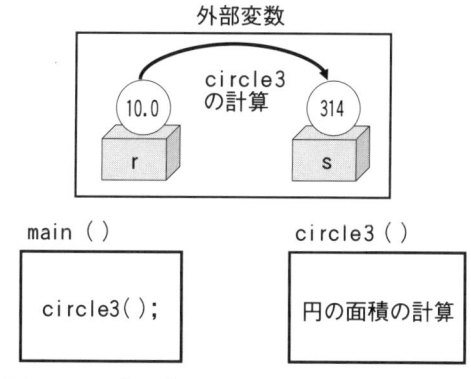

図2-23　プログラム2-17の変数と値の流れ

〔第10節〕　ポインタ

　ポインタは，C言語でメモリ上のアドレス（番地）を扱えるようにした仕組みである．コンピュータには絶対的なメモリ空間があり，プログラムで宣言した変数や配列はそのメモリ空間に確保される．メモリ空間にはアドレス（番地）が割り振られている．ポインタはそのメモリ空間のアドレスと，その他に型を持っている．型は通常の変数に使われる型と同じである．ポインタを扱うためにポインタ変数が用意されている．ポインタ変数にも型があり，同じ型のポインタのみ代入できる．ポインタ変数はメモリ空間のアドレスを扱うので，32ビットCPUでは4バイトの大きさを持つ．その模式図を図2-24に示す．

　ポインタ変数の宣言は，

　　　int *p;

のように，変数の型と変数名の間にアスタリスク「*」の記号を付ける．ポインタ変数に通常の変数aのポインタ（アドレス）を代入する方法は，

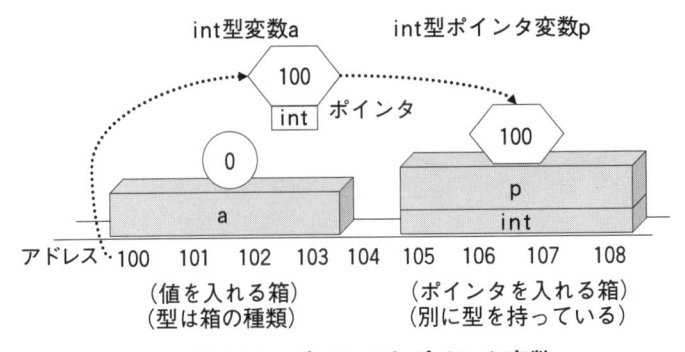

図2-24　ポインタとポインタ変数

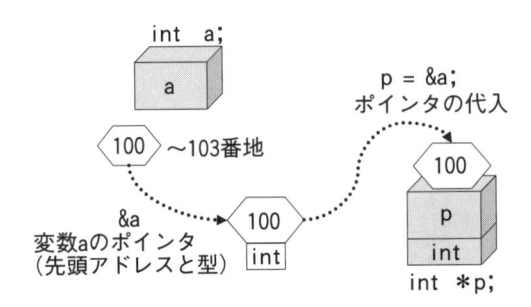

図2-25　&演算子とポインタの代入

```
        p=&a ;
```

となる．ここで，&演算子は変数aのポインタを返す．変数aのポインタとは，変数aがメモリ空間で確保されている先頭アドレスと変数aの型を指す．代入の際は，代入するポインタとポインタ変数の型が一致していなければならない．&演算子はアドレス演算子とも呼ばれる．その模式図を**図2-25**に示す．

逆にポインタから値を取り出すときには*演算子を用いる．*演算子には算術演算における掛け算の意味もあるが，ポインタにこの演算子を用いるとポインタが指すアドレスを先頭アドレスとしたポインタの型に対応する値を返す．その模式図を**図2-26**に示す．

ポインタを用いたプログラムをプログラム2-18に示す．プログラム2-18の説明を**図2-27**に示す．プログラム2-18では，int型変数aに3を代入し，変数aのポインタをint型のポインタ変数pに代入している．そのポインタ変数pに*演算を行った結果を画面に表示している．結果は3が表示されるが，変数aの値とポインタ変数pに代入されたアドレスを先頭とするint型の値が一致するためである．

ポインタは演算することができる．ポインタに1を加えるとポインタの指すアドレスはポインタの型の大きさを単位として増える．その様子を**図2-28**に示す．char型は1バイト，short型は2バイト，long型，int型，float型は4バイト，double型は8バイトを1つの単位として増減する．また，ポインタは型が一致しないと代入することができないが，キャスト演算を用いるとその型を変更することができる．キャスト演算は，カッコ（ ）に変えたい型を入れて変数の前に置くことにより行う．例えば**図2-29**に示すように，int型のポインタ変数pに入っているポインタを

図2-26 *演算子とその使い方

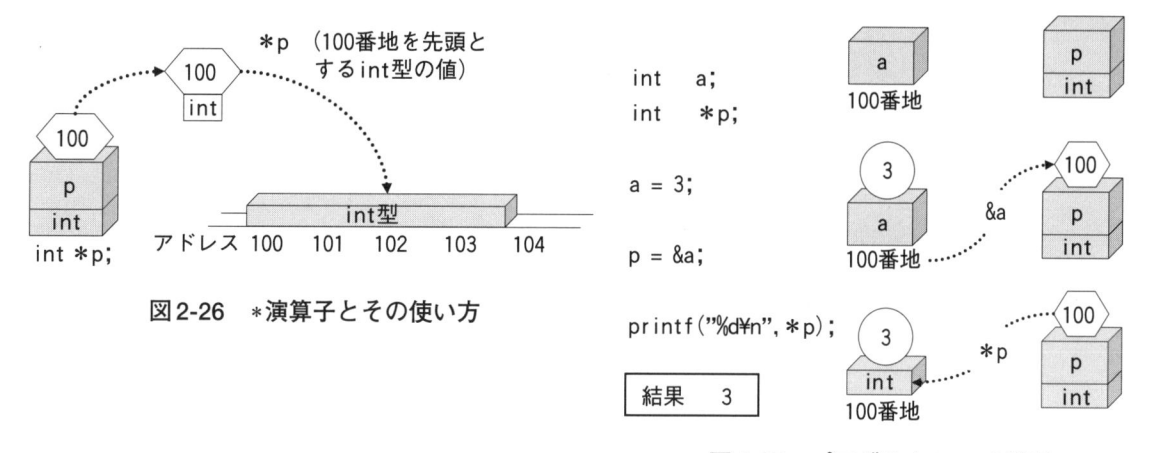

図2-27 プログラム2-18の説明

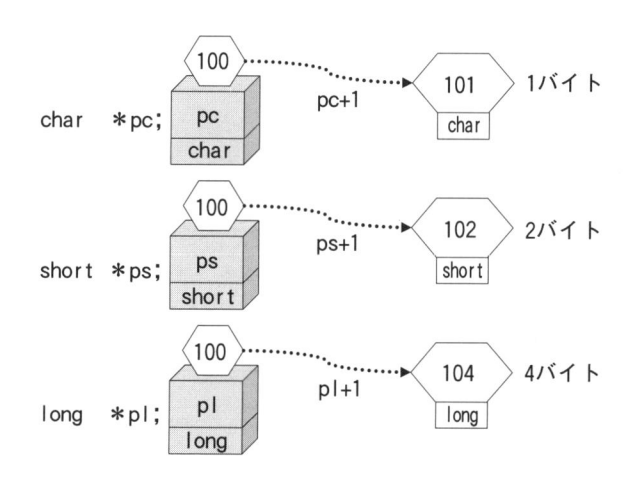

図2-28 ポインタの演算とポインタの指すアドレス

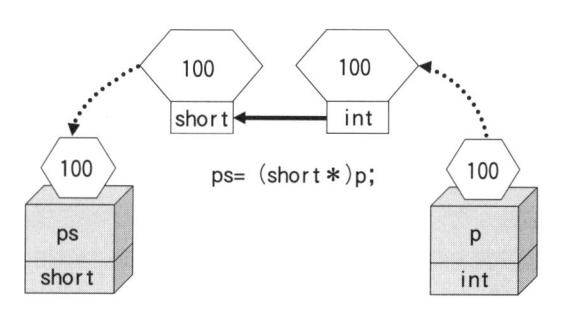

図2-29 キャスト演算

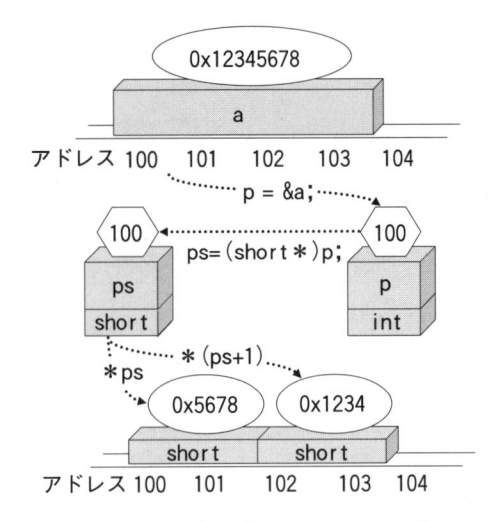

図2-30 プログラム2-19の説明

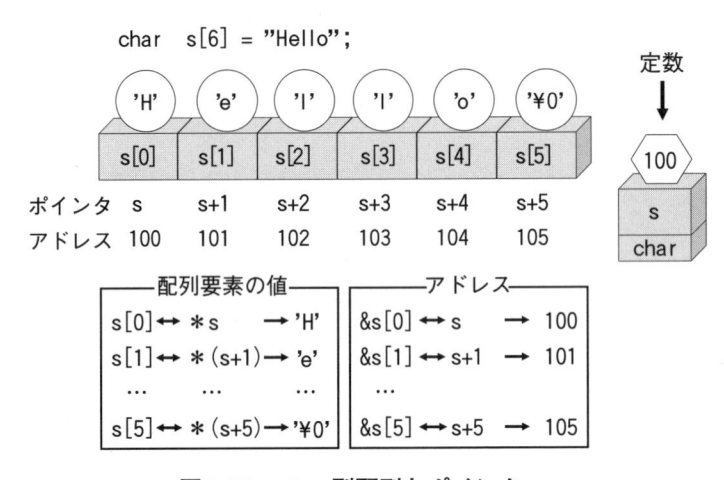

図2-31 char型配列とポインタ

```
(short *) p
```

とすることにより，short型のポインタに変更できる．よって，そのポインタはshort型のポインタ変数psに代入することができる．

キャスト演算とポインタの演算を用いたプログラムをプログラム2-19に示す．プログラム2-19の説明を図2-30に示す．途中でint型のポインタからshort型のポインタに変更することによって，変数aに代入した16進数の「12345678」の値を上位2バイト「1234」と下位2バイト「5678」に分けて表示することができる．インテル系CPUのコンピュータでは，メモリ取り扱いの関係上，上位バイトは下位バイトの後ろに配置される．

また，配列とポインタには密接な関係がある．配列名は配列の先頭アドレスを指すポインタとなっている．そうすることにより，配列の要素を指定するのと，配列名に*演算子を用いてポインタの指し示す値を指定するのが等価となる．char型の配列の場合とshort型の配列の場合をそれぞれ図2-31と図2-32に示す．特にshort型の配列を見るとわかるが，ポインタの演算がポインタの型の大きさを単位に

```
short  b[6] = {10, 20, 30, 40, 50, 60};
```

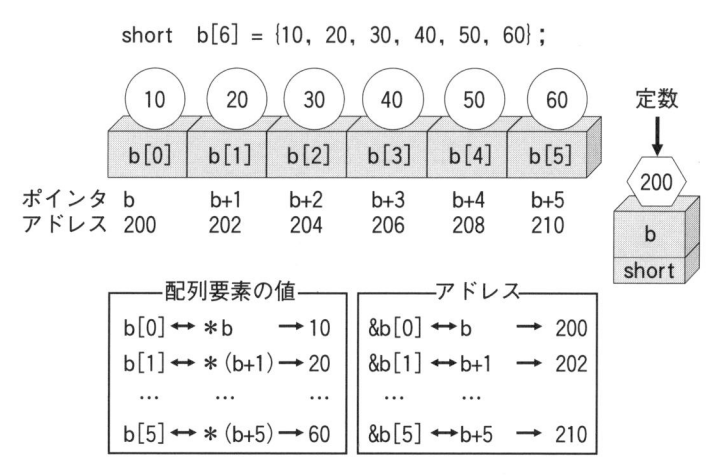

```
                10   20   30   40   50   60
                b[0] b[1] b[2] b[3] b[4] b[5]                定数
   ポインタ      b   b+1  b+2  b+3  b+4  b+5                 ↓
   アドレス     200  202  204  206  208  210                200
                                                              b
                                                            short

       ─配列要素の値─         ─アドレス─
        b[0] ↔ *b    → 10    &b[0] ↔ b    → 200
        b[1] ↔ *(b+1)→ 20    &b[1] ↔ b+1  → 202
         …      …              …       …
        b[5] ↔ *(b+5)→ 60    &b[5] ↔ b+5  → 210
```

図2-32　short型配列とポインタ

行われるので，ポインタに加える数と配列要素の番号がきれいに一致する．配列は要素を扱うのと同じようにポインタでも操作できるようになっている．

プログラム【2-18】　ポインタ

[P2-18pointer.c]

```c
 1: /* P2-18pointer.c */
 2:
 3: #include <stdio.h>
 4:
 5: main()
 6: {
 7:     int   a;
 8:     int   *p;
 9:
10:     a = 3;
11:
12:     p = &a;
13:
14:     printf("%d\n", *p);
15: }
```

プログラム【2-19】　ポインタの演算

[P2-19cast.c]

```c
 1: /* P2-19cast.c */
 2:
 3: #include <stdio.h>
 4:
 5: main()
 6: {
 7:     int   a = 0x12345678;
 8:     int   *p;
 9:     short *ps;
10:     p = &a;
11:     ps = (short *)p;
12:     printf("%x , %x \n", *ps, *(ps+1));
13: }
```

図2-33　ポインタによる関数間のデータの受け渡し

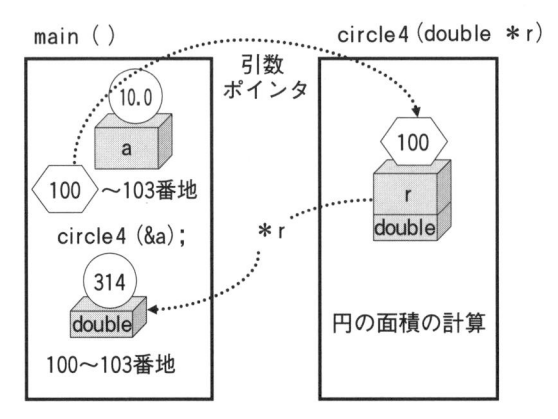

図2-34　プログラム2-20の変数と値の流れ

〔第11節〕　関数とポインタ

　本来，関数同士はお互いの変数の内容を参照することができないようになっている．ただし，図2-33に示すように引数や戻り値にポインタを用いると，相手の変数の内容を参照したり変更したりできるようになる．

　引数にポインタを使ったプログラムをプログラム2-20とプログラム2-21に示す．プログラム2-20は，引数に変数aのポインタを受け渡している．circle4関数では，そのポインタを使ってアドレスの場所を直接参照し，円の面積を計算してから結果を同じアドレス位置に代入している．アドレスで参照したり書き換えたりすることで，circle4関数からmain関数内の変数aの値を操作することができる．その様子を図2-34に示す．プログラム2-21では，引数に配列のポインタを受け渡している．circle5関数でs[0]とs[1]に計算結果を代入しているが，main関数の配列bとcircle5関数のポインタ変数sのアドレスと型が同じなので，それぞれの結果はmain関数のb[0]とb[1]に代入されたのと等価になる．よって，円の面積と円周の長さの計算結果をmain関数のなかで配列bを用いて表示できる．配列をポインタで受け渡した場合，受け渡された関数においても同じように配列を操作できる．これは，画像を扱うときに応用できる．その様子を図2-35に示す．

プログラム【2-20】　関数とポインタ（1）

[P2-20function4.c]

```c
 1: /* P2-20function4.c */
 2:
 3: #include <stdio.h>
 4:
 5: void circle4(double *);
 6:
 7: main( )
 8: {
 9:     double  a = 10.0;
10:     circle4(&a);
11:     printf("a=%f \n", a);
12: }
13:
14: void  circle4(double *r)
15: {
16:     *r = 3.14*(*r)*(*r);
17: }
```

プログラム【2-21】　関数とポインタ（2）

[P2-21function5.c]

```c
 1: /* P2-21function5.c */
 2:
 3: #include <stdio.h>
 4:
 5: void  circle5(double, double *);
 6:
 7: main( )
 8: {
 9:     double  a = 10.0, b[2];
10:     circle5(a, b);
11:     printf("S=%f, L=%f \n", b[0], b[1]);
12: }
13:
14: void  circle5(double r, double *s)
15: {
16:     s[0] = 3.14*r*r;
17:     s[1] = 2*3.14*r;
18: }
```

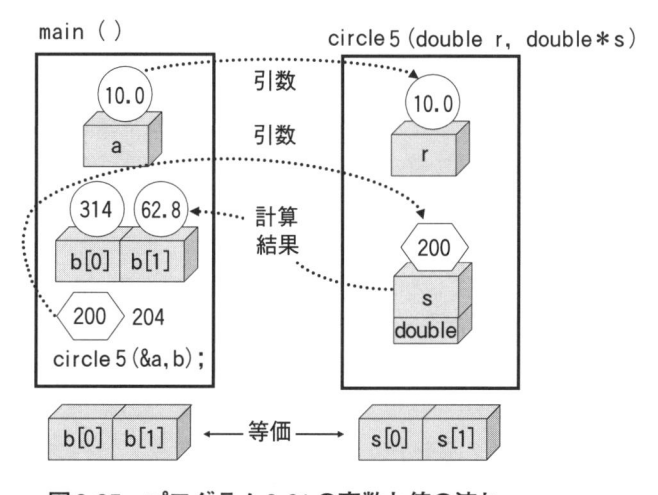

図2-35　プログラム2-21の変数と値の流れ

〔第12節〕 システム標準関数

　システム標準関数としてあらかじめ用意された便利な関数がたくさんある．そのなかでも画像処理や画像再構成によく使われる関数について，いくつかプログラム例を交えながら解説する．

(1) fopen関数

　テキストファイルや画像ファイルをプログラムで扱うときには，先にファイルを開く必要がある．fopen関数はファイルを開くときに用いる関数で，引数と戻り値は以下のとおりである．

　　　FILE　*fopen (const char *filename, const char *mode)；
　　　引数1：開きたいファイル名（文字列）
　　　引数2：開くときの状態
　　　戻り値：ファイルポインタ（ファイルの番号）

引数2の開くときの状態には，以下のものを指定する．

　　　"r"　：読み出し専用
　　　"w"　：書き込み専用
　　　"a"　：追加書き込み
　　　"b"　：バイナリモード

　通常使うのは，読み出し専用"r"と書き込み専用"w"である．バイナリモードは画像などテキストファイル以外のファイルを扱うときに指定する．バイナリモードの"b"は，上の3つと組み合わせて用いる．たとえば，画像を読み出したい場合は"rb"，書き込みたい場合は"wb"のように指定する．戻り値のファイルポインタは開いたファイルの番号みたいなもので，専用の変数に代入しておき，ファイルを操作するときに使う．専用の変数は，

　　　FILE　*fp；

のように宣言する．変数名は自由だが，ファイルポインタの頭文字をとってfpとすることが多い．fpの前についている「*」はポインタ変数の印である．よって，FILE型のポインタ変数ということになる．

(2) fclose関数

　fopen関数で開いたファイルを閉じるときに使う．引数には，開いたときのファイルポインタを指定する．引数と戻り値は以下のとおりである．

　　　int fclose (FILE *stream)；
　　　引数1：開いたときのファイルポインタ
　　　戻り値：成功すると0を，エラーのときはEOFを返す

　使い方は，

```
fclose (fp);
```

のようになる．ここで fp は，ファイルをオープンしたときにファイルポインタを代入した FILE 型のポインタ変数である．通常，戻り値は参照しない．

　ファイルのオープンとクローズのプログラムをプログラム 2-22 に示す．このプログラムは，開きたいファイルの名前をキーボードから入力して，そのファイルが存在すれば開いてから画面に無事開いたことを表示し，ファイルを閉じて終了する．ファイルが存在しない場合，エラー表示をして終了する．scanf 関数を使って文字列配列 fi にキーボードからファイル名を入力する．その文字列配列 fi を引数 1 に，読み出し専用の"r"を引数 2 にして fopen 関数でファイルを開く．if 文のところでそのファイルを開く処理と開かなかった場合のエラー処理を行っている．fopen 関数はファイルを開けなかった場合，戻り値に NULL を返すことになっている．戻り値が NULL と等しい場合（==NULL）に printf 関数で画面にエラーであると表示する．その後の exit 関数は，強制的にプログラムを終了する関数である．正常に終了する場合は引数に 0 を入れるが，ここではエラー終了なので引数に 1 を入れている．この関数を用いる場合，プログラムの冒頭に

```
#include <stdlib.h>
```

を追加する必要がある．無事開いた場合は，その後の printf 関数で開けたことを表示し，fclose 関数でファイルを閉じて終了する．

プログラム【2-22】　ファイル操作

[P2-22fopen.c]

```
 1: /* P2-22fopen.c */
 2:
 3: #include <stdio.h>
 4: #include <stdlib.h>
 5:
 6: main( )
 7: {
 8:     char    fi[50];
 9:     FILE    *fp;
10:
11:     printf( "Input file name: " );
12:     scanf( "%s", fi );
13:     if ((fp = fopen ( fi, "r")) == NULL) {
14:         printf("Error: file open [%s].\n", fi);
15:         exit (1);
16:     }
17:     printf("File open successfully [%s].\n", fi);
18:     fclose (fp);
19: }
```

(3) fread 関数と fwrite 関数

　fread 関数はバイナリファイルから指定したバイトだけ配列に入力する関数で，fwrite 関数は配列から指定したバイトだけバイナリファイルに書き込む関数である．引数と戻り値は以下のとおりである．

```
size_t  fread (void *ptr, size_t size, size_t n, FILE *stream);
```

size_t fwrite (const void *ptr, size_t size, size_t n, FILE *stream);
引数1：配列のポインタ（配列名）
引数2：型のサイズ（バイト）
引数3：配列の要素数（読み出す数，または書き込む数）
引数4：ファイルポインタ
戻り値：読み出し，または書き込んだ要素数

　これらの関数は，画像などのファイルの読み書きに利用される．この関数を使ったプログラムをプログラム2-23に示す．このプログラムは，既存の128×128画素の2バイト整数型画像を読み出して，新しいファイルに同じ内容を書き込むプログラムである．開きたい画像ファイルの名前をキーボードから入力してそのファイルを読み出しモードで開き，fread関数で配列に画像の内容を読み出す．次に新しい画像ファイルの名前をキーボードから入力してそのファイルを書き込みモードで開き，fwrite関数で配列の内容をファイルに書き込む．ここで用いているsizeofは，変数の型名を引数とし，そのサイズを返す命令である．

プログラム【2-23】　ファイルの読み書き

[P2-23fread.c]

```
 1: /* P2-23fread.c */
 2:
 3: #include <stdio.h>
 4: #include <stdlib.h>
 5:
 6: main( )
 7: {
 8:     char    fi[50];
 9:     short   buff[128*128];
10:     FILE    *fp;
11:
12:     printf("Input image file name: ");
13:     scanf("%s", fi );
14:     if ((fp = fopen ( fi, "rb")) == NULL) {
15:         printf("Error: file open [%s].\n", fi);
16:         exit (1);
17:     }
18:     fread(buff, sizeof(short), 128*128, fp);
19:     fclose (fp);
20:
21:     printf("Input new file name: ");
22:     scanf("%s", fi );
23:     if ((fp = fopen ( fi, "wb")) == NULL) {
24:         printf("Error: file open [%s].\n", fi);
25:         exit (1);
26:     }
27:     fwrite(buff, sizeof(short), 128*128, fp);
28:     fclose (fp);
29: }
```

(4) fprintf関数

　fprintf関数は，テキストファイルに対してprintf関数と同じように書き込むことができる関数である．引数と戻り値は以下のとおりである．

int fprintf (FILE *stream, const char *format[, argument, ...]);
引数1：ファイルポインタ

引数2 ：書き込む書式（内容）
引数3 ：引数2の%制御文字の位置に書き込む変数か値
戻り値：出力したバイト数

プログラム【2-24】　ファイルへ文字の書き込み

[P2-24fprintf.c]

```
 1: /* P2-24fprintf.c */
 2:
 3: #include <stdio.h>
 4: #include <stdlib.h>
 5:
 6: main( )
 7: {
 8:    char    fi[50];
 9:    FILE    *fp;
10:
11:    printf( "Input new text file name: " );
12:    scanf( "%s", fi );
13:    if ((fp = fopen ( fi, "w")) == NULL) {
14:       printf("Error: file open [%s].\n", fi);
15:       exit (1);
16:    }
17:    fprintf(fp, "Hello C World !! \n");
18:    fclose (fp);
19: }
```

　新しいテキストファイルに文字を書き込むプログラムをプログラム2-24に示す．このプログラムでは，新しいテキストファイル名をキーボードから入力し，そのファイルを書き込みモードで開く．そのファイルに，「Hello C World !!」と書き込んでファイルを閉じる．実行後，作成した新しいファイルをエディタで開くと書き込んだ文字が見られる．

(5) malloc関数とfree関数

　malloc関数はプログラムの実行中に指定したバイト数だけメモリを割り当てる．引数と戻り値は以下のとおりである．

　　　void　*malloc (size_t size)；
　　　引数1 ：メモリを割り当てるバイト数
　　　戻り値：割り当てられたメモリ領域のvoid型ポインタ

戻り値はvoid型ポインタとなるが，実際にはキャスト演算を行い型を変えてポインタ変数に代入する．
　free関数は，malloc関数で割り当てられたメモリ領域を開放する関数である．引数と戻り値は以下のとおりである．

　　　void　free (void *block)；
　　　引数1 ：メモリを割り当てたポインタ変数
　　　戻り値：なし

malloc関数とfree関数を用いたプログラムをプログラム2-25に示す．このプログラムはプログラム2-

23と基本動作は同じで，画像ファイルの複写をするものだが，画像ファイルの大きさをプログラムの実行時に指定できるようになっている．画像の幅と高さを入力し，それに合わせたメモリ領域をmalloc関数で確保している．プログラムの最後にfree関数で割り当てられたメモリ領域を開放している．これらの関数を用いる場合，プログラムの冒頭に

  #include <stdlib.h>

を追加する必要がある．

プログラム【2-25】　メモリの割り当て

[P2-25malloc.c]

```
 1: /* P2-25malloc.c */
 2:
 3: #include <stdio.h>
 4: #include <stdlib.h>
 5:
 6: main( )
 7: {
 8:     char    fi[50];
 9:     short   *buff;
10:     int     nx, ny;
11:     FILE    *fp;
12:
13:     printf( "Input image file name: " );
14:     scanf( "%s", fi );
15:     printf( "Input image width  : ");
16:     scanf( "%d", &nx );
17:     printf( "Input image height : ");
18:     scanf( "%d", &ny );
19:
20:     buff = (short *)malloc(nx*ny*sizeof(short));
21:
22:     if ((fp = fopen ( fi, "rb")) == NULL) {
23:         printf("Error: file open [%s].\n", fi);
24:         exit (1);
25:     }
26:     fread(buff, sizeof(short), nx*ny, fp);
27:     fclose (fp);
28:
29:     printf( "Input new file name: " );
30:     scanf( "%s", fi );
31:     if ((fp = fopen ( fi, "wb")) == NULL) {
32:         printf("Error: file open [%s].\n", fi);
33:         exit (1);
34:     }
35:     fwrite(buff, sizeof(short), nx*ny, fp);
36:     fclose (fp);
37:     free(buff);
38: }
```

（6）gets関数

gets関数は，キーボードから文字列を指定した文字列配列に入力する．引数と戻り値は以下のとおりである．

  char *gets (char *s)；
  引数1：入力文字列配列のポインタ
  戻り値：引数と同じポインタ（エラーの場合はNULLポインタ）

例えば，gets関数を

```
char  buff [50] ;
gets (buff) ;
```

と用いたプログラムは，

```
char  buff [50] ;
scanf ("%s", buff) ;
```

としたプログラムと同じ意味になる．

（7） atoi関数とatof関数

この2つの関数は，文字列を数値に変える関数である．atoi関数の引数と戻り値を以下に示す．

```
int  atoi (const char *s) ;
```
引数1 ：文字列配列のポインタ（配列名）
戻り値：int型の数値（整数）

また，atof関数の引数と戻り値を以下に示す．

```
double  atof (const char *s) ;
```
引数1 ：文字列配列のポインタ（配列名）
戻り値：double型の数値（実数）

数値をキーボードから入力する際にscanf関数を使って整数（%d）や実数（%f）で入力させると，誤ってアルファベットなどを入れた場合，プログラムが暴走するおそれがある．キーボードからの入力は文字列で行って，プログラムのなかで数値に変換させたほうが安全である．そこで，gets関数で入力し，atoi関数やatof関数を用いて数値に変換するということがよく行われる．この関数を用いる場合も，プログラムの冒頭に

```
#include  <stdlib.h>
```

を追加する必要がある．

（8） 算術関数

学術計算をする際に重要な関数になる．三角関数（sin, cos, tan），指数（exp），自然対数（log），平方根（sqrt）などの関数が用意されている．引数，戻り値ともにdouble型が使われる．また，プログラムの冒頭に

```
#include  <math.h>
```

を追加する必要がある．さらに，算術関数を使用した場合，コンパイルする際に専用のライブラリを参照させるため，UNIX系では「-lm」というオプションを付ける必要がある．算術関数を用いたプログラムをプログラム2-26に示す．このプログラムをUNIX系でコンパイルする際は，

 gcc P2-26math.c -lm

と入力する．このプログラムは，角度を入力して，sinの値を表示するプログラムである．sin関数の引数と戻り値は，

 double sin (double x)；
 引数1：double型の数値（実数）
 戻り値：double型の数値（実数）

となる．sin関数は，引数がラジアンの単位となるので，角度の単位からラジアンの単位へ変換を行っている．円周率πは，

 #define PI 3.14159265358979

という命令で，PIに数値を割り当てている．これは，プリプロセッサの1つでコンパイルの前にプログラム中のPIの文字を指定した数値に置き換えてくれる．数値の入力は，gets関数を用いて文字列で行ってから，atof関数で実数型に変換している．

このほかにもシステム標準関数は非常にたくさんあるが，今後読み進むにあたって必要な最小限の関数をここで紹介した．

プログラム【2-26】　数学関数

[P2-26math.c]

```
 1: /* P2-26math.c */
 2:
 3: #include  <stdio.h>
 4: #include  <stdlib.h>
 5: #include  <math.h>
 6:
 7: #define   PI  3.14159265358979
 8:
 9: main( )
10: {
11:     char    buff[256];
12:     double  a, b;
13:
14:     printf("Input degree : ");
15:     gets(buff);
16:
17:     a = atof( buff );
18:     b = sin( a*PI/180. );
19:     printf("sin(%f) = %f\n", a, b);
20: }
```

```
        定義
        struct   parameter       メンバー
        {
            char      c;
            short     s;
            long      l;
        } a, b;
```

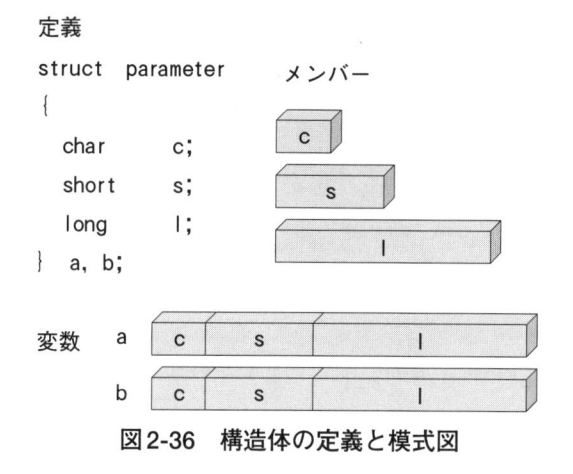

変数 a
      b

図2-36　構造体の定義と模式図

〔第13節〕　構造体

　今まで解説してきたデータの型には，普通の変数で用いるint型やfloat型，ポインタ変数で用いる型，同じ型を並べて使う配列などがあった．特に配列は，同じ型を複数まとめて取り扱う画像にとっては好都合である．異なった型を複数並べてまとめて扱うときに構造体を用いる．構造体では，異なった型をメンバーとして定義する．構造体を定義するときはソースファイルの冒頭で行い，構文は，

```
    struct  構造体タグ名 {
        メンバーの型      メンバーの名前；
        …
    } 変数の宣言；
```

となる．構造体タグ名と変数の宣言は省略可能である．メンバーの型とメンバー名を複数並べて異なった型をまとめて扱えるようにする．例えば，

```
    sturct  parameter {
        char     c；
        short    s；
        long     l；
    } a, b；
```

と定義した場合，構造体の変数a，bはそれぞれchar型の変数cとshort型の変数sとlong型の変数lのメンバーを持っている．その模式図を**図2-36**に示す．変数の宣言は後から行うこともでき，main関数などのなかで

```
    struct  parameter  d；
```

と記述すれば構造体の変数dを宣言できる．構造体の場合，その型名はstruct parameter型となる．型

名が長くなるので，以下のような再定義を用いることが多い．

  typedef struct parameter PARAM;

再定義を行うと，変数の宣言は，

  PARAM e;

とPARAM型という形で短くできる．また，ポインタ変数の宣言もでき

  PARAM *f;

とすれば，PARAM型のポインタ変数となる．構造体の定義は，変数の型の再定義とまとめて以下のように記述することができる．

```
typedef sturct {
  char  c;
  short s;
  long  l;
} PARAM;
```

ここでは，構造体タグ名と変数の宣言は省略している．構造体はメンバーに値が代入されるので，必ずメンバーを参照することによって用いられる．メンバーの参照の仕方は，構造体の変数の場合，ドット「.」を用いて

  変数名.メンバー名

という形で参照する．また構造体のポインタ変数の場合は，ハイフンと大なり記号「->」を用いて

  変数名->メンバー名

という形で参照する．構造体の参照の際に用いる「.」や「->」は構造体メンバー演算子と呼ばれる．その参照の模式図を図2-37に示す．
　構造体を用いたプログラムをプログラム2-27に示す．プログラムの動作は，プログラム2-25とまったく同じである．このプログラムでは，キーボードから入力するパラメータ変数を構造体にまとめている．さらに関数を使って機能ごとに分けてプログラムを構成している．構造体はポインタ変数で宣言し，それをプログラムで用いている．構造体や関数を用いることで，より見やすく開発しやすいプログラムをつくることができる．

プログラム【2-27】　構造体

[P2-27struct.c]

```c
 1: /* P2-27struct.c */
 2:
 3: #include <stdio.h>
 4: #include <stdlib.h>
 5:
 6: typedef struct {
 7:     char    f1[50];
 8:     char    f2[50];
 9:     short  *img;
10:     int    nx;
11:     int    ny;
12: } PARAM;
13:
14: void read_data(char *, short *, int);
15: void write_data(char *, short *, int);
16:
17: void getparameter(PARAM *pm)
18: {
19:     char   dat[256];
20:     printf( "Input image file name : " );
21:     gets( pm->f1 );
22:     printf( "Input  new  file name : " );
23:     gets( pm->f2 );
24:     printf( "Input image width  : " );
25:     gets( dat );
26:     pm->nx = atoi( dat );
27:     printf( "Input image height : " );
28:     gets( dat );
29:     pm->ny = atoi( dat );
30: }
31:
32: main( )
33: {
34:     PARAM  *pm;
35:
36:     pm = (PARAM *)malloc(sizeof(PARAM));
37:     getparameter(pm);
38:
39:     pm->img = (short *)malloc(pm->nx*pm->ny*sizeof(short));
40:
41:     read_data(pm->f1, pm->img, pm->nx*pm->ny);
42:     write_data(pm->f2, pm->img, pm->nx*pm->ny);
43:
44:     free(pm->img);
45:     free(pm);
46: }
47:
48: void read_data(char *fi, short *buff, int size)
49: {
50:     FILE  *fp;
51:
52:     if ((fp = fopen ( fi, "rb")) == NULL) {
53:         printf("Error: file open [%s].\n", fi);
54:         exit (1);
55:     }
56:     fread(buff, sizeof(short), size, fp);
57:     fclose (fp);
58: }
59:
60: void write_data(char *fi, short *buff, int size)
61: {
62:     FILE  *fp;
63:
64:     if ((fp = fopen ( fi, "wb")) == NULL) {
65:         printf("Error: file open [%s].\n", fi);
66:         exit (1);
67:     }
68:     fwrite(buff, sizeof(short), size, fp);
69:     fclose (fp);
70: }
```

- 通常の変数（PARAM e;）

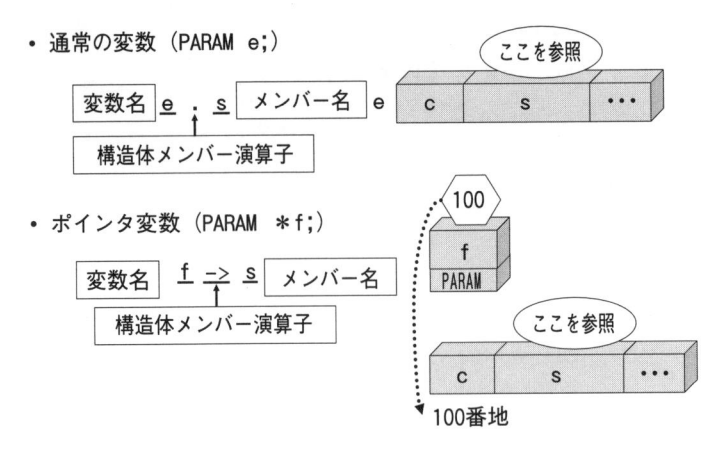

  変数名 e . s メンバー名 → 構造体メンバー演算子

- ポインタ変数（PARAM *f;）

  変数名 f -> s メンバー名 → 構造体メンバー演算子

図2-37　構造体メンバーの参照

〔第14節〕　ソート（並べ替え）

　並んだ数字などを小さい順や大きい順に並べ替えることをソートという．小さい順に並べ替えることを昇順，大きい順に並べ替えることを降順という．ソートにはさまざまな方法があるが，ここでは最も単純な選択ソートとバブルソート，さらにC言語の関数を用いたクイックソートについて紹介する．

（1）選択ソート

　選択ソートでn個の数を小さい順に並べ替えることを考える．まずn個の数を左から一列に並べ，先頭の数と2番目からn番目の数まで順に比較して，右のほうが小さかったら交換する．これで最も小さい数が先頭にくることになる．さらに2番目とそれ以降の数を同様に比較して，交換を行う．この方法をn-1番目とn番目の比較まで繰り返すと昇順に整列していることになる．

　この手順をアルゴリズムとして書くと，以下のようになる．ここでC言語の配列に合わせるため，n個の数は0番目からn-1番目までとする．

① n個の数 $A_0, A_1, \cdots, A_{n-1}$ を配列に読み出す．
② i=0からn-2まで③から⑤を繰り返す．
③ j=i+1からn-1まで④を繰り返す．
④ A_i と A_j を比較して，$A_i > A_j$ のときは A_i と A_j を交換する．
⑤ ③に戻る．
⑥ ②に戻る．
⑦ 結果を書き込む．

昇順を降順に変える場合は，④の比較で

④ A_i と A_j を比較して，$A_i < A_j$ のときは A_i と A_j を交換する．

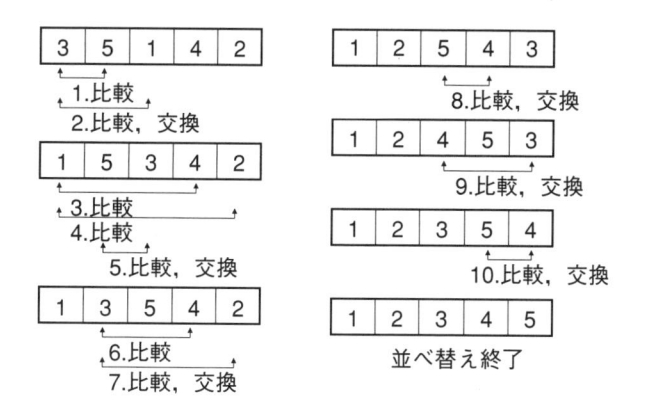

図2-38 選択ソートの並べ替え

のように不等号を逆にすればよい．この選択ソートで昇順に並べ替えるプログラム例をプログラム2-28に示す．その交換の様子を図2-38に示す．

プログラム【2-28】　選択ソート

[P2-28ssort.c]

```
 1: /* P2-28ssort.c */
 2:
 3: #include <stdio.h>
 4:
 5: void ssort(int *, int);
 6:
 7: main( )
 8: {
 9:     int i, n = 5;
10:     int a[5] = {3, 5, 1, 4, 2};
11:     // 選択ソート
12:     ssort(a, n);
13:     // 結果の表示
14:     for(i = 0 ; i < n ; i++)
15:         printf("a[%d]=%d \n", i, a[i]);
16: }
17:
18: void  ssort(int *a, int n)
19: // 選択ソートの関数
20: // int  *a; ソートする配列
21: // int  n;  配列の要素数
22: {
23:     int  i, j, buff;
24:     for(i = 0 ; i < n-1 ; i++) {
25:         for(j = i+1 ; j < n ; j++) {
26:             if(a[i] > a[j]) { // 交換（スワップ）
27:                 buff = a[i];
28:                 a[i] = a[j];
29:                 a[j] = buff;
30:             }
31:         }
32:     }
33: }
```

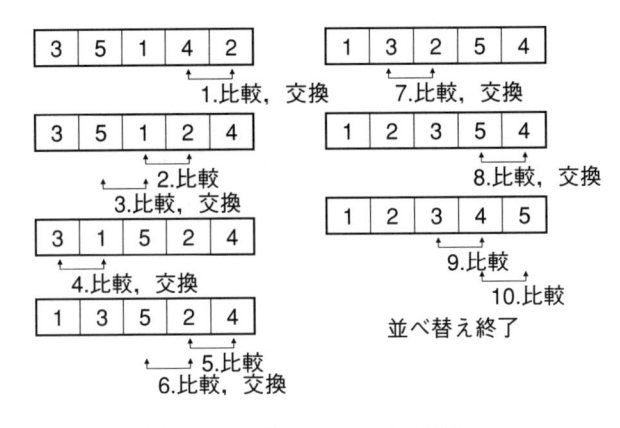

```
  3 5 1 4 2              1 3 2 5 4
   ↔                        ↔
   1.比較, 交換              7.比較, 交換

  3 5 1 2 4              1 2 3 5 4
     ↔                        ↔
     2.比較                   8.比較, 交換
     3.比較, 交換

  3 1 5 2 4              1 2 3 4 5
   ↔                      ↔
   4.比較, 交換             9.比較
                            10.比較

  1 3 5 2 4              並べ替え終了
       ↔
       5.比較
       6.比較, 交換
```

図2-39 交換ソートの並べ替え

(2) バブルソート

　バブルソートでn個の数を小さい順に並べ替えることを考える．まずn個の数を左から一列に並べ，最も右側で隣り合わせとなるn-1番目とn番目の数を比較して，右のほうが小さかったら交換する．次に1つ左側の隣り合わせであるn-2番目とn-1番目の数を比較し，交換する．これを最も左側の1番目と2番目の比較，交換まで行う．これで最も小さい数が先頭にくることになる．1番目が決まったら，同様に最も右側の隣り合わせから比較，交換を繰り返し，2番目を決定する．この方法をn-1回繰り返すと昇順に整列していることになる．

　この手順をアルゴリズムとして書くと以下のようになる．ここでC言語の配列に合わせるため，n個の数は0番目からn-1番目までとする．

① n個の数 $A_0, A_1, \cdots, A_{n-1}$ を配列に読み出す．
② i=0からn-2まで③から⑤を繰り返す．
③ j=n-2からiまで④を繰り返す（jは1つずつ減る）．
④ A_j と A_{j+1} を比較して，$A_j > A_{j+1}$ のときは A_j と A_{j+1} を交換する．
⑤ ③に戻る．
⑥ ②に戻る．
⑦ 結果を書き込む．

　昇順を降順に変える場合は，④の比較で

④ A_j と A_{j+1} を比較して，$A_j < A_{j+1}$ のときは A_j と A_{j+1} を交換する．

のように不等号を逆にすればよい．この交換ソートで昇順に並べ替えるプログラム例をプログラム2-29に示す．その交換の様子を図2-39に示す．

プログラム【2-29】 バブルソート

[P2-29bsort.c]

```
 1: /* P2-29bsort.c */
 2:
 3: #include <stdio.h>
 4:
 5: void bsort(int *, int);
 6:
 7: main( )
 8: {
 9:    int i, n = 5;
10:    int a[5] = {3, 5, 1, 4, 2};
11:    // バブルソート
12:    bsort(a, n);
13:    // 結果の表示
14:    for(i = 0 ; i < n ; i++)
15:       printf("a[%d]=%d \n", i, a[i]);
16: }
17:
18: void  bsort(int *a, int n)
19: // バブルソートの関数
20: // int  *a;  ソートする配列
21: // int   n;  配列の要素数
22: {
23:    int  i, j, buff;
24:    for(i = 0 ; i < n-1 ; i++) {
25:       for(j = n-2 ; j >= i ; j--) {
26:          if(a[j] > a[j+1]) { // 交換（スワップ）
27:             buff = a[j];
28:             a[j] = a[j+1];
29:             a[j+1] = buff;
30:          }
31:       }
32:    }
33: }
```

(3) クイックソート

　クイックソートは，C言語のシステム標準関数としてqsort関数が用意されている．クイックソートは比較と交換の回数が非常に少ないのが特徴である．そのため高速に並べ替えができ，実用上最も良いソートとしてひろく使われている．ここではアルゴリズムは省略して，qsort関数の使い方について説明する．

　　　void qsort (void * base, size_t n, size_t w, int (* compare) (const void *, const void *)) ;
　　　引数1：並べ替える配列のポインタ（配列名）
　　　引数2：配列の要素数（整数値）
　　　引数3：配列の1つ要素のサイズ（バイト数）
　　　引数4：比較関数（2つの要素を比較して結果を返す関数）
　　　戻り値：なし

　比較関数は，ユーザが作成する必要があり，比較関数の戻り値によって交換するかしないかを決定している．比較関数の戻り値が0より大きい場合，交換が行われる．昇順に並べ替える場合は，1つめの数が2つめの数より小さい場合に-1を，等しい場合に0を，大きい場合に1を返すようにする．降順の場合は，-1と1を逆に返せばよい．この関数を用いる場合は，プログラムの冒頭に

```
           #include <stdlib.h>
```

を追加する必要がある．この関数を用いたプログラム例をプログラム2-30に示す．クイックソートの比較関数compare関数では，引数にソートする1つめの要素とソートする2つめの要素を指定する．それぞれの要素はvoid型のポインタ変数として指定するため，比較のときにキャスト演算子を使って比較する要素の変数の型に合わせる．戻り値はint型で，-1，0，1のいずれかを返すようにつくっている．

プログラム【2-30】 クイックソート

[P2-30qsort.c]

```
 1: /* P2-30qsort.c */
 2:
 3: #include <stdio.h>
 4: #include <stdlib.h>
 5:
 6: int compare(const void *, const void *);
 7:
 8: main()
 9: {
10:     int i, n = 5;
11:     int a[5] = {3, 5, 1, 4, 2};
12:     // クイックソート
13:     qsort(a, n, sizeof(int), compare);
14:     // 結果の表示
15:     for(i = 0 ; i < n ; i++)
16:         printf("a[%d]=%d \n", i, a[i]);
17: }
18:
19: int compare(const void *a, const void *b)
20: // クイックソートの比較関数
21: // const void *a; ソートする1つめの要素
22: // const void *b; ソートする2つめの要素
23: // 比較のときに、キャスト演算子を使って比較する要素の変数の型に合わせる
24: {
25:     if(*(int *)a < *(int *)b)          return -1;
26:     else if(*(int *)a > *(int *)b) return 1;
27:     else    return 0;
28: }
```

〔第15節〕 乱数

　乱数とは，次にくる数が予測できないような数の列をいう．C言語ではrand関数によって疑似乱数を発生させることができる．この乱数は擬似的なものであるので，大きく見ると周期性を持っているが，通常使う分には差し支えない．ただし，乱数を用いたより詳しいシミュレーションを行う場合は，もっと精度の良い疑似乱数の関数を自分で作成したほうがよい．ここでは，システム標準関数にあるrand関数の使い方について説明する．

　　　int rand (void);
　　　引数1：なし
　　　戻り値：0～RAND_MAXまでの整数型の乱数（整数値）

戻り値で用いられているRAND_MAXは，stdlib.hファイルのなかでマクロ定義されており，コンパイラによって32,767や2,147,483,647などの値がとられる．このrand関数を用いる場合は，srand関数を使

用して疑似乱数ジェネレータを初期化する必要がある．

　　void srand (unsigned int seed)；
　　引数1 ：乱数生成のための整数値（この値によって異なった乱数列をつくれる）
　　戻り値：なし

これらの関数を用いる場合は，プログラムの冒頭に

　　#include <stdlib.h>

を追加する必要がある．これらの関数を用いた乱数列を作成するプログラム例を，プログラム2-31に示す．

プログラム【2-31】　乱数

[P2-31rand.c]

```
 1: /* P2-31rand.c */
 2:
 3: #include <stdio.h>
 4: #include <stdlib.h>
 5:
 6: main( )
 7: {
 8:     int    i, n = 5;
 9:     double max = RAND_MAX ;
10:
11:     // 疑似乱数ジェネレータの初期化
12:     srand(12345);
13:
14:     // 疑似乱数の表示（整数値）
15:     for(i = 0 ; i < n ; i++)
16:        printf(" [%2d] %d \n", i+1, rand() );
17:
18:     // 0から99の間の乱数（整数値）
19:     for(i = 0 ; i < n ; i++)
20:        printf(" [%2d] %d \n", i+1, (int)(100.*rand()/max) );
21:
22:     // 0以上1未満の間の乱数（実数値）
23:     for(i = 0 ; i < n ; i++)
24:        printf(" [%2d] %f \n", i+1, (double)rand()/max );
25: }
```

〈第3章〉
ディジタル画像処理

〔第1節〕　ディジタル画像

　コンピュータで画像を扱うには，ディジタルにして扱う必要がある．ディジタルにするためには標本化と量子化をすることになる．コンピュータではメモリ上にデータを1つずつ格納していく．そのため連続的なデータを扱うことができない．連続的なものは一定間隔で区切ってその値を格納する．連続データをある一定間隔Δxで区切り，その値をとっていくことを標本化という．1次元での標本化の様子を図3-1に示す．次にとってきた値を格納するのは通常整数値であるので，小数点以下の値がある場合は，四捨五入などをして整数値にする．これを量子化という．1次元での量子化の様子を図3-2に示す．白丸で量子化した値が，四捨五入されて黒丸の位置の値で格納される．

　2次元では，図3-3に示すようにディジタル化した画像は格子状に区切られていることになる．格子の最小単位を画素（ピクセル）と呼ぶ．通常は，画素の中心を代表値として標本化し，四捨五入して量子化した値がそれぞれの画素に与えられている．ディジタル画像では，その数値に濃淡や色を付けて表現する．図3-3の0から3の数字に濃淡を付けて表した画像を図3-4に示す．その濃淡によって画像が形となっていく．濃淡の度合いを階調といって，図3-4は0から3なので4階調となる．通常は256階調が用いられる．ただし，人間の目にとっては16階調から32階調ぐらいであれば十分といわれている．

　画像は2次元のデータであるが，格納されるメモリ領域は1次元の並びである．1次元の並びに2次元のデータを格納するためには，図3-5に示すように画像の左上から順番に格納し，画像右端まできたら左側に戻って1つ下のデータを格納していく．それを繰り返してすべての2次元データを1次元のメモリ領域に格納する．その一般的な位置の関係を図3-6に示す．2次元データの幅をn_x，高さをn_yとし，横方向の番号をj，縦方向の番号をiとすると，2次元データ$f_2(x, y)$と1次元データ$f_1(x)$の関係は，

$$f_2(j, i) = f_1(i \times n_x + j) \tag{3-1}$$

となる．2次元の画像データをコンピュータで扱う場合は，2次元配列として扱ってもよいが，メモリ上では1次元として扱っているので，そのまま1次元配列で扱うほうが便利である．

〔第2節〕　整数画像と実数画像

　画像の値は，通常，整数値で表される．しかし，画像処理や画像再構成などの処理を行うとき，計算は実数で行われる．計算結果を整数値の画像に格納するとき，実数値を整数値に変換する．その変換では小数点以下を切り捨てるため，必ず丸め誤差が生じる．よって，処理を施した画像は，なるべく実数値のままで保管しておくほうがよい．ただし，画像を表示するソフトのほとんどが実数画像に

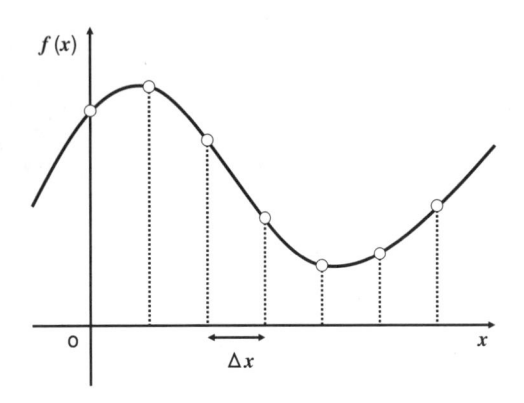

図3-1　1次元データの標本化

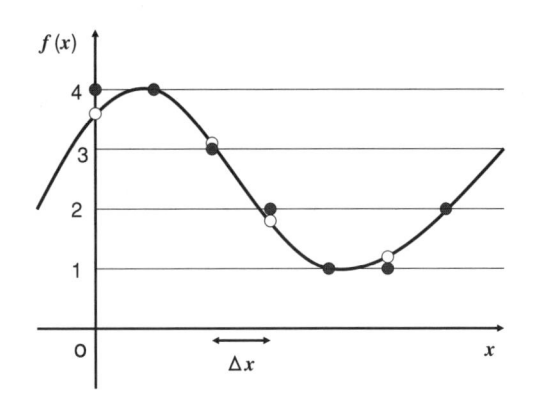

図3-2　1次元データの量子化

図3-3　2次元データ（画像）の標本化と量子化

図3-4　数値によって濃淡を付けた2次元画像

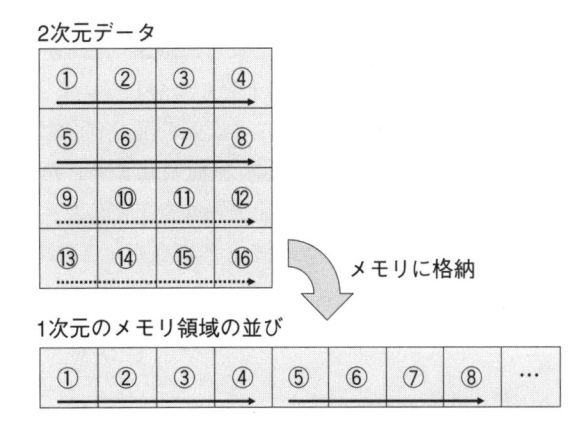

図3-5　2次元データの並びと1次元の
　　　　メモリ領域に格納される並びの対応

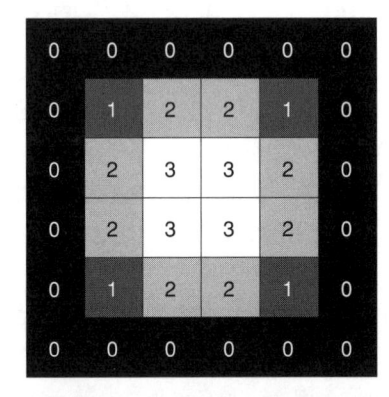

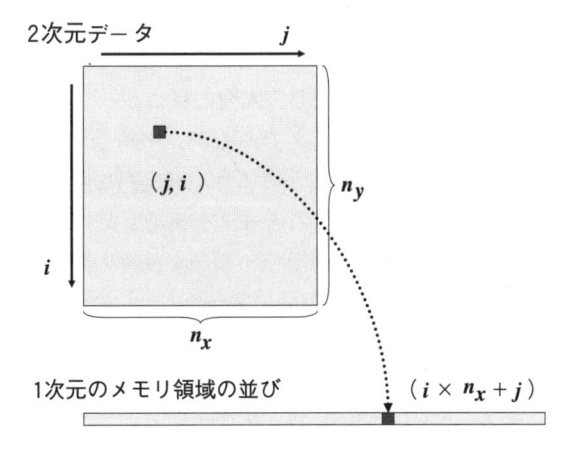

図3-6　2次元データの位置と1次元の
　　　　メモリ領域での位置の関係

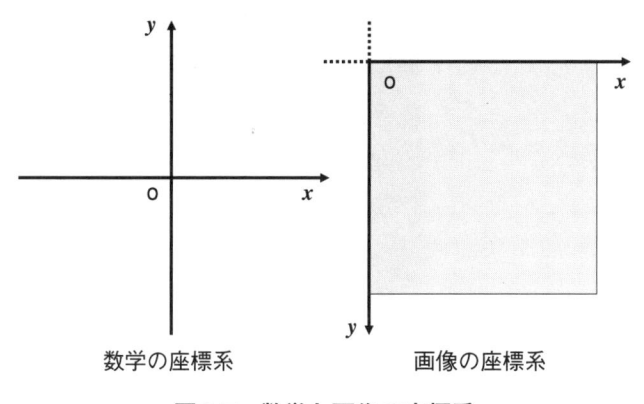

図3-7 数学と画像の座標系

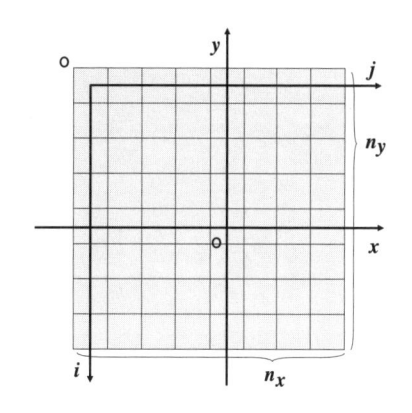

図3-8 座標系の変換

対応していないので，画像を表示する際は整数画像にする必要がある．整数画像と実数画像の変換のプログラムを次に示す．

　整数画像では，2バイト整数（short型）が用いられ，実数画像では，4バイト実数（float型）が用いられる．整数画像から実数画像への変換のプログラムをプログラム3-1に示す．整数から実数へは精度が上がるので，そのまま変換することができる．また，実数画像から整数画像への変換のプログラムをプログラム3-2に示す．この場合，精度が落ちるので，実数画像の値が32767より大きい場合は32767に，-32768より小さい場合は-32768にする．さらに小数点以下は四捨五入する．

〔第3節〕　数学と画像の座標系

　数学の座標系は，図3-7に示すように原点が中心にきて，x軸は右向きでy軸は上向きとなる．それに対して，画像の座標系は画像の2次元データがメモリ上で左上から右下に順番に格納されているため，原点が左上となり，x軸は右向きでy軸は下向きになる．よって，画像の上で数学の式を扱う場合，座標系の変換が必要となる．通常は，画像の中心に数学の座標系の原点を持ってくる．ただし，取り扱う画像は幅と高さともに偶数の場合が多いので，原点は1画素分右下にずらす．8×8画素の画像を用いたときの座標系の変換の様子を図3-8に示す．ここで，画像の座標系では，2次元配列の番号であるiとjを用いている．両者を変換する式は，

$$\begin{cases} x = j - n_x/2 \\ y = n_y/2 - i \end{cases} \tag{3-2}$$

となる．ここで，n_xとn_yはそれぞれ画像の幅と高さである．横方向では，画像は0からn_x-1となるが，数学の座標系では$-n_x/2$から$n_x/2-1$となり，マイナスの画素が1つ多くなる．一方縦方向では，画像は0からn_y-1となるが，数学の座標系では$n_y/2$から$-n_y/2+1$となり，プラスの画素が1つ多くなる．

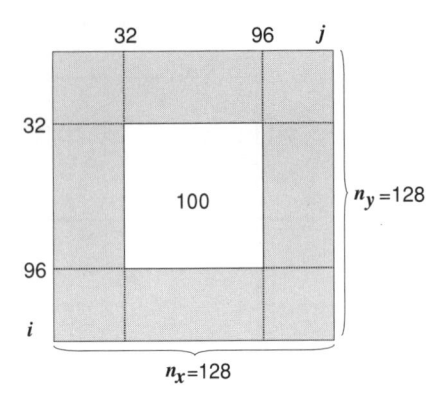

図3-9 矩形画像の模式図

図3-10 プログラム3-3を用いて作成した矩形画像

画像の幅n_xを128,高さn_yを128とし,x軸方向のjの値を32から96,y軸方向のiの値を32から96の間にある領域の値を100に置き換えている.

〔第4節〕 矩形画像の作成

矩形画像は,画像全体に初期値0を入れておき,x軸方向のある一定範囲内にあり,かつy軸方向のある一定範囲内にある領域の値を一定値vに置き換えることで作成できる.画像の幅n_xを128,高さn_yを128とし,x軸方向のjの値を32から96,y軸方向のiの値を32から96の間にある領域の値を100に置き換えた矩形画像の模式図を図3-9に示す.図3-9の矩形画像を作成するプログラムを,プログラム3-3に示す.画像領域をimg[ ]とすると,

```
for (i=32 ; i <=96 ; i++) {
  for (j = 32 ; j <=96 ; j++) {
            img [i*nx+j]=100 ;
  }
}
```

とプログラムすれば,iが32から96の間で,jが32から96の間のときのみimg [i*nx+j]の値を100にできる.画像領域は1次元で表しているので,配列を指定する番号は(3-1)式を用いている.画像の書き込みはfwrite関数を用いて行っている.このプログラムで作成した画像を図3-10に示す.作成した画像は,画像表示専用のソフトを用いて,100を白で,0を黒で表示している.

〔第5節〕 円画像の作成

円画像の作成には円の方程式を用いる.円の方程式は,

$$(x-x_0)^2 +(y-y_0)^2 = r^2 \tag{3-3}$$

である.ここで,x_0とy_0はそれぞれ円の中心のx座標とy座標で,rは円の半径である.円の方程式は数学で用いられる一般的な座標系をもとに表現されている.そこで(3-2)式に示した座標系の変換が必

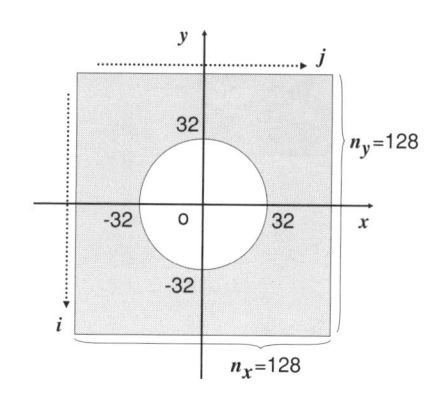

図3-11 画像と座標系の関係

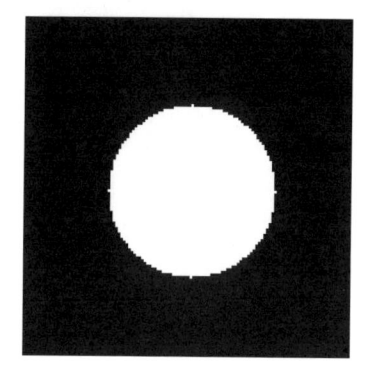

図3-12 プログラム3-4を用いて作成した円画像

要になる．プログラムにおいては，画素位置から座標への変換を行ってから円の方程式を用いる．円の画像を作成する場合は，

$$(x-x_0)^2 + (y-y_0)^2 \leq r^2 \tag{3-4}$$

の領域で値を入れ替える．図3-11に示すように，画像の幅n_xを128，高さn_yを128とし，円の中心を原点にし，円の半径rを32として円の画像を作成するプログラムをプログラム3-4に示す．このプログラムの円の作成の部分，

```
for (i=0 ; i < ny ; i++) {
        y=ny/2-i ;   //  y座標への変換
        for (j=0 ; j < nx ; j++) {
                x=j-nx/2 ;   //  x座標への変換
                if (x*x+y*y <= r*r)
                        img [i*nx+j]=100 ;
        }
}
```

では，iとjの繰り返しのコードの後に，y座標とx座標への変換式を書いている．変換式を入れることにより，その後の計算が数学の式でそのまま表すことができる．この変換の形は，今後の画像処理や画像再構成のコードに多くとり入れている．

このプログラムで作成した円の画像を図3-12に示す．この円画像では，100と0の2つの値しかなく，それを白と黒の2色で表しているので，円の境界線が滑らかになっていない．

そこで，図3-13に示すように1つの画素を格子状に細かく区切り，その格子内で円の領域に入っている割合を計算し，円の画素値に掛け合わせることで境界線の濃度を変えて滑らかにすることができる．もとの座標と分割したときの座標の関係を図3-14に示す．もとの座標を(x_0, y_0)，分割数を縦横ともにNとし，x方向の番号をk_x，y方向の番号をk_yとすると，分割した格子の中心座標x, yは，

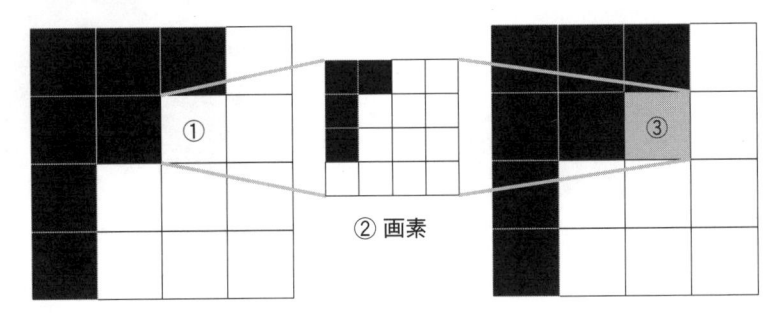

図3-13 画像の境界線を滑らかにする方法
①画素を抜き出す．②画素を格子状に細かく区切り，円の領域に入るかを計算する．③円の領域に入っている割合を濃度に換算し，もとの画素の値に戻す．

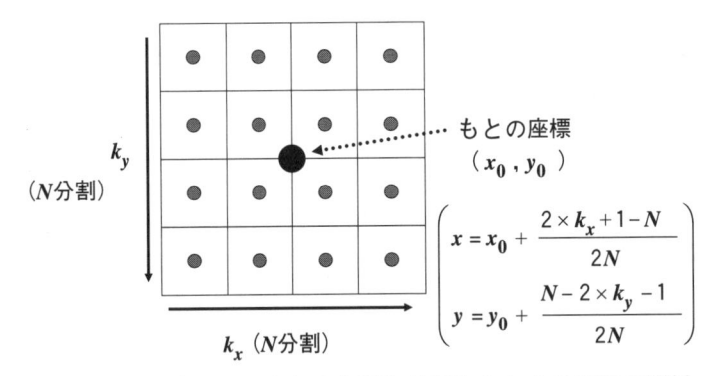

図3-14 もとの座標と分割したときの座標の関係

$$\begin{cases} x = x_0 + \dfrac{2 \times k_x + 1 - N}{2N} \\ y = y_0 + \dfrac{N - 2 \times k_y - 1}{2N} \end{cases} \tag{3-5}$$

となる．この座標で円の領域に入るかを計算し，その割合を算出する．これを利用したプログラムをプログラム3-5に示す．プログラム3-5では1つの画素を4×4分割して計算している．画素を分割しているので座標に小数が入ってくる．そこで，座標の計算は実数型（double型）で計算している．プログラム3-5を用いて作成した円画像を**図3-15**に示す．円の境界線が滑らかになっている．

〔第6節〕 楕円画像の作成

計算機シミュレーションで用いられる画像には，楕円の組み合わせで作成されるものが多い．楕円の場合，中心の座標，短軸，長軸の長さ，回転角のパラメータがある．回転角を省いた楕円の式は，

$$\frac{(x-x_0)^2}{a^2} + \frac{(y-y_0)^2}{b^2} = 1 \tag{3-6}$$

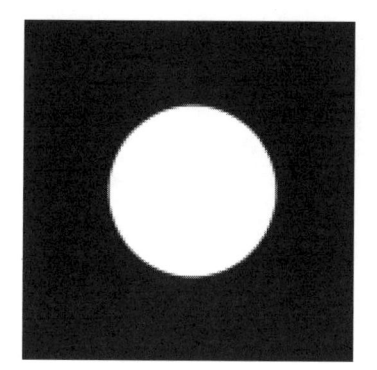

図3-15 プログラム3-5を用いて
作成した円画像

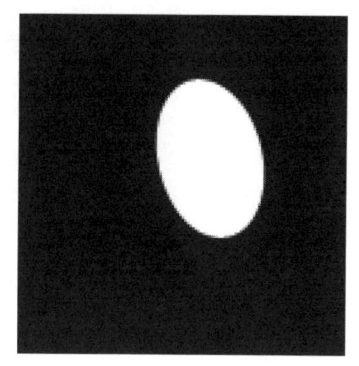

図3-16 プログラム3-6を用いて
作成した楕円画像

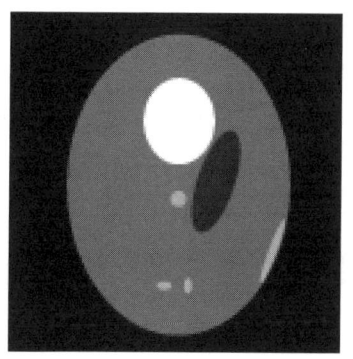

図3-17 プログラム3-8にファイル3-9の楕円
データを用いて作成した楕円画像

となる．ここで，中心の座標が (x_0, y_0)，短軸，長軸の長さを a, b としている．また，回転角を θ とすると，

$$\begin{pmatrix} x = X\cos\theta - Y\sin\theta \\ y = X\sin\theta + Y\cos\theta \end{pmatrix} \tag{3-7}$$

となる．

これらの式を利用して，中心の座標 (10, 10)，短軸の長さ $a = 10$，長軸の長さ $b = 30$，回転角 15°の楕円の画像を作成するプログラムをプログラム 3-6 に示す．このプログラムを用いて作成した楕円の画像を図 3-16 に示す．

1つの楕円データを引数として，その楕円画像を加算する関数をプログラム 3-7 に示す．この関数を利用すると任意の楕円を組み合わせた画像が作成できる．楕円のデータファイルを入力して，プログラム 3-7 を用いて楕円画像を作成するプログラムをプログラム 3-8 に示す．ファイル 3-9 に示すような楕円データを入力すると図 3-17 に示す楕円画像が作成される．

〔第7節〕 正弦波画像の作成

正弦波と余弦波による波の画像を作成する．1次元の正弦波と余弦波は，

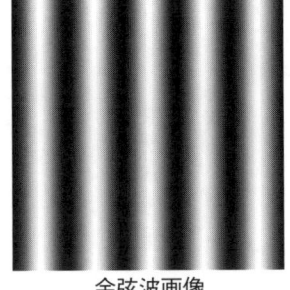

正弦波画像　　　　　　　　余弦波画像

図3-18　2次元平面波画像

振幅を1.0，x方向の周波数を5.0，y方向の周波数を0，初期位相を0として作成している．正弦波と余弦波では位相が90°ずれている．

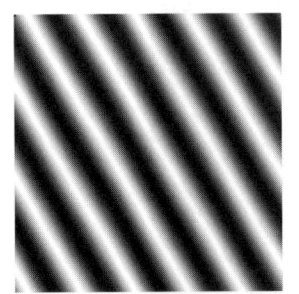

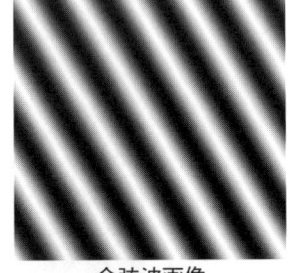

正弦波画像　　　　　　　　余弦波画像

図3-19　2次元平面波画像

振幅を1.0，x方向の周波数を5.0，y方向の周波数を3.0，初期位相を0として作成している．y方向の周波数が入ると波の方向が変わる．

$$\begin{cases} f(x) = a\sin(2\pi u x + \phi) \\ g(x) = a\cos(2\pi u x + \phi) \end{cases} \tag{3-8}$$

と表される．ここで，aは振幅，uは周波数，ϕは初期位相を表している．

(1) 2次元平面波

正弦波と余弦波を2次元の平面波で表すと，

$$\begin{cases} f(x,y) = a\sin[2\pi(u x + v y) + \phi] \\ g(x,y) = a\cos[2\pi(u x + v y) + \phi] \end{cases} \tag{3-9}$$

となる．ここで，uはx方向の周波数，vはy方向の周波数となる．この平面波の画像を作成するプログラムをプログラム3-10に示す．このプログラムで，振幅を1.0，x方向の周波数を5.0，y方向の周波数を0，初期位相を0として作成した正弦波画像と余弦波画像を**図3-18**に示す．y方向の周波数がないので，横波として現れる．また振幅を1.0，x方向の周波数を5.0，y方向の周波数を3.0，初期位相を0として作成した正弦波画像と余弦波画像を**図3-19**に示す．y方向の周波数が入ると，波の方向が変わる．さらに，振幅を1.0，x方向の周波数を0，y方向の周波数を3.0，初期位相を0として作成した正弦波画像と余弦波画像を**図3-20**に示す．x方向の周波数がないので，縦波として現れる．

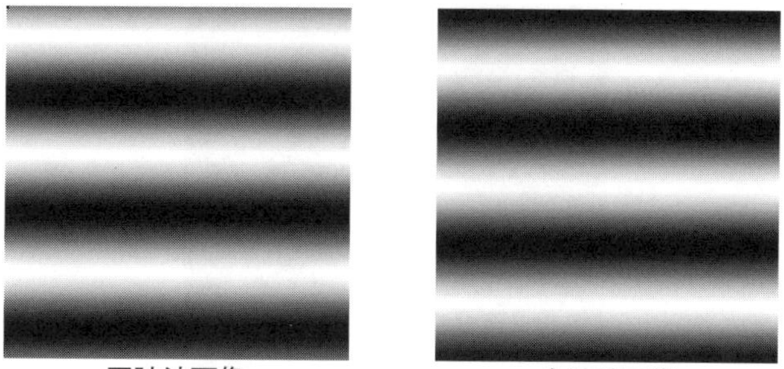

正弦波画像　　　　　　　　　　　余弦波画像

図3-20　2次元平面波画像

振幅を1.0，x方向の周波数を0，y方向の周波数を3.0，初期位相を0として作成している．

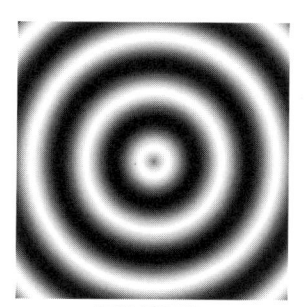

正弦波画像　　　　　　　　　　　余弦波画像

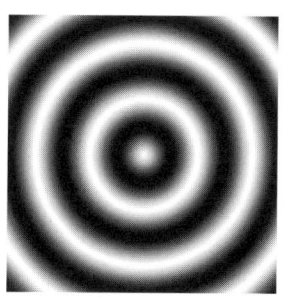

図3-21　2次元球面波画像

振幅を1.0，周波数を5.0，x方向の中心座標を0，y方向の中心座標を0，初期位相を0として作成している．

(2) 2次元球面波

正弦波と余弦波を2次元の球面波で表すと，

$$\begin{cases} f(x,y) = a\sin[2\pi u\sqrt{(x-x_0)^2+(y-y_0)^2}+\phi] \\ g(x,y) = a\cos[2\pi u\sqrt{(x-x_0)^2+(y-y_0)^2}+\phi] \end{cases} \tag{3-10}$$

となる．ここで，uは周波数，x_0とy_0は球面波の原点を表している．この球面波の画像を作成するプログラムをプログラム3-11に示す．このプログラムで，振幅を1.0，周波数を5.0，x方向の中心座標を0，y方向の中心座標を0，初期位相を0として作成した正弦波画像と余弦波画像を**図3-21**に示す．

〔第8節〕　ガウス分布画像の作成

線線源や点線源に用いられるガウス分布を用いた画像を作成する．1次元のガウス関数は，

$$f(x) = a\exp[-\frac{(x-x_0)^2}{2\sigma^2}] \tag{3-11}$$

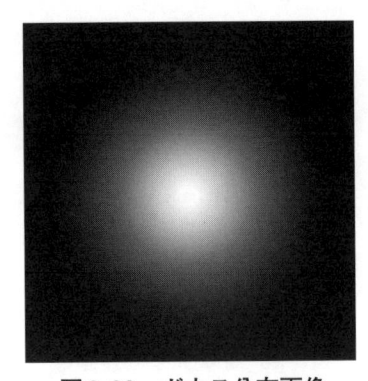

図3-22 ガウス分布画像
最大値を1.0, 半値幅を50.0, x方向の中心座標を0,
y方向の中心座標を0として作成している.

と表される. ここで, aはガウス関数の最大値, σは関数の分布の標準偏差, x_0はx方向の原点からのずれを表している. ここで, 関数の値が最大値の半分になるときの幅である半値幅wを考えると,

$$\frac{a}{2} = a\exp[-\frac{(w/2)^2}{2\sigma^2}] \tag{3-12}$$

となり,

$$2\sigma^2 = \frac{w^2}{4\ln 2} \approx \frac{w^2}{2.7725887} \tag{3-13}$$

となる. ここで, lnは自然対数を表す. よって, 半値幅wでガウス関数を書き直すと,

$$f(x) = a\exp[-\frac{4\ln 2 \cdot (x-x_0)^2}{w^2}] \tag{3-14}$$

となる.
次に2次元のガウス関数を考えると,

$$f(x,y) = a\exp[-\frac{4\ln 2 \cdot \{(x-x_0)^2 + (y-y_0)^2\}}{w^2}] \tag{3-15}$$

と書き表せる. ここで, x_0とy_0はそれぞれx方向とy方向の中心の座標である.
　この2次元のガウス関数を用いて画像を作成するプログラムをプログラム3-12に示す. このプログラムで, 最大値を1.0, 半値幅を50.0, x方向の中心座標を0, y方向の中心座標を0として作成した画像を図3-22に示す.

〔第9節〕 乱数画像の作成

　乱数画像は, ノイズの付加などに使われる. 一様乱数の画像は, すべての画素に任意の大きさの値を入れていくことで作成する. 値は最大振幅を決めておき, 乱数を用いて決定する. 画像マトリクスをimg[ ], 値の最大振幅をmaxとすると, 画像の値は,

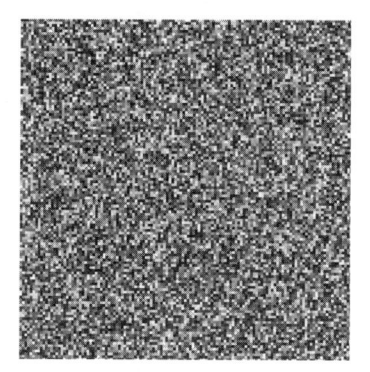

図3-23 乱数画像
最大振幅を1.0として作成している．

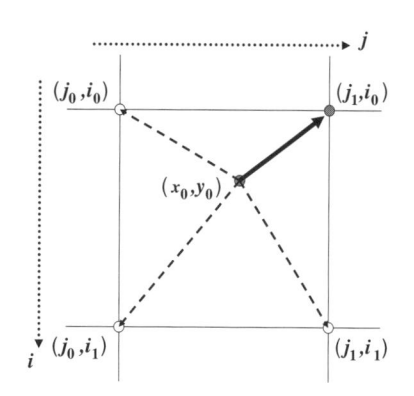

図3-24 ずれた画素位置からの最近傍補間
近接4点のうち最も近い点の値をずれた画素位置の値とする．

$$\text{img [i]=(float) (max * rand( )/(double) RAND\_MAX) ;}$$

と記述できる．このコードを用いてプログラムしたものをプログラム3-13に示す．このプログラムで，最大振幅を1.0として作成した画像を**図3-23**に示す．

〔第10節〕 画像の平行移動

座標 (x_0, y_0) を x 方向に dx，y 方向に dy だけ移動すると，座標 (x, y) は，

$$\begin{cases} x = x_0 + dx \\ y = y_0 + dy \end{cases} \tag{3-16}$$

となる．移動前の画像を $f_0(x, y)$，移動後の画像を $f(x, y)$ とすると，画像の平行移動は

$$\begin{aligned} f(x, y) &= f_0(x_0, y_0) \\ &= f_0(x - dx, y - dy) \end{aligned} \tag{3-17}$$

と表される．dx と dy が整数の場合は，(3-17) 式でずらした画素値を新しい画像の値にすればよいが，dx，dy が小数を含む場合は，何らかの補間が必要になる．移動後の画像の値は x と y が整数の場所の値になるが，それを移動前の画像に換算すると $x-dx$ と $y-dy$ の値が小数を含むことになり，画素位置からずれる．画素位置からずれた値を求めるのに，**図3-24**に示す最近傍補間や**図3-25**に示す双線形補間などの補間が用いられる．最近傍補間では，画素位置を四捨五入して整数値を決定し，その位置の画像データをずれた画素位置の値にする．**図3-24**では

$$f_0(x_0, y_0) = f_0(j_1, i_0) \tag{3-18}$$

とする．ここで，int ( ) が小数点以下を切り捨てる関数であるとすると，

$$\begin{cases} j_1 = \text{int}(x_0 + 0.5) \\ i_0 = \text{int}(y_0 + 0.5) \end{cases} \tag{3-19}$$

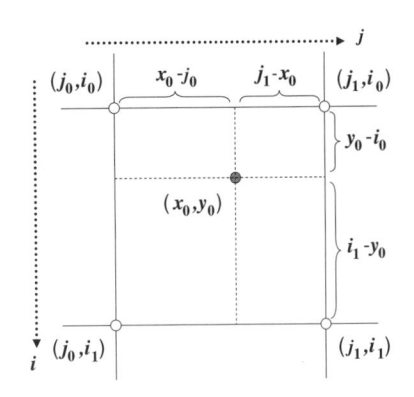

図3-25　ずれた画素位置からの双線形補間
近接4点から2方向の線形補間で値を求める．

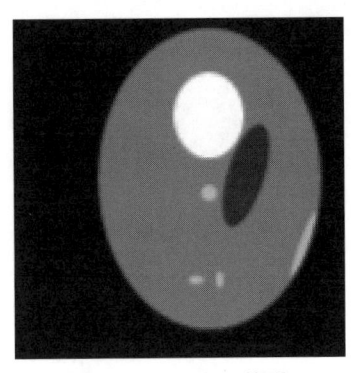

図3-26　画像の移動
図3-17に示した楕円画像をx方向に10.3画素，y方向に5.7画素ずらしている．

となる．また，双線形補間では図3-25に示す近接4点から線形補間を用いて，

$$\begin{aligned}f_0(x_0,y_0) = &(j_1-x_0)(i_1-y_0)f_0(j_0,i_0)\\ &+(x_0-j_0)(i_1-y_0)f_0(j_1,i_0)\\ &+(j_1-x_0)(y_0-i_0)f_0(j_0,i_1)\\ &+(x_0-j_0)(y_0-i_0)f_0(j_1,i_1)\end{aligned} \tag{3-20}$$

という式で計算して，ずれた画素位置の値を決定する．平行移動の場合，最近傍補間は小数を含むサブピクセル単位ではなくピクセル単位での移動と等価になるので，双線形補間を用いたほうがサブピクセル単位での移動が可能となる．そこで，双線形補間を用いたプログラムをプログラム3-14に示す．画像の場合，y方向の軸が逆向きなので，通常の座標の向きに合わせるためにy方向のずれdyの符号を入れ替えておく．プログラム3-14を用いて，図3-17に示した楕円画像をx方向に10.3画素，y方向に5.7画素ずらした画像を図3-26に示す．

〔第11節〕　画像の拡大と縮小

　画像の拡大と縮小は，x方向の拡大・縮小率をa_x，y方向の拡大・縮小率をa_yとしたとき，拡大・縮小前の座標(x_0, y_0)と拡大・縮小後の座標(x, y)との関係は，

$$\begin{pmatrix} x = a_x \cdot x_0 \\ y = a_y \cdot y_0 \end{pmatrix} \tag{3-21}$$

となる．変換前の画像を$f_0(x, y)$，変換後の画像を$f(x, y)$とすると，画像の拡大・縮小は

$$\begin{aligned}f(x,y) &= f_0(x_0, y_0)\\ &= f_0(\frac{x}{a_x}, \frac{y}{a_y})\end{aligned} \tag{3-22}$$

と表される．拡大・縮小する原点を画像の中心にするためには，変換前の画像の横方向を改めてx_0,

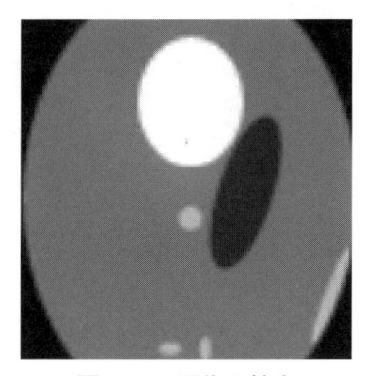

図3-27 画像の拡大

図3-17に示した楕円画像を縦横ともに1.5倍している．

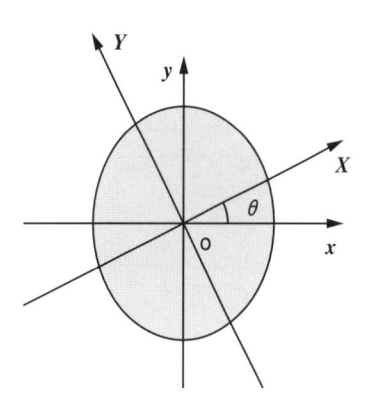

図3-28 画像回転用の座標系

縦方向をy_0，変換後の画像の横方向をj，縦方向をi，両者の画像の幅をn_x，高さをn_yとすると，

$$\begin{pmatrix} j - n_x/2 = a_x \cdot (x_0 - n_x/2) \\ n_y/2 - i = a_y \cdot (n_y/2 - y_0) \end{pmatrix} \quad (3\text{-}23)$$

となり，(3-23) 式より変換前の (x_0, y_0) を求めると，

$$\begin{pmatrix} x_0 = \dfrac{j - n_x/2}{a_x} + n_x/2 \\ y_0 = n_y/2 - \dfrac{n_y/2 - i}{a_y} \end{pmatrix} \quad (3\text{-}24)$$

となる．この場合も，(x_0, y_0) の画素位置は整数値からずれるので補間を用いる．双線形補間を用いて画像の拡大・縮小を行うプログラムをプログラム3-15に示す．このプログラム3-15を用いて**図3-17**に示した楕円画像を縦横ともに1.5倍した画像を**図3-27**に示す．

〔第12節〕 画像の回転移動

図3-28に示すように，座標系を角度 θ だけ回転したときの回転前の座標系 (x, y) と回転後の座標系 (X, Y) との関係は，

$$\begin{pmatrix} X = x\cos\theta + y\sin\theta \\ Y = -x\sin\theta + y\cos\theta \end{pmatrix} \quad (3\text{-}25)$$

となる．また，回転前の座標系を回転後の座標系で表すと，

$$\begin{pmatrix} x = X\cos\theta - Y\sin\theta \\ y = X\sin\theta + Y\cos\theta \end{pmatrix} \quad (3\text{-}26)$$

となる．これらの式では，座標系は反時計回りに回転するが，図形は時計回りに回転する．

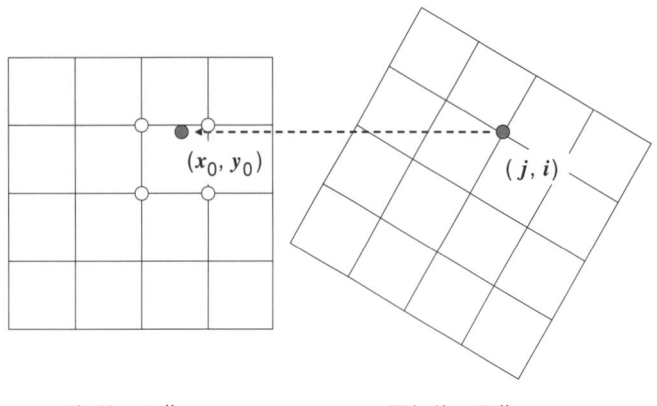

図3-30 画像の回転
図3-17に示した楕円画像を30°回転している.

図3-29 画像の回転
回転後の画素位置が回転前の画像のどの位置になるかで回転後の画像の値を計算する.

　画像回転のプログラムは，**図3-29**に示すように回転後の画像の画素位置 (j, i) が回転前の画像のどの位置になるかを計算する．回転前の画像の横方向を x_0，縦方向を y_0，回転後の画像の横方向を j，縦方向を i，両者の画像の幅を n_x，高さを n_y とすると，

$$\begin{cases} x_0 - n_x/2 = (j - n_x/2)\cos\theta - (n_y/2 - i)\sin\theta \\ n_y/2 - y_0 = (j - n_x/2)\sin\theta + (n_y/2 - i)\cos\theta \end{cases} \quad (3\text{-}27)$$

と表される．ここで，θ は画像の回転角度である．（3-27）式より変換前の (x_0, y_0) を求めると，

$$\begin{cases} x_0 = (j - n_x/2)\cos\theta - (n_y/2 - i)\sin\theta + n_x/2 \\ y_0 = n_y/2 - (j - n_x/2)\sin\theta - (n_y/2 - i)\cos\theta \end{cases} \quad (3\text{-}28)$$

となる．この場合も，(x_0, y_0) の画素位置は整数値からずれるので補間を用いる．双線形補間を用いて画像の回転行うプログラムをプログラム3-16に示す．このプログラム3-16を用いて**図3-17**に示した楕円画像を30°回転した画像を**図3-30**に示す．

〔第13節〕　画像の定数倍と定数和

　画像全体に一定の数を掛けたり，足したりするプログラムを考える．画像の値全体にa倍してから定数bを足す．画像マトリクスをimg [ ]とすると，

　　img [i] = a * img [i]+b；

と記述できる．このコードを用いて作成した定数倍，定数和のプログラムをプログラム3-17に示す．

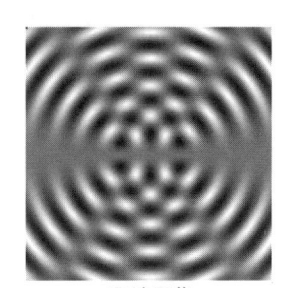

球面波画像1	球面波画像2	干渉画像
($x_0 = -16$)	($x_0 = 16$)	(画像の和)

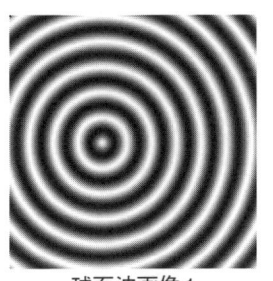

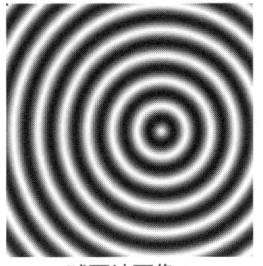

図3-31　2つの画像の和

2つの球面波画像を作成して、その干渉の様子を画像の和をとることによって観察できる．

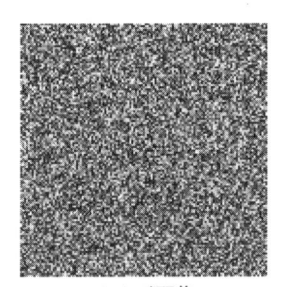

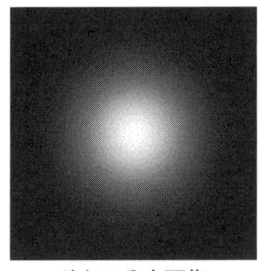

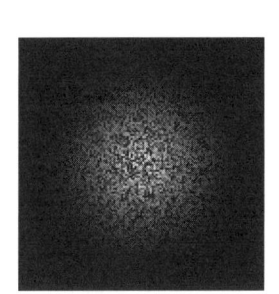

ノイズ画像	ガウス分布画像	積画像（画像の積）

図3-32　2つの画像の積

ノイズ画像（左）とガウス分布画像（中央）を掛け合わせて右側の画像を作成している．

〔第14節〕　2つの画像の加減乗除

2つの同じサイズの画像を入力して，その画像の対応する画素値を加減乗除するプログラムを考える．1つめの画像マトリクスをimg1 [ ]，2つめの画像マトリクスをimg2 [ ]とすると加算で計算される画像マトリクスimg3 [ ]は，

　　　img3 [i] = img1 [i]+img2 [i] ;

と記述できる．加減乗除は，プログラムで選択できるようにしておく．割り算の場合は，割る数が0の場合は，演算を行わないようにエラーを回避しておく必要がある．このコードを用いた加減乗除のプログラムをプログラム3-18に示す．2次元球面波を2つ作成し，その画像を足し合わせることにより干渉の様子を観察できる．その様子を図3-31に示す．また，乱数画像にガウス分布画像を掛け合わせた様子を図3-32に示す．乱数画像の乱数の振幅が画像の端に行くほど小さくなっている．

〔第15節〕　バイナリデータとアスキーデータ

ファイルに数値として保存しているのがバイナリデータで，文字に対応したアスキーコードで保存しているのがアスキーデータ（テキストデータ）である．バイナリデータで保存したものは，専用の

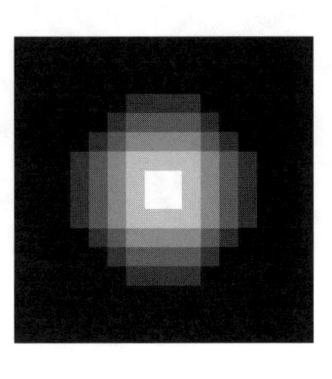

図 3-33　csv 形式のデータと実数画像
16 × 16 画素のデータで表示している.

ソフトがないと表示できないが,アスキーデータで保存したものはエディタで開くことができる.また,画像データをアスキーデータで書き込むと,Excel などの表計算ソフトに読み出し,解析したりグラフ表示したりすることもできる.

実数画像データをアスキーデータに変換するプログラムをプログラム 3-19 に示す.書き込むアスキーデータは,csv 形式(カンマ区切り)で,画像の幅ごとに改行を入れるようにしている.この csv 形式のアスキーデータは,Excel で開くことができる.

逆に csv 形式で画像のデータが数字のアスキーデータとして入力されているものを,実数画像に変換するプログラムをプログラム 3-20 に示す.Excel で作成した数字の画像データを csv 形式で保存すれば,このプログラムを使用して実数画像に変換することができる.

16 × 16 の csv 形式の画像データと,それを実数画像に変換して濃淡画像として表示したものを**図 3-33** に示す.

〔第16節〕　画像のプロファイル

画像ファイルを読み出して,指定した座標を通る横方向と縦方向のプロファイルデータをアスキーデータで書き込むプログラムを考える.アスキーデータでの書き込みは,第3章第15節と同じようにプログラムできる.ただし,プロファイルデータは1次元のデータになるので,1つのデータを書き込むごとに改行を入れることにする.

このプロファイルデータを書き込むプログラムをプログラム 3-21 に示す.このプログラム 3-21 を用いて,ガウス分布画像から取り出した $y = 64$ の x 方向のプロファイル曲線を**図 3-34** に示す.このプロファイル曲線は,Excel のグラフで描いている.書き込んだプロファイルデータを Excel に持っていく方法を以下に示す.

① 書き込んだプロファイルデータをメモ帳などのテキストエディタで開く.
② すべてのテキストを選択して,コピーする.
③ Excel の任意のセルを選択して,貼り付ける.
④ 選択したセルから下のセルにすべてのデータが貼り付く.
⑤ そのデータを用いて,Excel でグラフを作成する.

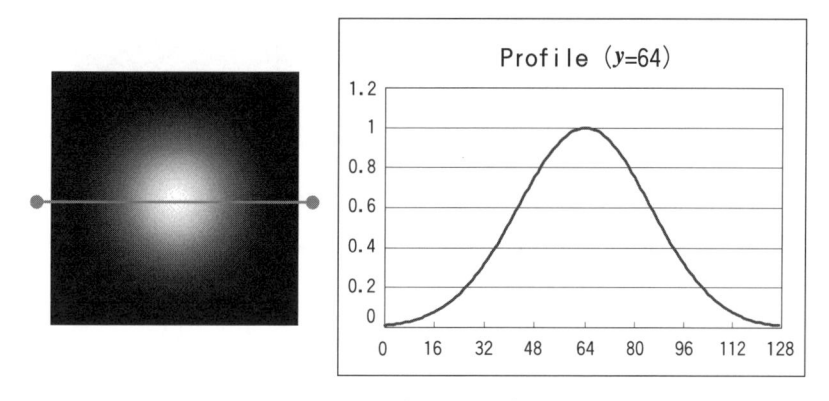

図3-34　ガウス分布画像のプロファイル
左側のガウス分布画像の $y = 64$ における x 方向のプロファイル曲線を，Excelを使ってグラフにしたものを右側に示している．

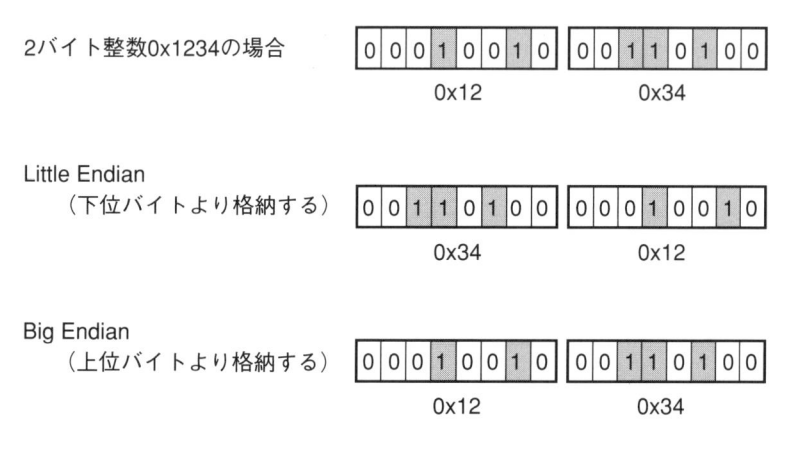

図3-35　Little Endian と Big Endian
多バイトを格納する方法．

以上の方法で，容易にプロファイル曲線のグラフを作成することができる．

〔第17節〕　画像のEndian変換

　整数画像において，コンピュータのCPUの違いにより2バイト整数の保存形式が異なる場合がある．パソコンで使われているインテル系CPUのアーキテクチャでは，整数は下位バイトから順に保存されていく．この保存形式をLittle Endianと呼んでいる．また，ワークステーションなどで使われているアーキテクチャには，整数を上位バイトから順に保存していくBig Endianと呼ばれる形式を用いているものがある．Endian形式の違いを**図3-35**に示す．両者でデータを交換する場合，Endianの変換が必要となる．2バイト整数の画像でEndianの変換を行うプログラムをプログラム3-22に示す．また，Big　EndianでBig保存されている画像をWindows上で表示した画像と，Endianの変換をして表示した画像を**図3-36**に示す．

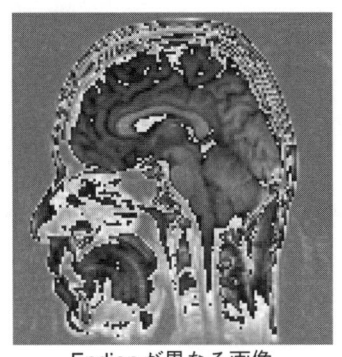

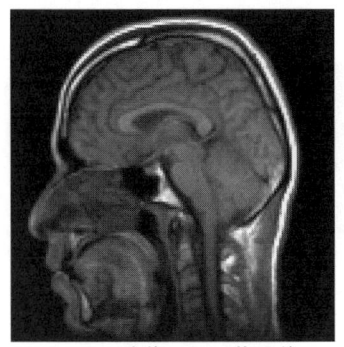

Endianが異なる画像　　　　Endian変換による修正後

図3-36　画像のEndian変換

〔第18節〕　補間

　データとデータの間の隙間にある値を周りのデータから推定することを補間という．ディジタル画像処理では，補間を使う場面が多く出てくる．補間にはさまざまな方法があるが，ここでは最近傍補間，線形補間，3次多項式補間の3つの補間を1次元でプログラムを交えて解説する．

(1) 最近傍補間

　データの隙間にある値を推定する場合に，推定する場所に一番近い値を推定値とするのが最近傍補間である．x_0 が整数値で $f(x_0)$ と $f(x_0+1)$ の間の x の位置の値を出すときに，

$$f(x) = f(\text{int}[x+0.5]) \tag{3-29}$$

となる．ここで int [ ] は小数点を切り捨てる関数である．これは x の小数を小数点第1位で四捨五入していることに相当する．この様子を図3-37に示す．

(2) 線形補間

　推定する場所に近い両端の値を直線で結んで値を推定する補間を，線形補間という．x_0 が整数値で $f(x_0)$ と $f(x_0+1)$ の間の x の位置の値を線形補間で推定すると，

$$f(x) = (1-\Delta x)f(x_0) + \Delta x\, f(x_0+1) \tag{3-30}$$

となる．ここで Δx は x の小数部のみの値であり，

$$\Delta x = x - \text{int}[x] \tag{3-31}$$

と表すことができる．この線形補間の様子を図3-38に示す．

(3) 3次多項式補間

　推定する場所に近い両端とそのさらに脇の値の4つの値を通る3次多項式を算出して，その3次多項式から推定する場所の値を導出するのが3次多項式補間である．x_0 が整数値で $f(x_0)$ と $f(x_0+1)$ の間の x の位置の値を推定するために，$f(x_0-1)$，$f(x_0)$，$f(x_0+1)$ と $f(x_0+2)$ の4つの値から3次多項式を算出する．この場合，x_0 を0として計算すると簡単になる．3次多項式を

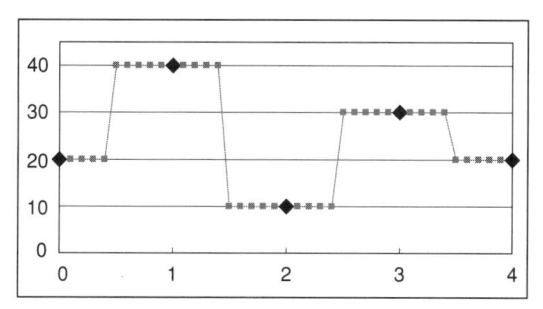

図3-37 最近接補間
周りのデータで一番近いデータの値にする補間．

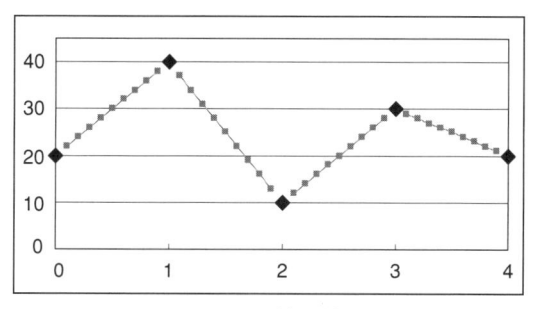

図3-38 線形補間
隙間の両端のデータを直線で結んで値を埋める補間．

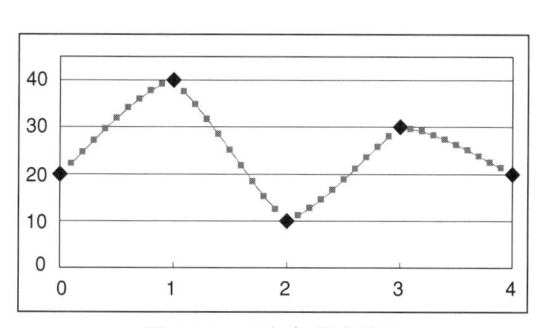

図3-39 3次多項式補間
隙間に近い4つの値から3次多項式を導出して，隙間の値を推定する補間．

$$f(x) = ax^3 + bx^2 + cx + d \tag{3-32}$$

とおくと，

$$\begin{cases} f(-1) = -a + b - c + d \\ f(0) = d \\ f(1) = a + b + c + d \\ f(2) = 8a + 4b + 2c + d \end{cases} \tag{3-33}$$

となる．これを解いて3次多項式で表すと，

$$f(x) = b_0 f(-1) + b_1 f(0) + b_2 f(1) + b_3 f(2)$$

$$b_0 = -\frac{1}{6}x(x-1)(x-2)$$

$$b_1 = \frac{1}{2}(x+1)(x-1)(x-2)$$

$$b_2 = -\frac{1}{2}x(x+1)(x-2)$$

$$b_3 = \frac{1}{6}x(x+1)(x-1) \tag{3-34}$$

となる．$f(x_0)$ と $f(x_0+1)$ の間の x の位置を推定するには，x の小数の値を（3-34）式に代入することで求めることができる．この3次多項式補間の様子を**図3-39**に示す．

　これらの補間を用いて，1次元データの数を変えるプログラムをプログラム3-23に示す．データの入出力はテキストデータで行うようにしている．

第3章 ディジタル画像処理 —— 77

[P3-01stof.c]

プログラム【3-1】整数画像から実数画像へ（1）

```c
  1: /* P3-01stof.c */
  2:
  3: #include <stdio.h>
  4: #include <stdlib.h>
  5: #include <string.h>
  6:
  7: #define  PN  3      /* number of parameters + 1 */
  8:
  9: typedef struct {
 10:   char    f1[50]; /* input image file name */
 11:   char    f2[50]; /* output new image file name */
 12: } Param;
 13:
 14: char *menu[PN] = {
 15:   "Convert short image to float image",
 16:   "Input  image    file name <short>",
 17:   "Output new image file name <float>",
 18: };
 19:
 20: void usage(int argc, char **argv)
 21: {
 22:   int   i;
 23:
 24:   fprintf( stderr,"\nUSAGE:\n");
 25:   fprintf( stderr,"\nNAME\n");
 26:   fprintf( stderr,"\n  %s - %s\n", argv[0], menu[0]);
 27:   fprintf( stderr,"\nSYNOPSIS\n");
 28:   fprintf( stderr,"\n  %s [-h] parameters...\n", argv[0]);
 29:   fprintf( stderr,"\nPARAMETERS\n");
 30:   for(i = 1 ; i < PN ; i++)
 31:     fprintf( stderr,"\n %3d. %s\n", i, menu[i]);
 32:   fprintf( stderr,"\n");
 33:   fprintf( stderr,"\nFLAGS\n");
 34:   fprintf( stderr,"\n  -h  Print Usage (this comment).\n");
 35:   fprintf( stderr,"\n");
 36:   exit(1);
 37: }
 38:
 39: void getparameter(int argc, char **argv, Param *pm)
 40: {
 41:   int   i;
 42:   char  dat[256];
 43:
 44:   /* default parameter value */
 45:   sprintf( pm->f1, "n0.img");
 46:   sprintf( pm->f2, "n1.img");
 47:
 48:   i = 0;
 49:   if( argc == 1+i ) {
 50:     fprintf( stdout, "\n%s\n\n", menu[i++] );
 51:     fprintf( stdout, " %s [%s] :", menu[i++], pm->f1 );
 52:     if(*gets(dat) != '\0')  strcpy(pm->f1, dat);
 53:     fprintf( stdout, " %s [%s] :", menu[i++], pm->f2 );
 54:     if(*gets(dat) != '\0')  strcpy(pm->f2, dat);
 55:   }
 56:   else if ( argc == PN+i ) {
 57:     fprintf( stderr, "\n%s [%s]\n", argv[i++], menu[0] );
 58:     if((argc--) > 1) strcpy( pm->f1, argv[i++] );
 59:     if((argc--) > 1) strcpy( pm->f2, argv[i++] );
 60:   }
 61:   else {
 62:     usage(argc, argv);
 63:   }
 64:
 65: }
 66:
 67: main(int argc, char *argv[] )
 68: {
 69:   Param   *pm;
 70:   FILE    *fp1, *fp2;
 71:   short    s;
 72:   float    f;
 73:
 74:   pm = (Param *)malloc(sizeof(Param));
 75:   getparameter(argc, argv, pm);
```

[P3-01stof.c]

```
76:
77:     printf(" *** Read/Write Image data    ***¥n");
78:     /* open file for read data */
79:     if((fp1 = fopen(pm->f1, "rb")) == NULL) {
80:        fprintf( stderr," Error : file open [%s].¥n", pm->f1);
81:        exit(1);
82:     }
83:     /* open file for write data */
84:     if((fp2 = fopen(pm->f2, "wb")) == NULL) {
85:        fprintf( stderr," Error : file open [%s].¥n", pm->f2);
86:        exit(1);
87:     }
88:     // ファイルの最後まで読み出し続ける
89:     while(fread(&s, sizeof(short), 1, fp1)) {
90:        f = s;   // float型の変数に代入
91:        // float型で書き込み
92:        fwrite(&f, sizeof(float), 1, fp2);
93:     }
94:     fclose(fp1);
95:     fclose(fp2);
96:     free(pm);
97: }
```

[P3-02ftos.c]

```c
 1: /* P3-02ftos.c */
 2:
 3: #include <stdio.h>
 4: #include <stdlib.h>
 5: #include <string.h>
 6:
 7: #define  PN  3      /* number of parameters + 1 */
 8:
 9: typedef struct {
10:    char   f1[50]; /* input image file name */
11:    char   f2[50]; /* output new image file name */
12: } Param;
13:
14: char *menu[PN] = {
15:    "Convert float image to short image",
16:    "Input  image    file name <float> ",
17:    "Output new image file name <short> ",
18: };
19:
20: void usage(int argc, char **argv)
21: {
22:    int   i;
23:
24:    fprintf( stderr,"\nUSAGE:\n");
25:    fprintf( stderr,"\nNAME\n");
26:    fprintf( stderr,"\n  %s - %s\n", argv[0], menu[0]);
27:    fprintf( stderr,"\nSYNOPSIS\n");
28:    fprintf( stderr,"\n  %s [-h] parameters...\n", argv[0]);
29:    fprintf( stderr,"\nPARAMETERS\n");
30:    for(i = 1 ; i < PN ; i++)
31:       fprintf( stderr,"\n %3d. %s\n", i, menu[i]);
32:    fprintf( stderr,"\n");
33:    fprintf( stderr,"\nFLAGS\n");
34:    fprintf( stderr,"\n  -h  Print Usage (this comment).\n");
35:    fprintf( stderr,"\n");
36:    exit(1);
37: }
38:
39: void getparameter(int argc, char **argv, Param *pm)
40: {
41:    int    i;
42:    char   dat[256];
43:
44:    /* default parameter value */
45:    sprintf( pm->f1, "n0.img");
46:    sprintf( pm->f2, "n1.img");
47:
48:    i = 0;
49:    if( argc == 1+i ) {
50:       fprintf( stdout, "\n%s\n\n", menu[i++] );
51:       fprintf( stdout, " %s [%s] :", menu[i++], pm->f1 );
52:       if(*gets(dat) != '\0')  strcpy(pm->f1, dat);
53:       fprintf( stdout, " %s [%s] :", menu[i++], pm->f2 );
54:       if(*gets(dat) != '\0')  strcpy(pm->f2, dat);
55:    }
56:    else if ( argc == PN+i ) {
57:       fprintf( stderr, "\n%s [%s]\n", argv[i++], menu[0] );
58:       if((argc--) > 1) strcpy( pm->f1, argv[i++] );
59:       if((argc--) > 1) strcpy( pm->f2, argv[i++] );
60:    }
61:    else {
62:       usage(argc, argv);
63:    }
64:
65: }
66:
67: main(int argc, char *argv[] )
68: {
69:    Param  *pm;
70:    FILE   *fp1, *fp2;
71:    float  f;
72:    short  s;
73:
74:    pm = (Param *)malloc(sizeof(Param));
75:    getparameter(argc, argv, pm);
```

プログラム【3-2】 実数画像から整数画像へ (1)

[P3-02ftos.c]

プログラム【3-2】 実数画像から整数画像へ（2）

```
 76:
 77:     printf(" *** Read/Write Image data   ***\n");
 78:     /* open file for read data */
 79:     if((fp1 = fopen(pm->f1, "rb")) == NULL) {
 80:         fprintf( stderr," Error : file open [%s].\n", pm->f1);
 81:         exit(1);
 82:     }
 83:     /* open file for write data */
 84:     if((fp2 = fopen(pm->f2, "wb")) == NULL) {
 85:         fprintf( stderr," Error : file open [%s].\n", pm->f2);
 86:         exit(1);
 87:     }
 88:     // ファイルの最後まで読み出し続ける
 89:     while(fread(&f, sizeof(float), 1, fp1)) {
 90:         // short型に変換
 91:         f += (float)0.5; // 小数点以下は四捨五入のため
 92:         if(f > 32767.)        s =  32767;
 93:         else if(f < -32768.)  s = -32768;
 94:         else                  s = (short)f;
 95:
 96:         // short型で書き込み
 97:         fwrite(&s, sizeof(short), 1, fp2);
 98:     }
 99:     fclose(fp1);
100:     fclose(fp2);
101:     free(pm);
102: }
```

[P3-03rect.c]

プログラム【3-3】 矩形画像

```
 1: /* P3-03rect.c */
 2:
 3: #include <stdio.h>
 4: #include <stdlib.h>
 5:
 6: main()
 7: {
 8:     char    fi[50];
 9:     float   img[128*128];
10:     int     nx = 128, ny = 128;
11:     int     i, j;
12:     FILE    *fp;
13:
14:     // 画像の初期化
15:     for (i = 0 ; i < nx*ny ; i++)
16:         img[i] = 0;
17:
18:     // 矩形画像の作成
19:     for (i = 32 ; i <= 96 ; i++) {
20:         for(j = 32 ; j <= 96 ; j++) {
21:             img[i*nx+j] = 1;
22:         }
23:     }
24:
25:     // 画像の書き込み
26:     printf( "Input new file name: " );
27:     scanf( "%s", fi );
28:     if ((fp = fopen ( fi, "wb")) == NULL) {
29:         printf("Error: file open [%s].\n", fi);
30:         exit (1);
31:     }
32:     fwrite(img, sizeof(float), nx*ny, fp);
33:     fclose (fp);
34: }
```

[P3-04circle1.c]

プログラム【3-4】 円画像（1）

```c
 1: /* P3-04circle1.c */
 2: 
 3: #include <stdio.h>
 4: #include <stdlib.h>
 5: 
 6: main( )
 7: {
 8:     char    fi[50];
 9:     float   img[128*128];
10:     int     nx = 128, ny = 128, r = 32;
11:     int     i, j, x, y;
12:     FILE    *fp;
13: 
14:     // 画像の初期化
15:     for (i = 0 ; i < nx*ny ; i++)
16:         img[i] = 0;
17: 
18:     // 円画像の作成
19:     for (i = 0 ; i < ny ; i++) {
20:         y = ny/2-i;    // y座標への変換
21:         for(j = 0 ; j < nx ; j++) {
22:             x = j-nx/2;    // x座標への変換
23:             if(x*x+y*y <= r*r)
24:                 img[i*nx+j] = 100;
25:         }
26:     }
27: 
28:     // 画像の書き込み
29:     printf( "Input new file name: " );
30:     scanf( "%s", fi );
31:     if ((fp = fopen ( fi, "wb")) == NULL) {
32:         printf("Error: file open [%s].¥n", fi);
33:         exit (1);
34:     }
35:     fwrite(img, sizeof(float), nx*ny, fp);
36:     fclose (fp);
37: }
```

[P3-05circle2.c]

プログラム【3-5】 円画像（2）

```c
 1: /* P3-05circle2.c */
 2:
 3: #include <stdio.h>
 4: #include <stdlib.h>
 5: #define  N  4
 6:
 7: main( )
 8: {
 9:    char    fi[50];
10:    float   img[128*128];
11:    int     nx = 128, ny = 128;
12:    int     i, j, kx, ky;
13:    double  x, y, x0, y0, r = 32.;
14:    FILE    *fp;
15:
16:    // 画像の初期化
17:    for (i = 0 ; i < nx*ny ; i++)
18:       img[i] = 0;
19:
20:    // 円画像の作成
21:    for (i = 0 ; i < ny ; i++) {
22:       y0 = ny/2-i;
23:       for(j = 0 ; j < nx ; j++) {
24:          x0 = j-nx/2;
25:          for(ky = 0 ; ky < N ; ky++) {
26:             y = y0+(N-2*ky-1)/(double)(2*N);
27:             for(kx = 0 ; kx < N ; kx++) {
28:                x = x0+(2*kx+1-N)/(double)(2*N);
29:                if(x*x+y*y <= r*r)
30:                   img[i*nx+j] += 100;
31:             }
32:          }
33:          img[i*nx+j] /= N*N;
34:       }
35:    }
36:
37:    // 画像の書き込み
38:    printf("Input new file name: ");
39:    scanf("%s", fi );
40:    if ((fp = fopen ( fi, "wb")) == NULL) {
41:       printf("Error: file open [%s].¥n", fi);
42:       exit (1);
43:    }
44:    fwrite(img, sizeof(float), nx*ny, fp);
45:    fclose (fp);
46: }
```

プログラム【3-6】楕円画像

[P3-06ellipse1.c]

```c
 1: /* P3-06ellipse1.c */
 2:
 3: #include <stdio.h>
 4: #include <stdlib.h>
 5: #include <math.h>
 6: #define PI  3.14159265358979
 7: #define N   4
 8:
 9: main( )
10: {
11:     char    fi[50];
12:     float   img[128*128];
13:     int     nx = 128, ny = 128;
14:     int     i, j, kx, ky;
15:     double  x0 = 10., y0 = 10., a = 20., b = 30., th = 15.;
16:     double  x, y, x1, y1, x2, y2, si, co;
17:     FILE    *fp;
18:
19:     // 画像の初期化
20:     for (i = 0 ; i < nx*ny ; i++)
21:         img[i] = 0;
22:
23:     // 楕円画像の作成
24:     th = -th*PI/180.;
25:     si = sin(th);
26:     co = cos(th);
27:     for (i = 0 ; i < ny ; i++) {
28:        y1 = ny/2-i-y0;
29:        for(j = 0 ; j < nx ; j++) {
30:           x1 = j-nx/2-x0;
31:           for(ky = 0 ; ky < N ; ky++) {
32:              y2 = y1+(N-2*ky-1)/(double)(2*N);
33:              for(kx = 0 ; kx < N ; kx++) {
34:                 x2 = x1+(2*kx+1-N)/(double)(2*N);
35:                 x = x2*co-y2*si;
36:                 y = x2*si+y2*co;
37:                 if(x*x/(a*a)+y*y/(b*b) <= 1.)
38:                    img[i*nx+j] += 100;
39:              }
40:           }
41:           img[i*nx+j] /= N*N;
42:        }
43:     }
44:
45:     // 画像の書き込み
46:     printf("Input new file name: " );
47:     scanf( "%s", fi );
48:     if ((fp = fopen ( fi, "wb")) == NULL) {
49:        printf("Error: file open [%s].¥n", fi);
50:        exit (1);
51:     }
52:     fwrite(img, sizeof(float), nx*ny, fp);
53:     fclose (fp);
54: }
```

[P3-07ellipse2.c]

プログラム【3-7】楕円画像作成関数

```c
 1: /* P3-07ellipse2.c */
 2:
 3: #include <stdio.h>
 4: #include <math.h>
 5: #define PI  3.14159265358979
 6: #define N   4
 7:
 8: void mkellipse_phantom(float *img, int nx, int ny, double x0, double y0, double a, double b, double th, double de)
 9: {
10:     int     i, j, kx, ky;
11:     double  x, y, x1, y1, x2, y2, si, co, value;
12:
13:     // 楕円画像の加算
14:     th = -th*PI/180.;
15:     si = sin(th);
16:     co = cos(th);
17:     for (i = 0 ; i < ny ; i++) {
18:        y1 = ny/2-i-y0;
19:        for(j = 0 ; j < nx ; j++) {
20:           x1 = j-nx/2-x0;
21:           value = 0;
22:           for(ky = 0 ; ky < N ; ky++) {
23:              y2 = y1+(N-2*ky-1)/(double)(2*N);
24:              for(kx = 0 ; kx < N ; kx++) {
25:                 x2 = x1+(2*kx+1-N)/(double)(2*N);
26:                 x = x2*co-y2*si;
27:                 y = x2*si+y2*co;
28:                 if(x*x/(a*a)+y*y/(b*b) <= 1.)
29:                    value += de;
30:              }
31:           }
32:           img[i*nx+j] += (float)(value/(N*N));
33:        }
34:     }
35: }
```

プログラム【3-8】 楕円のファントム画像（1）

[P3-08mkphantom.c]

```
 1: /* P3-08mkphantom.c */
 2:
 3: #include <stdio.h>
 4: #include <stdlib.h>
 5: #include <string.h>
 6:
 7: #define  PN   7      /* number of parameters + 1 */
 8:
 9: typedef struct phan_data {   /* Phantom data */
10:    double  x0;      /* X Coordinate */
11:    double  y0;      /* Y Coordinate */
12:    double  a;       /* Minor Axis */
13:    double  b;       /* Major Axis */
14:    double  ph;      /* Rotation angle */
15:    double  d;       /* Density */
16:    struct  phan_data *next; /* next self pointer */
17: } PH_DATA;
18:
19: typedef struct {
20:    char    f1[50]; /* input parameter file name */
21:    char    f2[50]; /* output image file name */
22:    float   *img;   /* ellipse image matrix */
23:    int     nx;     /* number of width */
24:    int     ny;     /* number of height */
25:    double  pl;     /* pixel length (cm/pixel) */
26:    double  aw;     /* image area width (cm) */
27:    PH_DATA *pd;    /* pointer of Phantom data */
28: } Param;
29:
30: char *menu[PN] = {
31:    "Make Phantom image",
32:    "Input  parameter file name <.pmt>  ",
33:    "Output image     file name <float> ",
34:    "Number of width         ",
35:    "Number of height        ",
36:    "Pixel length            ",
37:    "Image area width        ",
38: };
39:
40: void read_phantom_data(char *, PH_DATA *);
41: void write_data(char *, float *, int);
42: void mkellipse_phantom(float *, int, int, double, double, double, double, double, double);
43:
44: void usage(int argc, char **argv)
45: {
46:    int   i;
47:
48:    fprintf( stderr,"\nUSAGE:\n");
49:    fprintf( stderr,"\nNAME\n");
50:    fprintf( stderr,"\n  %s - %s\n", argv[0], menu[0]);
51:    fprintf( stderr,"\nSYNOPSIS\n");
52:    fprintf( stderr,"\n  %s [-h] parameters...\n", argv[0]);
53:    fprintf( stderr,"\nPARAMETERS\n");
54:    for(i = 1 ; i < PN ; i++)
55:      fprintf( stderr,"\n %3d. %s\n", i, menu[i]);
56:    fprintf( stderr,"\n");
57:    fprintf( stderr,"\nFLAGS\n");
58:    fprintf( stderr,"\n  -h  Print Usage (this comment).\n");
59:    fprintf( stderr,"\n");
60:    exit(1);
61: }
62:
63: void getparameter(int argc, char **argv, Param *pm)
64: {
65:    int   i;
66:    char  dat[256];
67:
68:    /* default parameter value */
69:    sprintf( pm->f1, "P3-09shepp.pmt");
70:    sprintf( pm->f2, "shepp.img");
71:    pm->nx = 128;
72:    pm->ny = 128;
73:    pm->pl = 0.15625;
74:    pm->aw = 20.0;
75:
```

[P3-08mkphantom.c]

```
 76:     i = 0;
 77:     if( argc == 1+i ) {
 78:         fprintf( stdout, "\n%s\n\n", menu[i++] );
 79:         fprintf( stdout, " %s [%s] :", menu[i++], pm->f1 );
 80:         if(*gets(dat) != '\0')   strcpy(pm->f1, dat);
 81:         fprintf( stdout, " %s [%s] :", menu[i++], pm->f2 );
 82:         if(*gets(dat) != '\0')   strcpy(pm->f2, dat);
 83:         fprintf( stdout, " %s [%d] :", menu[i++], pm->nx );
 84:         if(*gets(dat) != '\0')   pm->nx = atoi(dat);
 85:         fprintf( stdout, " %s [%d] :", menu[i++], pm->ny );
 86:         if(*gets(dat) != '\0')   pm->ny = atoi(dat);
 87:         fprintf( stdout, " %s [%f] :", menu[i++], pm->pl );
 88:         if(*gets(dat) != '\0')   pm->pl = atof(dat);
 89:         fprintf( stdout, " %s [%f] :", menu[i++], pm->aw );
 90:         if(*gets(dat) != '\0')   pm->aw = atof(dat);
 91:     }
 92:     else if ( argc == PN+i ) {
 93:         fprintf( stderr, "\n%s [%s]\n", argv[i++], menu[0] );
 94:         if((argc--) > 1) strcpy( pm->f1, argv[i++] );
 95:         if((argc--) > 1) strcpy( pm->f2, argv[i++] );
 96:         if((argc--) > 1) pm->nx = atoi( argv[i++] );
 97:         if((argc--) > 1) pm->ny = atoi( argv[i++] );
 98:         if((argc--) > 1) pm->pl = atof( argv[i++] );
 99:         if((argc--) > 1) pm->aw = atof( argv[i++] );
100:     }
101:     else {
102:         usage(argc, argv);
103:     }
104: }
105:
106: main(int argc, char *argv[] )
107: {
108:     int     i;
109:     Param   *pm;
110:     PH_DATA *now;
111:
112:     pm = (Param *)malloc(sizeof(Param));
113:     getparameter(argc, argv, pm);
114:
115:     pm->img = (float *)malloc((unsigned long)pm->nx*pm->ny*sizeof(float));
116:
117:     printf(" *** Read Phantom data    ***\n");
118:     pm->pd = (PH_DATA *)malloc(sizeof(PH_DATA));
119:     pm->pd->next = NULL;
120:     read_phantom_data(pm->f1, pm->pd);
121:
122:     printf(" *** Making Phantom Image ***\n");
123:     for(i = 0 ; i < pm->nx*pm->ny ; i++)
124:         pm->img[i] = 0;
125:     for( now = pm->pd ; now != NULL ; now = now->next) {
126:         now->x0 *= pm->aw/2/pm->pl;    // 長さを画素に換算
127:         now->y0 *= pm->aw/2/pm->pl;
128:         now->a  *= pm->aw/2/pm->pl;
129:         now->b  *= pm->aw/2/pm->pl;
130:         mkellipse_phantom(pm->img, pm->nx, pm->ny, now->x0, now->y0, now->a, now->b,
     now->ph, now->d);
131:     }
132:
133:     printf(" *** Write Image data     ***\n");
134:     write_data(pm->f2, pm->img, pm->nx*pm->ny);
135:
136:     free(pm->img);
137:     free(pm);
138: }
139:
140: void read_phantom_data(char *fi, PH_DATA *now)
141: {
142:     int     i, k, flag;
143:     char    dat[256];
144:     double  w[6];
145:     FILE    *fp;
146:
147:     /* open Phantom parameter file */
148:     if((fp = fopen(fi, "r")) == NULL) {
149:         fprintf( stderr, "Error: file open [%s].\n", fi);
```

プログラム【3-8】 楕円のファントム画像 (2)

[P3-08mkphantom.c]

```
150:        exit(1);
151:    }
152:
153:    /* Input Phatom parameters */
154:    flag = 0;
155:    while(fgets(dat,100,fp) != NULL) {
156:      if(*dat=='#'){
157:        printf("        ");
158:        printf(dat);
159:        continue;
160:      }
161:      for(i=0;i<6;i++) w[i]=0;
162:      k = 0;
163:      for(i=0;i<6;i++){
164:        while((dat[k]==' ')||(dat[k]=='\t')) k++;
165:        w[i]=atof(dat+k);
166:        while((dat[k]!=' ')&&(dat[k]!='\t')) k++;
167:      }
168:      if(flag) {
169:        now->next = (PH_DATA *)malloc(sizeof(PH_DATA));
170:        now = now->next;
171:        now->next = NULL;
172:      }
173:      now->x0 = w[0];
174:      now->y0 = w[1];
175:      now->a  = w[2];
176:      now->b  = w[3];
177:      now->ph = w[4];
178:      now->d  = w[5];
179:      flag++;
180:      printf("* %2d *", flag);
181:      printf("%8.4f,",   now->x0);
182:      printf("%8.4f,",   now->y0);
183:      printf("%8.4f,",   now->a);
184:      printf("%8.4f,",   now->b);
185:      printf("%8.4f,",   now->ph);
186:      printf("%8.4f\n",  now->d);
187:    }
188:    printf("\n");
189:    fclose(fp);
190: }
191:
192: void write_data(char *fi, float *img, int size)
193: {
194:    FILE    *fp;
195:
196:    /* open file and write data */
197:    if((fp = fopen(fi, "wb")) == NULL) {
198:      fprintf( stderr," Error : file open [%s].\n", fi);
199:      exit(1);
200:    }
201:    fwrite(img, sizeof(float), size, fp);
202:    fclose(fp);
203: }
```

ファイル【3-9】楕円ファントムのパラメータ

[P3-09shepp.pmt]

```
 1: #
 2: #      shepp phantom parameter for SPECT   (File 3-09)
 3: #
 4: #      <<Phantom Data>>  (楕円のパラメータ)
 5: #         xo -> X Coordinate      (楕円の中心のx座標)
 6: #         yo -> Y Coordinate      (楕円の中心のy座標)
 7: #          a -> Minor Axis        (楕円の短軸の長さ；x方向)
 8: #          b -> Major Axis        (楕円の長軸の長さ；y方向)
 9: #         th -> Rotating angle    (楕円の回転角度)
10: #         de -> Density          (楕円内部の濃度)
11: #
12: #   xo      yo      a       b      th      de
13: #
14:    0.0     0.0    0.69    0.92    0.0     0.1
15:    0.0    -0.0184 0.6624  0.874   0.0     0.9
16:    0.22    0.0    0.11    0.31  -18.0    -0.7
17:    0.0     0.35   0.21    0.25    0.0     1.0
18:    0.0    -0.1    0.046   0.046   0.0     0.5
19:   -0.08   -0.605  0.046   0.023   0.0     0.5
20:    0.06   -0.605  0.023   0.046   0.0     0.5
21:    0.56   -0.4    0.025   0.2   -21.0     0.5
```

[P3-10plane.c]

```c
 1: /* P3-10plane.c */
 2:
 3: #include <stdio.h>
 4: #include <stdlib.h>
 5: #include <string.h>
 6: #include <math.h>
 7:
 8: #define  PN  9        /* number of parameters + 1 */
 9: #define  PI  3.14159265358979
10:
11: typedef struct {
12:     char    f1[50]; /* output new image file name */
13:     char    f2[50]; /* output new image file name */
14:     float   *simg;  /* sin image matrix */
15:     float   *cimg;  /* cos image matrix */
16:     int     nx;     /* number of width */
17:     int     ny;     /* number of height */
18:     double  a;      /* amplitude of wave */
19:     double  u;      /* frequency of x-direction */
20:     double  v;      /* frequency of y-direction */
21:     double  p;      /* initial phase */
22: } Param;
23:
24: char *menu[PN] = {
25:     "sine and cosine plane wave",
26:     "Output sin image file name <float> ",
27:     "Output cos image file name <float> ",
28:     "Number of width              ",
29:     "Number of height             ",
30:     "amplitude of wave            ",
31:     "frequency of x-direction     ",
32:     "frequency of y-direction     ",
33:     "initial phase                ",
34: };
35:
36: void write_data(char *, float *, int);
37: void plane_wave(float *, float *, int, int, double, double, double, double);
38:
39: void usage(int argc, char **argv)
40: {
41:     int  i;
42:
43:     fprintf( stderr,"\nUSAGE:\n");
44:     fprintf( stderr,"\nNAME\n");
45:     fprintf( stderr,"\n  %s - %s\n", argv[0], menu[0]);
46:     fprintf( stderr,"\nSYNOPSIS\n");
47:     fprintf( stderr,"\n  %s [-h] parameters...\n", argv[0]);
48:     fprintf( stderr,"\nPARAMETERS\n");
49:     for(i = 1 ; i < PN ; i++)
50:       fprintf( stderr,"\n %3d. %s\n", i, menu[i]);
51:     fprintf( stderr,"\n");
52:     fprintf( stderr,"\nFLAGS\n");
53:     fprintf( stderr,"\n  -h  Print Usage (this comment).\n");
54:     fprintf( stderr,"\n");
55:     exit(1);
56: }
57:
58: void getparameter(int argc, char **argv, Param *pm)
59: {
60:     int  i;
61:     char dat[256];
62:
63:     /* default parameter value */
64:     sprintf( pm->f1, "psin.img");
65:     sprintf( pm->f2, "pcos.img");
66:     pm->nx = 128;
67:     pm->ny = 128;
68:     pm->a = 1;
69:     pm->u = 5;
70:     pm->v = 0;
71:     pm->p = 0;
72:
73:     i = 0;
74:     if( argc == 1+i ) {
75:       fprintf( stdout, "\n%s\n\n", menu[i++] );
```

プログラム【3-10】 平面波画像 (2)

[P3-10plane.c]

```c
 76:        fprintf( stdout, " %s [%s] :", menu[i++], pm->f1 );
 77:        if(*gets(dat) != '\0')  strcpy(pm->f1, dat);
 78:        fprintf( stdout, " %s [%s] :", menu[i++], pm->f2 );
 79:        if(*gets(dat) != '\0')  strcpy(pm->f2, dat);
 80:        fprintf( stdout, " %s [%d] :", menu[i++], pm->nx );
 81:        if(*gets(dat) != '\0')  pm->nx = atoi(dat);
 82:        fprintf( stdout, " %s [%d] :", menu[i++], pm->ny );
 83:        if(*gets(dat) != '\0')  pm->ny = atoi(dat);
 84:        fprintf( stdout, " %s [%f] :", menu[i++], pm->a );
 85:        if(*gets(dat) != '\0')  pm->a = atof(dat);
 86:        fprintf( stdout, " %s [%f] :", menu[i++], pm->u );
 87:        if(*gets(dat) != '\0')  pm->u = atof(dat);
 88:        fprintf( stdout, " %s [%f] :", menu[i++], pm->v );
 89:        if(*gets(dat) != '\0')  pm->v = atof(dat);
 90:        fprintf( stdout, " %s [%f] :", menu[i++], pm->p );
 91:        if(*gets(dat) != '\0')  pm->p = atof(dat);
 92:    }
 93:    else if ( argc == PN+i ) {
 94:        fprintf( stderr, "\n%s [%s]\n", argv[i++], menu[0] );
 95:        if((argc--) > 1) strcpy( pm->f1, argv[i++] );
 96:        if((argc--) > 1) strcpy( pm->f2, argv[i++] );
 97:        if((argc--) > 1) pm->nx = atoi( argv[i++] );
 98:        if((argc--) > 1) pm->ny = atoi( argv[i++] );
 99:        if((argc--) > 1) pm->a = atof( argv[i++] );
100:        if((argc--) > 1) pm->u = atof( argv[i++] );
101:        if((argc--) > 1) pm->v = atof( argv[i++] );
102:        if((argc--) > 1) pm->p = atof( argv[i++] );
103:    }
104:    else {
105:        usage(argc, argv);
106:    }
107:
108: }
109:
110: main(int argc, char *argv[] )
111: {
112:    Param   *pm;
113:
114:    pm = (Param *)malloc(sizeof(Param));
115:    getparameter(argc, argv, pm);
116:
117:    pm->simg = (float *)malloc((unsigned long)pm->nx*pm->ny*sizeof(float));
118:    pm->cimg = (float *)malloc((unsigned long)pm->nx*pm->ny*sizeof(float));
119:
120:    printf(" *** Make Sine & Cosine plane wave Image ***\n");
121:    plane_wave(pm->simg, pm->cimg, pm->nx, pm->ny, pm->a, pm->u, pm->v, pm->p);
122:
123:    printf(" *** Write Image data    ***\n");
124:    write_data(pm->f1, pm->simg, pm->nx*pm->ny);
125:    write_data(pm->f2, pm->cimg, pm->nx*pm->ny);
126:
127:    free(pm->simg);
128:    free(pm->cimg);
129:    free(pm);
130: }
131:
132: void write_data(char *fi, float *img, int size)
133: {
134:    FILE   *fp;
135:
136:    /* open file and write data */
137:    if((fp = fopen(fi, "wb")) == NULL) {
138:        fprintf( stderr," Error : file open [%s].\n", fi);
139:        exit(1);
140:    }
141:    fwrite(img, sizeof(float), size, fp);
142:    fclose(fp);
143: }
144:
145: void plane_wave(float *simg, float *cimg, int nx, int ny, double a, double u, double v,
     double p)
146: {
147:    int    i, j;
148:    double x, y;
149:
```

[P3-10plane.c]

```
150:    for(i = 0 ; i < ny ; i++) {
151:        y = ny/2-i;
152:        for(j = 0 ; j < nx ; j++) {
153:            x = j-nx/2;
154:            simg[i*nx+j] = (float)(a*sin(2*PI*(u*x+v*y)/nx+p));
155:            cimg[i*nx+j] = (float)(a*cos(2*PI*(u*x+v*y)/nx+p));
156:        }
157:    }
158: }
```

[P3-11spherical.c]

```c
 1: /* P3-11spherical.c */
 2:
 3: #include <stdio.h>
 4: #include <stdlib.h>
 5: #include <string.h>
 6: #include <math.h>
 7:
 8: #define  PN  10      /* number of parameters + 1 */
 9: #define  PI  3.14159265358979
10:
11: typedef struct {
12:     char    f1[50];  /* output new image file name */
13:     char    f2[50];  /* output new image file name */
14:     float   *simg;   /* sin image matrix */
15:     float   *cimg;   /* cos image matrix */
16:     int     nx;      /* number of width */
17:     int     ny;      /* number of height */
18:     double  a;       /* amplitude of wave */
19:     double  u;       /* frequency */
20:     double  x0;      /* center of x-direction */
21:     double  y0;      /* center of y-direction */
22:     double  p;       /* initial phase */
23: } Param;
24:
25: char *menu[PN] = {
26:     "sine and cosine spherical wave",
27:     "Output sin image file name <float> ",
28:     "Output cos image file name <float> ",
29:     "Number of width              ",
30:     "Number of height             ",
31:     "amplitude of wave            ",
32:     "frequency of wave            ",
33:     "center of x-direction        ",
34:     "center of y-direction        ",
35:     "initial phase                ",
36: };
37:
38: void write_data(char *, float *, int);
39: void spherical_wave(float *, float *, int, int, double, double, double, double, double);
40:
41: void usage(int argc, char **argv)
42: {
43:     int    i;
44:
45:     fprintf( stderr,"\nUSAGE:\n");
46:     fprintf( stderr,"\nNAME\n");
47:     fprintf( stderr,"\n   %s - %s\n", argv[0], menu[0]);
48:     fprintf( stderr,"\nSYNOPSIS\n");
49:     fprintf( stderr,"\n   %s [-h] parameters...\n", argv[0]);
50:     fprintf( stderr,"\nPARAMETERS\n");
51:     for(i = 1 ; i < PN ; i++)
52:        fprintf( stderr,"\n %3d. %s\n", i, menu[i]);
53:     fprintf( stderr,"\n");
54:     fprintf( stderr,"\nFLAGS\n");
55:     fprintf( stderr,"\n   -h  Print Usage (this comment).\n");
56:     fprintf( stderr,"\n");
57:     exit(1);
58: }
59:
60: void getparameter(int argc, char **argv, Param *pm)
61: {
62:     int    i;
63:     char   dat[256];
64:
65:     /* default parameter value */
66:     sprintf( pm->f1, "ssin.img");
67:     sprintf( pm->f2, "scos.img");
68:     pm->nx = 128;
69:     pm->ny = 128;
70:     pm->a  = 1;
71:     pm->u  = 5;
72:     pm->x0 = 0;
73:     pm->y0 = 0;
74:     pm->p  = 0;
75:
```

プログラム【3-11】 球面波画像（1）

[P3-11spherical.c]

```c
 76:     i = 0;
 77:     if( argc == 1+i ) {
 78:        fprintf( stdout, "\n%s\n\n", menu[i++] );
 79:        fprintf( stdout, " %s [%s] :", menu[i++], pm->f1 );
 80:        if(*gets(dat) != '\0')  strcpy(pm->f1, dat);
 81:        fprintf( stdout, " %s [%s] :", menu[i++], pm->f2 );
 82:        if(*gets(dat) != '\0')  strcpy(pm->f2, dat);
 83:        fprintf( stdout, " %s [%d] :", menu[i++], pm->nx );
 84:        if(*gets(dat) != '\0')  pm->nx = atoi(dat);
 85:        fprintf( stdout, " %s [%d] :", menu[i++], pm->ny );
 86:        if(*gets(dat) != '\0')  pm->ny = atoi(dat);
 87:        fprintf( stdout, " %s [%f] :", menu[i++], pm->a );
 88:        if(*gets(dat) != '\0')  pm->a = atof(dat);
 89:        fprintf( stdout, " %s [%f] :", menu[i++], pm->u );
 90:        if(*gets(dat) != '\0')  pm->u = atof(dat);
 91:        fprintf( stdout, " %s [%f] :", menu[i++], pm->x0 );
 92:        if(*gets(dat) != '\0')  pm->x0 = atof(dat);
 93:        fprintf( stdout, " %s [%f] :", menu[i++], pm->y0 );
 94:        if(*gets(dat) != '\0')  pm->y0 = atof(dat);
 95:        fprintf( stdout, " %s [%f] :", menu[i++], pm->p );
 96:        if(*gets(dat) != '\0')  pm->p = atof(dat);
 97:     }
 98:     else if ( argc == PN+i ) {
 99:        fprintf( stderr, "\n%s [%s]\n", argv[i++], menu[0] );
100:        if((argc--) > 1) strcpy( pm->f1, argv[i++] );
101:        if((argc--) > 1) strcpy( pm->f2, argv[i++] );
102:        if((argc--) > 1) pm->nx = atoi( argv[i++] );
103:        if((argc--) > 1) pm->ny = atoi( argv[i++] );
104:        if((argc--) > 1) pm->a  = atof( argv[i++] );
105:        if((argc--) > 1) pm->u  = atof( argv[i++] );
106:        if((argc--) > 1) pm->x0 = atof( argv[i++] );
107:        if((argc--) > 1) pm->y0 = atof( argv[i++] );
108:        if((argc--) > 1) pm->p  = atof( argv[i++] );
109:     }
110:     else {
111:        usage(argc, argv);
112:     }
113:
114: }
115:
116: main(int argc, char *argv[] )
117: {
118:     Param   *pm;
119:
120:     pm = (Param *)malloc(sizeof(Param));
121:     getparameter(argc, argv, pm);
122:
123:     pm->simg = (float *)malloc((unsigned long)pm->nx*pm->ny*sizeof(float));
124:     pm->cimg = (float *)malloc((unsigned long)pm->nx*pm->ny*sizeof(float));
125:
126:     printf(" *** Make Sine & Cosine spherical wave Image ***\n");
127:     spherical_wave(pm->simg, pm->cimg, pm->nx, pm->ny, pm->a, pm->u, pm->x0, pm->y0, pm->p);
128:
129:     printf(" *** Write Image data    ***\n");
130:     write_data(pm->f1, pm->simg, pm->nx*pm->ny);
131:     write_data(pm->f2, pm->cimg, pm->nx*pm->ny);
132:
133:     free(pm->simg);
134:     free(pm->cimg);
135:     free(pm);
136: }
137:
138: void write_data(char *fi, float *img, int size)
139: {
140:     FILE    *fp;
141:
142:     /* open file and write data */
143:     if((fp = fopen(fi, "wb")) == NULL) {
144:        fprintf( stderr," Error : file open [%s].\n", fi);
145:        exit(1);
146:     }
147:     fwrite(img, sizeof(float), size, fp);
148:     fclose(fp);
149: }
```

[P3-11spherical.c]

```
150:
151: void spherical_wave(float *simg, float *cimg, int nx, int ny, double a, double u, double
     x0, double y0, double p)
152: {
153:     int    i, j;
154:     double x, y;
155:
156:     for(i = 0 ; i < ny ; i++) {
157:         y = ny/2-i;
158:         for(j = 0 ; j < nx ; j++) {
159:             x = j-nx/2;
160:             simg[i*nx+j] = (float) (a*sin(2*PI*u*sqrt((x-x0)*(x-x0)+(y-y0)*(y-y0))/nx+p));
161:             cimg[i*nx+j] = (float) (a*cos(2*PI*u*sqrt((x-x0)*(x-x0)+(y-y0)*(y-y0))/nx+p));
162:         }
163:     }
164: }
```

プログラム【3-11】 球面波画像 (3)

[P3-12gaussian.c]

```c
 1: /* P3-12gaussian.c */
 2:
 3: #include <stdio.h>
 4: #include <stdlib.h>
 5: #include <string.h>
 6: #include <math.h>
 7:
 8: #define  PN   8       /* number of parameters + 1 */
 9:
10: typedef struct {
11:     char    f1[50]; /* output new image file name */
12:     float   *img;   /* image matrix */
13:     int     nx;     /* number of width */
14:     int     ny;     /* number of height */
15:     double  a;      /* amplitude */
16:     double  w;      /* FWHM */
17:     double  x0;     /* center of x-direction */
18:     double  y0;     /* center of y-direction */
19: } Param;
20:
21: char *menu[PN] = {
22:     "gaussian image",
23:     "Output image file name <float> ",
24:     "Number of width            ",
25:     "Number of height           ",
26:     "amplitude                  ",
27:     "FWHM                       ",
28:     "center of x-direction      ",
29:     "center of y-direction      ",
30: };
31:
32: void write_data(char *, float *, int);
33: void gaussian(float *, int, int, double, double, double, double);
34:
35: void usage(int argc, char **argv)
36: {
37:     int   i;
38:
39:     fprintf( stderr,"\nUSAGE:\n");
40:     fprintf( stderr,"\nNAME\n");
41:     fprintf( stderr,"\n  %s - %s\n", argv[0], menu[0]);
42:     fprintf( stderr,"\nSYNOPSIS\n");
43:     fprintf( stderr,"\n  %s [-h] parameters...\n", argv[0]);
44:     fprintf( stderr,"\nPARAMETERS\n");
45:     for(i = 1 ; i < PN ; i++)
46:         fprintf( stderr,"\n %3d. %s\n", i, menu[i]);
47:     fprintf( stderr,"\n");
48:     fprintf( stderr,"\nFLAGS\n");
49:     fprintf( stderr,"\n  -h  Print Usage (this comment).\n");
50:     fprintf( stderr,"\n");
51:     exit(1);
52: }
53:
54: void getparameter(int argc, char **argv, Param *pm)
55: {
56:     int   i;
57:     char  dat[256];
58:
59:     /* default parameter value */
60:     sprintf( pm->f1, "gauss.img");
61:     pm->nx = 128;
62:     pm->ny = 128;
63:     pm->a  = 1;
64:     pm->w  = 50;
65:     pm->x0 = 0;
66:     pm->y0 = 0;
67:
68:     i = 0;
69:     if( argc == 1+i ) {
70:         fprintf( stdout, "\n%s\n\n", menu[i++] );
71:         fprintf( stdout, " %s [%s] :", menu[i++], pm->f1 );
72:         if(*gets(dat) != '\0')  strcpy(pm->f1, dat);
73:         fprintf( stdout, " %s [%d] :", menu[i++], pm->nx );
74:         if(*gets(dat) != '\0')  pm->nx = atoi(dat);
75:         fprintf( stdout, " %s [%d] :", menu[i++], pm->ny );
```

[P3-12gaussian.c]

```
 76:        if(*gets(dat) != '\0')  pm->ny = atoi(dat);
 77:        fprintf( stdout, " %s [%f] :", menu[i++], pm->a );
 78:        if(*gets(dat) != '\0')  pm->a = atof(dat);
 79:        fprintf( stdout, " %s [%f] :", menu[i++], pm->w );
 80:        if(*gets(dat) != '\0')  pm->w = atof(dat);
 81:        fprintf( stdout, " %s [%f] :", menu[i++], pm->x0 );
 82:        if(*gets(dat) != '\0')  pm->x0 = atof(dat);
 83:        fprintf( stdout, " %s [%f] :", menu[i++], pm->y0 );
 84:        if(*gets(dat) != '\0')  pm->y0 = atof(dat);
 85:    }
 86:    else if ( argc == PN+i ) {
 87:        fprintf( stderr, "\n%s [%s]\n", argv[i++], menu[0] );
 88:        if((argc--) > 1) strcpy( pm->f1, argv[i++] );
 89:        if((argc--) > 1) pm->nx = atoi( argv[i++] );
 90:        if((argc--) > 1) pm->ny = atoi( argv[i++] );
 91:        if((argc--) > 1) pm->a  = atof( argv[i++] );
 92:        if((argc--) > 1) pm->w  = atof( argv[i++] );
 93:        if((argc--) > 1) pm->x0 = atof( argv[i++] );
 94:        if((argc--) > 1) pm->y0 = atof( argv[i++] );
 95:    }
 96:    else {
 97:        usage(argc, argv);
 98:    }
 99:
100: }
101:
102: main(int argc, char *argv[] )
103: {
104:    Param   *pm;
105:
106:    pm = (Param *)malloc(sizeof(Param));
107:    getparameter(argc, argv, pm);
108:
109:    pm->img = (float *)malloc((unsigned long)pm->nx*pm->ny*sizeof(float));
110:
111:    printf(" *** Make Gaussian Image ***\n");
112:    gaussian(pm->img, pm->nx, pm->ny, pm->a, pm->w, pm->x0, pm->y0);
113:
114:    printf(" *** Write Image data   ***\n");
115:    write_data(pm->f1, pm->img, pm->nx*pm->ny);
116:
117:    free(pm->img);
118:    free(pm);
119: }
120:
121: void write_data(char *fi, float *img, int size)
122: {
123:    FILE    *fp;
124:
125:    /* open file and write data */
126:    if((fp = fopen(fi, "wb")) == NULL) {
127:        fprintf( stderr," Error : file open [%s].\n", fi);
128:        exit(1);
129:    }
130:    fwrite(img, sizeof(float), size, fp);
131:    fclose(fp);
132: }
133:
134: void gaussian(float *img, int nx, int ny, double a, double w, double x0, double y0)
135: {
136:    int    i, j;
137:    double x, y;
138:
139:    for(i = 0 ; i < ny ; i++) {
140:        y = ny/2-i;
141:        for(j = 0 ; j < nx ; j++) {
142:            x = j-nx/2;
143:            img[i*nx+j] = (float)(a*exp(-2.7725887*((x-x0)*(x-x0)+(y-y0)*(y-y0))/(w*w)));
144:        }
145:    }
146: }
```

プログラム【3-13】乱数画像（1）

[P3-13rand.c]

```
 1: /* P3-13rand.c */
 2:
 3: #include <stdio.h>
 4: #include <stdlib.h>
 5: #include <string.h>
 6:
 7: #define  PN  5       /* number of parameters + 1 */
 8:
 9: typedef struct {
10:    char    f1[50]; /* output new image file name */
11:    float   *img;   /* image matrix */
12:    int     nx;     /* number of width */
13:    int     ny;     /* number of height */
14:    double  a;      /* amplitude */
15: } Param;
16:
17: char *menu[PN] = {
18:    "random image",
19:    "Output image file name <float> ",
20:    "Number of width          ",
21:    "Number of height         ",
22:    "amplitude                ",
23: };
24:
25: void write_data(char *, float *, int);
26: void mkrandom(float *, int, int, double);
27:
28: void usage(int argc, char **argv)
29: {
30:    int   i;
31:
32:    fprintf( stderr,"\nUSAGE:\n");
33:    fprintf( stderr,"\nNAME\n");
34:    fprintf( stderr,"\n  %s - %s\n", argv[0], menu[0]);
35:    fprintf( stderr,"\nSYNOPSIS\n");
36:    fprintf( stderr,"\n  %s [-h] parameters...\n", argv[0]);
37:    fprintf( stderr,"\nPARAMETERS\n");
38:    for(i = 1 ; i < PN ; i++)
39:      fprintf( stderr,"\n %3d. %s\n", i, menu[i]);
40:    fprintf( stderr,"\n");
41:    fprintf( stderr,"\nFLAGS\n");
42:    fprintf( stderr,"\n  -h  Print Usage (this comment).\n");
43:    fprintf( stderr,"\n");
44:    exit(1);
45: }
46:
47: void getparameter(int argc, char **argv, Param *pm)
48: {
49:    int   i;
50:    char  dat[256];
51:
52:    /* default parameter value */
53:    sprintf( pm->f1, "random.img");
54:    pm->nx = 128;
55:    pm->ny = 128;
56:    pm->a  = 1;
57:
58:    i = 0;
59:    if( argc == 1+i ) {
60:       fprintf( stdout, "\n%s\n\n", menu[i++] );
61:       fprintf( stdout, " %s [%s] :", menu[i++], pm->f1 );
62:       if(*gets(dat) != '\0')  strcpy(pm->f1, dat);
63:       fprintf( stdout, " %s [%d] :", menu[i++], pm->nx );
64:       if(*gets(dat) != '\0')  pm->nx = atoi(dat);
65:       fprintf( stdout, " %s [%d] :", menu[i++], pm->ny );
66:       if(*gets(dat) != '\0')  pm->ny = atoi(dat);
67:       fprintf( stdout, " %s [%f] :", menu[i++], pm->a );
68:       if(*gets(dat) != '\0')  pm->a = atof(dat);
69:    }
70:    else if ( argc == PN+i ) {
71:       fprintf( stderr, "\n%s [%s]\n", argv[i++], menu[0] );
72:       if((argc--) > 1) strcpy( pm->f1, argv[i++] );
73:       if((argc--) > 1) pm->nx = atoi( argv[i++] );
74:       if((argc--) > 1) pm->ny = atoi( argv[i++] );
75:       if((argc--) > 1) pm->a  = atof( argv[i++] );
```

[P3-13rand.c]

```
 76:     }
 77:     else {
 78:         usage(argc, argv);
 79:     }
 80:
 81: }
 82:
 83: main(int argc, char *argv[] )
 84: {
 85:     Param   *pm;
 86:
 87:     pm = (Param *)malloc(sizeof(Param));
 88:     getparameter(argc, argv, pm);
 89:
 90:     pm->img = (float *)malloc((unsigned long)pm->nx*pm->ny*sizeof(float));
 91:
 92:     printf(" *** Make Random Image ***\n");
 93:     mkrandom(pm->img, pm->nx, pm->ny, pm->a);
 94:
 95:     printf(" *** Write Image data    ***\n");
 96:     write_data(pm->f1, pm->img, pm->nx*pm->ny);
 97:
 98:     free(pm->img);
 99:     free(pm);
100: }
101:
102: void write_data(char *fi, float *img, int size)
103: {
104:     FILE   *fp;
105:
106:     /* open file and write data */
107:     if((fp = fopen(fi, "wb")) == NULL) {
108:         fprintf( stderr," Error : file open [%s].\n", fi);
109:         exit(1);
110:     }
111:     fwrite(img, sizeof(float), size, fp);
112:     fclose(fp);
113: }
114:
115: void mkrandom(float *img, int nx, int ny, double max)
116: {
117:     int    i;
118:
119:     srand(12345);
120:     for(i = 0 ; i < nx*ny ; i++) {
121:         img[i] = (float)(max*rand()/(double)RAND_MAX);
122:     }
123: }
```

[P3-14move.c]

```c
  1: /* P3-14move.c */
  2:
  3: #include <stdio.h>
  4: #include <stdlib.h>
  5: #include <string.h>
  6:
  7: #define PN  7      /* number of parameters + 1 */
  8:
  9: typedef struct {
 10:    char    f1[50]; /* input image file name */
 11:    char    f2[50]; /* output new image file name */
 12:    float   *img;   /* image matrix */
 13:    int     nx;     /* number of width */
 14:    int     ny;     /* number of height */
 15:    double  dx;     /* movement x-direction */
 16:    double  dy;     /* movement y-direction */
 17: } Param;
 18:
 19: char *menu[PN] = {
 20:    "Move an image",
 21:    "Input image     file name <float> ",
 22:    "Output new image file name <float> ",
 23:    "Number of width            ",
 24:    "Number of height           ",
 25:    "Movement x-direction ",
 26:    "Movement y-direction ",
 27: };
 28:
 29: void read_data(char *, float *, int);
 30: void write_data(char *, float *, int);
 31: void move(float *, int, int, double, double);
 32:
 33: void usage(int argc, char **argv)
 34: {
 35:    int   i;
 36:
 37:    fprintf( stderr,"\nUSAGE:\n");
 38:    fprintf( stderr,"\nNAME\n");
 39:    fprintf( stderr,"\n  %s - %s\n", argv[0], menu[0]);
 40:    fprintf( stderr,"\nSYNOPSIS\n");
 41:    fprintf( stderr,"\n  %s [-h] parameters...\n", argv[0]);
 42:    fprintf( stderr,"\nPARAMETERS\n");
 43:    for(i = 1 ; i < PN ; i++)
 44:      fprintf( stderr,"\n %3d. %s\n", i, menu[i]);
 45:    fprintf( stderr,"\n");
 46:    fprintf( stderr,"\nFLAGS\n");
 47:    fprintf( stderr,"\n  -h  Print Usage (this comment).\n");
 48:    fprintf( stderr,"\n");
 49:    exit(1);
 50: }
 51:
 52: void getparameter(int argc, char **argv, Param *pm)
 53: {
 54:    int   i;
 55:    char  dat[256];
 56:
 57:    /* default parameter value */
 58:    sprintf( pm->f1, "n0.img");
 59:    sprintf( pm->f2, "n1.img");
 60:    pm->nx = 128;
 61:    pm->ny = 128;
 62:    pm->dx = 0;
 63:    pm->dy = 0;
 64:
 65:    i = 0;
 66:    if( argc == 1+i ) {
 67:      fprintf( stdout, "\n%s\n\n", menu[i++] );
 68:      fprintf( stdout, " %s [%s] :", menu[i++], pm->f1 );
 69:      if(*gets(dat) != '\0')  strcpy(pm->f1, dat);
 70:      fprintf( stdout, " %s [%s] :", menu[i++], pm->f2 );
 71:      if(*gets(dat) != '\0')  strcpy(pm->f2, dat);
 72:      fprintf( stdout, " %s [%d] :", menu[i++], pm->nx );
 73:      if(*gets(dat) != '\0')  pm->nx = atoi(dat);
 74:      fprintf( stdout, " %s [%d] :", menu[i++], pm->ny );
 75:      if(*gets(dat) != '\0')  pm->ny = atoi(dat);
```

[P3-14move.c]

```c
 76:         fprintf( stdout, " %s [%f] :", menu[i++], pm->dx );
 77:         if(*gets(dat) != '\0') pm->dx = atof(dat);
 78:         fprintf( stdout, " %s [%f] :", menu[i++], pm->dy );
 79:         if(*gets(dat) != '\0') pm->dy = atof(dat);
 80:     }
 81:     else if ( argc == PN+i ) {
 82:         fprintf( stderr, "\n%s [%s]\n", argv[i++], menu[0] );
 83:         if((argc--) > 1) strcpy( pm->f1, argv[i++] );
 84:         if((argc--) > 1) strcpy( pm->f2, argv[i++] );
 85:         if((argc--) > 1) pm->nx = atoi( argv[i++] );
 86:         if((argc--) > 1) pm->ny = atoi( argv[i++] );
 87:         if((argc--) > 1) pm->dx = atof( argv[i++] );
 88:         if((argc--) > 1) pm->dy = atof( argv[i++] );
 89:     }
 90:     else {
 91:         usage(argc, argv);
 92:     }
 93: }
 94: }
 95:
 96: main(int argc, char *argv[] )
 97: {
 98:     Param    *pm;
 99:
100:     pm = (Param *)malloc(sizeof(Param));
101:     getparameter(argc, argv, pm);
102:
103:     pm->img = (float *)malloc((unsigned long)pm->nx*pm->ny*sizeof(float));
104:
105:     printf(" *** Read Image data    ***\n");
106:     read_data(pm->f1, pm->img, pm->nx*pm->ny);
107:
108:     printf(" *** Making Phantom Image ***\n");
109:     move(pm->img, pm->nx, pm->ny, pm->dx, pm->dy);
110:
111:     printf(" *** Write Image data   ***\n");
112:     write_data(pm->f2, pm->img, pm->nx*pm->ny);
113:
114:     free(pm->img);
115:     free(pm);
116: }
117:
118: void read_data(char *fi, float *img, int size)
119: {
120:     FILE    *fp;
121:
122:     /* open file and write data */
123:     if((fp = fopen(fi, "rb")) == NULL) {
124:         fprintf( stderr," Error : file open [%s].\n", fi);
125:         exit(1);
126:     }
127:     fread(img, sizeof(float), size, fp);
128:     fclose(fp);
129: }
130:
131: void write_data(char *fi, float *img, int size)
132: {
133:     FILE    *fp;
134:
135:     /* open file and write data */
136:     if((fp = fopen(fi, "wb")) == NULL) {
137:         fprintf( stderr," Error : file open [%s].\n", fi);
138:         exit(1);
139:     }
140:     fwrite(img, sizeof(float), size, fp);
141:     fclose(fp);
142: }
143:
144: void move(float *img, int nx, int ny, double dx, double dy)
145: {
146:     int    i, j, i0, i1, j0, j1;
147:     double x0, y0;
148:     float  *ima;
149:
150:     ima = (float *)malloc((unsigned long)nx*ny*sizeof(float));
```

プログラム【3-14】 画像の平行移動（2）

プログラム【3-14】画像の平行移動（3）

[P3-14move.c]

```
151:    for(i = 0 ; i < nx*ny ; i++)
152:      ima[i] = 0;
153:
154:    for(i = 0 ; i < ny ; i++) {
155:      y0 = i+dy; // dyの符号は逆にする（y方向の移動）
156:      i0 = (int)y0;
157:      i1 = i0+1;
158:      if(i0 < 0 || i1 > ny-1) continue;
159:      for(j = 0 ; j < nx ; j++) {
160:        x0 = j-dx; //  (x方向の移動)
161:        j0 = (int)x0;
162:        j1 = j0+1;
163:        if(j0 < 0 || j1 > nx-1) continue;
164:        ima[i*nx+j] = (float)((j1-x0)*(i1-y0)*img[i0*nx+j0]
165:                    + (x0-j0)*(i1-y0)*img[i0*nx+j1]
166:                    + (j1-x0)*(y0-i0)*img[i1*nx+j0]
167:                    + (x0-j0)*(y0-i0)*img[i1*nx+j1]);
168:      }
169:    }
170:    for(i = 0 ; i < nx*ny ; i++)
171:      img[i] = ima[i];
172:    free(ima);
173: }
```

[P3-15enlarge.c]

```c
 1: /* P3-15enlarge.c */
 2:
 3: #include <stdio.h>
 4: #include <stdlib.h>
 5: #include <string.h>
 6:
 7: #define  PN  7      /* number of parameters + 1 */
 8:
 9: typedef struct {
10:    char    f1[50]; /* input image file name */
11:    char    f2[50]; /* output new image file name */
12:    float   *img;   /* image matrix */
13:    int     nx;     /* number of width */
14:    int     ny;     /* number of height */
15:    double  ax;     /* enlargement x-direction */
16:    double  ay;     /* enlargement y-direction */
17: } Param;
18:
19: char *menu[PN] = {
20:    "Enlarge an image",
21:    "Input    image     file name <float> ",
22:    "Output new image file name <float> ",
23:    "Number of width           ",
24:    "Number of height          ",
25:    "Enlargement x-direction ",
26:    "Enlargement y-direction ",
27: };
28:
29: void read_data(char *, float *, int);
30: void write_data(char *, float *, int);
31: void enlarge(float *, int, int, double, double);
32:
33: void usage(int argc, char **argv)
34: {
35:    int   i;
36:
37:    fprintf( stderr,"\nUSAGE:\n");
38:    fprintf( stderr,"\nNAME\n");
39:    fprintf( stderr,"\n  %s - %s\n", argv[0], menu[0]);
40:    fprintf( stderr,"\nSYNOPSIS\n");
41:    fprintf( stderr,"\n  %s [-h] parameters...\n", argv[0]);
42:    fprintf( stderr,"\nPARAMETERS\n");
43:    for(i = 1 ; i < PN ; i++)
44:      fprintf( stderr,"\n %3d. %s\n", i, menu[i]);
45:    fprintf( stderr,"\n");
46:    fprintf( stderr,"\nFLAGS\n");
47:    fprintf( stderr,"\n  -h  Print Usage (this comment).\n");
48:    fprintf( stderr,"\n");
49:    exit(1);
50: }
51:
52: void getparameter(int argc, char **argv, Param *pm)
53: {
54:    int   i;
55:    char  dat[256];
56:
57:    /* default parameter value */
58:    sprintf( pm->f1, "n0.img");
59:    sprintf( pm->f2, "n1.img");
60:    pm->nx = 128;
61:    pm->ny = 128;
62:    pm->ax = 1;
63:    pm->ay = 1;
64:
65:    i = 0;
66:    if( argc == 1+i ) {
67:      fprintf( stdout, "\n%s\n\n", menu[i++] );
68:      fprintf( stdout, " %s [%s] :", menu[i++], pm->f1 );
69:      if(*gets(dat) != '\0')  strcpy(pm->f1, dat);
70:      fprintf( stdout, " %s [%s] :", menu[i++], pm->f2 );
71:      if(*gets(dat) != '\0')  strcpy(pm->f2, dat);
72:      fprintf( stdout, " %s [%d] :", menu[i++], pm->nx );
73:      if(*gets(dat) != '\0')  pm->nx = atoi(dat);
74:      fprintf( stdout, " %s [%d] :", menu[i++], pm->ny );
75:      if(*gets(dat) != '\0')  pm->ny = atoi(dat);
```

[P3-15enlarge.c]

```
 76:        fprintf( stdout, " %s [%f] :", menu[i++], pm->ax );
 77:        if(*gets(dat) != '\0')  pm->ax = atof(dat);
 78:        fprintf( stdout, " %s [%f] :", menu[i++], pm->ay );
 79:        if(*gets(dat) != '\0')  pm->ay = atof(dat);
 80:    }
 81:    else if ( argc == PN+i ) {
 82:        fprintf( stderr, "\n%s [%s]\n", argv[i++], menu[0] );
 83:        if((argc--) > 1) strcpy( pm->f1, argv[i++] );
 84:        if((argc--) > 1) strcpy( pm->f2, argv[i++] );
 85:        if((argc--) > 1) pm->nx = atoi( argv[i++] );
 86:        if((argc--) > 1) pm->ny = atoi( argv[i++] );
 87:        if((argc--) > 1) pm->ax = atof( argv[i++] );
 88:        if((argc--) > 1) pm->ay = atof( argv[i++] );
 89:    }
 90:    else {
 91:        usage(argc, argv);
 92:    }
 93:
 94: }
 95:
 96: main(int argc, char *argv[] )
 97: {
 98:    Param   *pm;
 99:
100:    pm = (Param *)malloc(sizeof(Param));
101:    getparameter(argc, argv, pm);
102:
103:    pm->img = (float *)malloc((unsigned long)pm->nx*pm->ny*sizeof(float));
104:
105:    printf(" *** Read Image data    ***\n");
106:    read_data(pm->f1, pm->img, pm->nx*pm->ny);
107:
108:    printf(" *** Making Phantom Image ***\n");
109:    enlarge(pm->img, pm->nx, pm->ny, pm->ax, pm->ay);
110:
111:    printf(" *** Write Image data   ***\n");
112:    write_data(pm->f2, pm->img, pm->nx*pm->ny);
113:
114:    free(pm->img);
115:    free(pm);
116: }
117:
118: void read_data(char *fi, float *img, int size)
119: {
120:    FILE    *fp;
121:
122:    /* open file and write data */
123:    if((fp = fopen(fi, "rb")) == NULL) {
124:        fprintf( stderr," Error : file open [%s].\n", fi);
125:        exit(1);
126:    }
127:    fread(img, sizeof(float), size, fp);
128:    fclose(fp);
129: }
130:
131: void write_data(char *fi, float *img, int size)
132: {
133:    FILE    *fp;
134:
135:    /* open file and write data */
136:    if((fp = fopen(fi, "wb")) == NULL) {
137:        fprintf( stderr," Error : file open [%s].\n", fi);
138:        exit(1);
139:    }
140:    fwrite(img, sizeof(float), size, fp);
141:    fclose(fp);
142: }
143:
144: void enlarge(float *img, int nx, int ny, double ax, double ay)
145: {
146:    int    i, j, i0, i1, j0, j1;
147:    double x0, y0;
148:    float  *ima;
149:
150:    ima = (float *)malloc((unsigned long)nx*ny*sizeof(float));
```

[P3-15enlarge.c]

プログラム【3-15】 画像の拡大と縮小（3）

```
151:    for(i = 0 ; i < nx*ny ; i++)
152:        ima[i] = 0;
153:
154:    for(i = 0 ; i < ny ; i++) {
155:        y0 = ny/2-(ny/2-i)/ay;   // 拡大・縮小（y方向）
156:        i0 = (int)y0;
157:        i1 = i0+1;
158:        if(i0 < 0 || i1 > ny-1) continue;
159:        for(j = 0 ; j < nx ; j++) {
160:            x0 = (j-nx/2)/ax+nx/2; // 拡大・縮小（x方向）
161:            j0 = (int)x0;
162:            j1 = j0+1;
163:            if(j0 < 0 || j1 > nx-1) continue;
164:            ima[i*nx+j] = (float)((j1-x0)*(i1-y0)*img[i0*nx+j0]
165:                        + (x0-j0)*(i1-y0)*img[i0*nx+j1]
166:                        + (j1-x0)*(y0-i0)*img[i1*nx+j0]
167:                        + (x0-j0)*(y0-i0)*img[i1*nx+j1]);
168:        }
169:    }
170:    for(i = 0 ; i < nx*ny ; i++)
171:        img[i] = ima[i];
172:    free(ima);
173: }
```

[P3-16rotate.c]

```c
1: /* P3-16rotate.c */
2:
3: #include <stdio.h>
4: #include <stdlib.h>
5: #include <string.h>
6: #include <math.h>
7:
8: #define  PN  6        /* number of parameters + 1 */
9: #define  PI  3.14159265358979
10:
11: typedef struct {
12:     char    f1[50]; /* input image file name */
13:     char    f2[50]; /* output new image file name */
14:     float   *img;   /* image matrix */
15:     int     nx;     /* number of width */
16:     int     ny;     /* number of height */
17:     double  th;     /* rotation (degree) */
18: } Param;
19:
20: char *menu[PN] = {
21:     "Rotate an image",
22:     "Input  image     file name <float> ",
23:     "Output new image file name <float> ",
24:     "Number of width             ",
25:     "Number of height            ",
26:     "Rotation        <degree>    ",
27: };
28:
29: void read_data(char *, float *, int);
30: void write_data(char *, float *, int);
31: void rotate(float *, int, int, double);
32:
33: void usage(int argc, char **argv)
34: {
35:     int   i;
36:
37:     fprintf( stderr,"\nUSAGE:\n");
38:     fprintf( stderr,"\nNAME\n");
39:     fprintf( stderr,"\n  %s - %s\n", argv[0], menu[0]);
40:     fprintf( stderr,"\nSYNOPSIS\n");
41:     fprintf( stderr,"\n  %s [-h] parameters...\n", argv[0]);
42:     fprintf( stderr,"\nPARAMETERS\n");
43:     for(i = 1 ; i < PN ; i++)
44:       fprintf( stderr,"\n %3d. %s\n", i, menu[i]);
45:     fprintf( stderr,"\n");
46:     fprintf( stderr,"\nFLAGS\n");
47:     fprintf( stderr,"\n  -h  Print Usage (this comment).\n");
48:     fprintf( stderr,"\n");
49:     exit(1);
50: }
51:
52: void getparameter(int argc, char **argv, Param *pm)
53: {
54:     int   i;
55:     char  dat[256];
56:
57:     /* default parameter value */
58:     sprintf( pm->f1, "n0.img");
59:     sprintf( pm->f2, "n1.img");
60:     pm->nx = 128;
61:     pm->ny = 128;
62:     pm->th = 0;
63:
64:     i = 0;
65:     if( argc == 1+i ) {
66:       fprintf( stdout, "\n%s\n\n", menu[i++] );
67:       fprintf( stdout, " %s [%s] :", menu[i++], pm->f1 );
68:       if(*gets(dat) != '\0')  strcpy(pm->f1, dat);
69:       fprintf( stdout, " %s [%s] :", menu[i++], pm->f2 );
70:       if(*gets(dat) != '\0')  strcpy(pm->f2, dat);
71:       fprintf( stdout, " %s [%d] :", menu[i++], pm->nx );
72:       if(*gets(dat) != '\0')  pm->nx = atoi(dat);
73:       fprintf( stdout, " %s [%d] :", menu[i++], pm->ny );
74:       if(*gets(dat) != '\0')  pm->ny = atoi(dat);
75:       fprintf( stdout, " %s [%f] :", menu[i++], pm->th );
```

[P3-16rotate.c]

```
 76:        if(*gets(dat) != '\0')   pm->th = atof(dat);
 77:      }
 78:      else if ( argc == PN+i ) {
 79:        fprintf( stderr, "\n%s [%s]\n", argv[i++], menu[0] );
 80:        if((argc--) > 1) strcpy( pm->f1, argv[i++] );
 81:        if((argc--) > 1) strcpy( pm->f2, argv[i++] );
 82:        if((argc--) > 1) pm->nx = atoi( argv[i++] );
 83:        if((argc--) > 1) pm->ny = atoi( argv[i++] );
 84:        if((argc--) > 1) pm->th = atof( argv[i++] );
 85:      }
 86:      else {
 87:        usage(argc, argv);
 88:      }
 89:
 90: }
 91:
 92: main(int argc, char *argv[] )
 93: {
 94:     Param    *pm;
 95:
 96:     pm = (Param *)malloc(sizeof(Param));
 97:     getparameter(argc, argv, pm);
 98:
 99:     pm->img = (float *)malloc((unsigned long)pm->nx*pm->ny*sizeof(float));
100:
101:     printf(" *** Read Image data    ***\n");
102:     read_data(pm->f1, pm->img, pm->nx*pm->ny);
103:
104:     printf(" *** Rotate an Image ***\n");
105:     rotate(pm->img, pm->nx, pm->ny, pm->th);
106:
107:     printf(" *** Write Image data   ***\n");
108:     write_data(pm->f2, pm->img, pm->nx*pm->ny);
109:
110:     free(pm->img);
111:     free(pm);
112: }
113:
114: void read_data(char *fi, float *img, int size)
115: {
116:     FILE    *fp;
117:
118:     /* open file and write data */
119:     if((fp = fopen(fi, "rb")) == NULL) {
120:        fprintf( stderr," Error : file open [%s].\n", fi);
121:        exit(1);
122:     }
123:     fread(img, sizeof(float), size, fp);
124:     fclose(fp);
125: }
126:
127: void write_data(char *fi, float *img, int size)
128: {
129:     FILE    *fp;
130:
131:     /* open file and write data */
132:     if((fp = fopen(fi, "wb")) == NULL) {
133:        fprintf( stderr," Error : file open [%s].\n", fi);
134:        exit(1);
135:     }
136:     fwrite(img, sizeof(float), size, fp);
137:     fclose(fp);
138: }
139:
140: void rotate(float *img, int nx, int ny, double th)
141: {
142:     int    i, j, i0, i1, j0, j1;
143:     double x0, y0, si, co;
144:     float  *ima;
145:
146:     ima = (float *)malloc((unsigned long)nx*ny*sizeof(float));
147:     for(i = 0 ; i < nx*ny ; i++)
148:        ima[i] = 0;
149:
150:     si = sin(th*PI/180.);
```

プログラム【3-16】 画像の回転（2）

[P3-16rotate.c]

```
151:    co = cos(th*PI/180.);
152:
153:    for(i = 0 ; i < ny ; i++) {
154:       for(j = 0 ; j < nx ; j++) {
155:          x0 = (j-nx/2)*co-(ny/2-i)*si+nx/2;  // 回転 (x方向)
156:          j0 = (int)x0;
157:          j1 = j0+1;
158:          if(j0 < 0 || j1 > nx-1) continue;
159:          y0 = ny/2-(j-nx/2)*si-(ny/2-i)*co;  // 回転 (y方向)
160:          i0 = (int)y0;
161:          i1 = i0+1;
162:          if(i0 < 0 || i1 > ny-1) continue;
163:          ima[i*nx+j] = (float)((j1-x0)*(i1-y0)*img[i0*nx+j0]
164:                       + (x0-j0)*(i1-y0)*img[i0*nx+j1]
165:                       + (j1-x0)*(y0-i0)*img[i1*nx+j0]
166:                       + (x0-j0)*(y0-i0)*img[i1*nx+j1]);
167:       }
168:    }
169:    for(i = 0 ; i < nx*ny ; i++)
170:       img[i] = ima[i];
171:    free(ima);
172: }
```

[P3-17linear.c]

```c
  1: /* P3-17linear.c */
  2:
  3: #include <stdio.h>
  4: #include <stdlib.h>
  5: #include <string.h>
  6:
  7: #define  PN  7       /* number of parameters + 1 */
  8:
  9: typedef struct {
 10:    char   f1[50]; /* input image file name */
 11:    char   f2[50]; /* output new image file name */
 12:    float  *img;   /* image matrix */
 13:    int    nx;     /* number of width */
 14:    int    ny;     /* number of height */
 15:    double a;      /* multiple */
 16:    double b;      /* constant */
 17: } Param;
 18:
 19: char *menu[PN] = {
 20:    "linear transform of image value (a*x+b)",
 21:    "Input   image file name <float> ",
 22:    "Output image file name <float> ",
 23:    "Number of width              ",
 24:    "Number of height             ",
 25:    "multiple (a)                 ",
 26:    "constant (b)                 ",
 27: };
 28:
 29: void read_data(char *, float *, int);
 30: void write_data(char *, float *, int);
 31: void linear(float *, int, int, double, double);
 32:
 33: void usage(int argc, char **argv)
 34: {
 35:    int   i;
 36:
 37:    fprintf( stderr,"\nUSAGE:\n");
 38:    fprintf( stderr,"\nNAME\n");
 39:    fprintf( stderr,"\n  %s - %s\n", argv[0], menu[0]);
 40:    fprintf( stderr,"\nSYNOPSIS\n");
 41:    fprintf( stderr,"\n  %s [-h] parameters...\n", argv[0]);
 42:    fprintf( stderr,"\nPARAMETERS\n");
 43:    for(i = 1 ; i < PN ; i++)
 44:       fprintf( stderr,"\n %3d. %s\n", i, menu[i]);
 45:    fprintf( stderr,"\n");
 46:    fprintf( stderr,"\nFLAGS\n");
 47:    fprintf( stderr,"\n  -h  Print Usage (this comment).\n");
 48:    fprintf( stderr,"\n");
 49:    exit(1);
 50: }
 51:
 52: void getparameter(int argc, char **argv, Param *pm)
 53: {
 54:    int   i;
 55:    char  dat[256];
 56:
 57:    /* default parameter value */
 58:    sprintf( pm->f1, "n0.img");
 59:    sprintf( pm->f2, "n1.img");
 60:    pm->nx = 128;
 61:    pm->ny = 128;
 62:    pm->a  = 1;
 63:    pm->b  = 0;
 64:
 65:    i = 0;
 66:    if( argc == 1+i ) {
 67:       fprintf( stdout, "\n%s\n\n", menu[i++] );
 68:       fprintf( stdout, " %s [%s] :", menu[i++], pm->f1 );
 69:       if(*gets(dat) != '\0')  strcpy(pm->f1, dat);
 70:       fprintf( stdout, " %s [%s] :", menu[i++], pm->f2 );
 71:       if(*gets(dat) != '\0')  strcpy(pm->f2, dat);
 72:       fprintf( stdout, " %s [%d] :", menu[i++], pm->nx );
 73:       if(*gets(dat) != '\0')  pm->nx = atoi(dat);
 74:       fprintf( stdout, " %s [%d] :", menu[i++], pm->ny );
 75:       if(*gets(dat) != '\0')  pm->ny = atoi(dat);
```

[P3-17linear.c]

```
 76:            fprintf( stdout, " %s [%f] :", menu[i++], pm->a );
 77:            if(*gets(dat) != '\0')  pm->a = atof(dat);
 78:            fprintf( stdout, " %s [%f] :", menu[i++], pm->b );
 79:            if(*gets(dat) != '\0')  pm->b = atof(dat);
 80:        }
 81:        else if ( argc == PN+i ) {
 82:            fprintf( stderr, "\n%s [%s]\n", argv[i++], menu[0] );
 83:            if((argc--) > 1) strcpy( pm->f1, argv[i++] );
 84:            if((argc--) > 1) strcpy( pm->f2, argv[i++] );
 85:            if((argc--) > 1) pm->nx = atoi( argv[i++] );
 86:            if((argc--) > 1) pm->ny = atoi( argv[i++] );
 87:            if((argc--) > 1) pm->a  = atof( argv[i++] );
 88:            if((argc--) > 1) pm->b  = atof( argv[i++] );
 89:        }
 90:        else {
 91:            usage(argc, argv);
 92:        }
 93: }
 94:
 95: main(int argc, char *argv[] )
 96: {
 97:     Param    *pm;
 98:
 99:     pm = (Param *)malloc(sizeof(Param));
100:     getparameter(argc, argv, pm);
101:
102:     pm->img = (float *)malloc((unsigned long)pm->nx*pm->ny*sizeof(float));
103:
104:     printf(" *** Read Image data    ***\n");
105:     read_data(pm->f1, pm->img, pm->nx*pm->ny);
106:
107:     printf(" *** Linear transform of Image value ***\n");
108:     linear(pm->img, pm->nx, pm->ny, pm->a, pm->b);
109:
110:     printf(" *** Write Image data    ***\n");
111:     write_data(pm->f2, pm->img, pm->nx*pm->ny);
112:
113:     free(pm->img);
114:     free(pm);
115: }
116:
117: void read_data(char *fi, float *img, int size)
118: {
119:     FILE    *fp;
120:
121:     /* open file and write data */
122:     if((fp = fopen(fi, "rb")) == NULL) {
123:         fprintf( stderr," Error : file open [%s].\n", fi);
124:         exit(1);
125:     }
126:     fread(img, sizeof(float), size, fp);
127:     fclose(fp);
128: }
129:
130: void write_data(char *fi, float *img, int size)
131: {
132:     FILE    *fp;
133:
134:     /* open file and write data */
135:     if((fp = fopen(fi, "wb")) == NULL) {
136:         fprintf( stderr," Error : file open [%s].\n", fi);
137:         exit(1);
138:     }
139:     fwrite(img, sizeof(float), size, fp);
140:     fclose(fp);
141: }
142:
143: void linear(float *img, int nx, int ny, double a, double b)
144: {
145:     int   i;
146:
147:     for(i = 0 ; i < nx*ny ; i++) {
148:         img[i] = (float)(a*img[i]+b);
149:     }
150: }
```

第3章 ディジタル画像処理 —— 111

[P3-18calc.c]

```
 1: /* P3-18calc.c */
 2:
 3: #include <stdio.h>
 4: #include <stdlib.h>
 5: #include <string.h>
 6:
 7: #define  PN   7     /* number of parameters + 1 */
 8:
 9: typedef struct {
10:   char    f1[50]; /* input image file name (1) */
11:   char    f2[50]; /* input image file name (2) */
12:   char    f3[50]; /* output new image file name */
13:   float   *img1;  /* image matrix 1 */
14:   float   *img2;  /* image matrix 2 */
15:   int     nx;     /* number of width */
16:   int     ny;     /* number of height */
17:   int     tc;     /* type of culculation */
18: } Param;
19:
20: char *menu[PN] = {
21:   "calculation of 2 images",
22:   "Input  image file name (1) <float> ",
23:   "Input  image file name (2) <float> ",
24:   "Output image file name     <float> ",
25:   "Number of width                    ",
26:   "Number of height                   ",
27:   "Calculation (1:+, 2:-, 3:*, 4:/ )  ",
28: };
29:
30: void read_data(char *, float *, int);
31: void write_data(char *, float *, int);
32: void calculation(float *, float *, int, int, int);
33:
34: void usage(int argc, char **argv)
35: {
36:   int   i;
37:
38:   fprintf( stderr,"\nUSAGE:\n");
39:   fprintf( stderr,"\nNAME\n");
40:   fprintf( stderr,"\n  %s - %s\n", argv[0], menu[0]);
41:   fprintf( stderr,"\nSYNOPSIS\n");
42:   fprintf( stderr,"\n  %s [-h] parameters...\n", argv[0]);
43:   fprintf( stderr,"\nPARAMETERS\n");
44:   for(i = 1 ; i < PN ; i++)
45:     fprintf( stderr,"\n %3d. %s\n", i, menu[i]);
46:   fprintf( stderr,"\n");
47:   fprintf( stderr,"\nFLAGS\n");
48:   fprintf( stderr,"\n  -h  Print Usage (this comment).\n");
49:   fprintf( stderr,"\n");
50:   exit(1);
51: }
52:
53: void getparameter(int argc, char **argv, Param *pm)
54: {
55:   int   i;
56:   char  dat[256];
57:
58:   /* default parameter value */
59:   sprintf( pm->f1, "n0.img");
60:   sprintf( pm->f2, "n1.img");
61:   sprintf( pm->f3, "n2.img");
62:   pm->nx = 128;
63:   pm->ny = 128;
64:   pm->tc = 1;
65:
66:   i = 0;
67:   if( argc == 1+i ) {
68:     fprintf( stdout, "\n%s\n\n", menu[i++] );
69:     fprintf( stdout, " %s [%s] :", menu[i++], pm->f1 );
70:     if(*gets(dat) != '\0')  strcpy(pm->f1, dat);
71:     fprintf( stdout, " %s [%s] :", menu[i++], pm->f2 );
72:     if(*gets(dat) != '\0')  strcpy(pm->f2, dat);
73:     fprintf( stdout, " %s [%s] :", menu[i++], pm->f3 );
74:     if(*gets(dat) != '\0')  strcpy(pm->f3, dat);
75:     fprintf( stdout, " %s [%d] :", menu[i++], pm->nx );
```

[P3-18calc.c]

```
 76:         if(*gets(dat) != '\0')  pm->nx = atoi(dat);
 77:         fprintf( stdout, " %s [%d] :", menu[i++], pm->ny );
 78:         if(*gets(dat) != '\0')  pm->ny = atoi(dat);
 79:         fprintf( stdout, " %s [%d] :", menu[i++], pm->tc );
 80:         if(*gets(dat) != '\0')  pm->tc = atoi(dat);
 81:     }
 82:     else if ( argc == PN+i ) {
 83:         fprintf( stderr, "\n%s [%s]\n", argv[i++], menu[0] );
 84:         if((argc--) > 1) strcpy( pm->f1, argv[i++] );
 85:         if((argc--) > 1) strcpy( pm->f2, argv[i++] );
 86:         if((argc--) > 1) strcpy( pm->f3, argv[i++] );
 87:         if((argc--) > 1) pm->nx = atoi( argv[i++] );
 88:         if((argc--) > 1) pm->ny = atoi( argv[i++] );
 89:         if((argc--) > 1) pm->tc = atoi( argv[i++] );
 90:     }
 91:     else {
 92:         usage(argc, argv);
 93:     }
 94:
 95: }
 96:
 97: main(int argc, char *argv[] )
 98: {
 99:     Param   *pm;
100:
101:     pm = (Param *)malloc(sizeof(Param));
102:     getparameter(argc, argv, pm);
103:
104:     pm->img1 = (float *)malloc((unsigned long)pm->nx*pm->ny*sizeof(float));
105:     pm->img2 = (float *)malloc((unsigned long)pm->nx*pm->ny*sizeof(float));
106:
107:     printf(" *** Read Image data    ***\n");
108:     read_data(pm->f1, pm->img1, pm->nx*pm->ny);
109:     read_data(pm->f2, pm->img2, pm->nx*pm->ny);
110:
111:     printf(" *** Caluculation of 2 images ***\n");
112:     calculation(pm->img1, pm->img2, pm->nx, pm->ny, pm->tc);
113:
114:     printf(" *** Write Image data   ***\n");
115:     write_data(pm->f3, pm->img1, pm->nx*pm->ny);
116:
117:     free(pm->img1);
118:     free(pm->img2);
119:     free(pm);
120: }
121:
122: void read_data(char *fi, float *img, int size)
123: {
124:     FILE    *fp;
125:
126:     /* open file and write data */
127:     if((fp = fopen(fi, "rb")) == NULL) {
128:         fprintf( stderr," Error : file open [%s].\n", fi);
129:         exit(1);
130:     }
131:     fread(img, sizeof(float), size, fp);
132:     fclose(fp);
133: }
134:
135: void write_data(char *fi, float *img, int size)
136: {
137:     FILE    *fp;
138:
139:     /* open file and write data */
140:     if((fp = fopen(fi, "wb")) == NULL) {
141:         fprintf( stderr," Error : file open [%s].\n", fi);
142:         exit(1);
143:     }
144:     fwrite(img, sizeof(float), size, fp);
145:     fclose(fp);
146: }
147:
148: void calculation(float *img1, float *img2, int nx, int ny, int tc)
149: {
150:     int   i;
```

[P3-18calc.c]

```
151:
152:    switch(tc) {
153:       case  1:
154:          for(i = 0 ; i < nx*ny ; i++)
155:             img1[i] += img2[i];
156:          break;
157:       case  2:
158:          for(i = 0 ; i < nx*ny ; i++)
159:             img1[i] -= img2[i];
160:          break;
161:       case  3:
162:          for(i = 0 ; i < nx*ny ; i++)
163:             img1[i] *= img2[i];
164:          break;
165:       case 4:
166:          for(i = 0 ; i < nx*ny ; i++) {
167:             if(img2[i] != 0.)
168:                img1[i] /= img2[i];
169:          }
170:    }
171: }
```

プログラム【3-18】 2つの画像の加減乗除（3）

[P3-19ascii.c]

```
 1: /* P3-19ascii.c */
 2:
 3: #include <stdio.h>
 4: #include <stdlib.h>
 5: #include <string.h>
 6:
 7: #define  PN  5     /* number of parameters + 1 */
 8:
 9: typedef struct {
10:    char   f1[50]; /* input image file name */
11:    char   f2[50]; /* output new image file name */
12:    float  *img;   /* image matrix */
13:    int    nx;     /* number of width */
14:    int    ny;     /* number of height */
15: } Param;
16:
17: char *menu[PN] = {
18:    "Float image to ascii data",
19:    "Input   image    file name <float> ",
20:    "Output new image file name <ascii> ",
21:    "Number of width             ",
22:    "Number of height            ",
23: };
24:
25: void read_data(char *, float *, int);
26: void write_data_ascii(char *, float *, int, int);
27:
28: void usage(int argc, char **argv)
29: {
30:    int  i;
31:
32:    fprintf( stderr,"\nUSAGE:\n");
33:    fprintf( stderr,"\nNAME\n");
34:    fprintf( stderr,"\n  %s - %s\n", argv[0], menu[0]);
35:    fprintf( stderr,"\nSYNOPSIS\n");
36:    fprintf( stderr,"\n  %s [-h] parameters...\n", argv[0]);
37:    fprintf( stderr,"\nPARAMETERS\n");
38:    for(i = 1 ; i < PN ; i++)
39:       fprintf( stderr,"\n %3d. %s\n", i, menu[i]);
40:    fprintf( stderr,"\n");
41:    fprintf( stderr,"\nFLAGS\n");
42:    fprintf( stderr,"\n  -h  Print Usage (this comment).\n");
43:    fprintf( stderr,"\n");
44:    exit(1);
45: }
46:
47: void getparameter(int argc, char **argv, Param *pm)
48: {
49:    int  i;
50:    char dat[256];
51:
52:    /* default parameter value */
53:    sprintf( pm->f1, "n0.img");
54:    sprintf( pm->f2, "n1.csv");
55:    pm->nx = 128;
56:    pm->ny = 128;
57:
58:    i = 0;
59:    if( argc == 1+i ) {
60:       fprintf( stdout, "\n%s\n\n", menu[i++] );
61:       fprintf( stdout, " %s [%s] :", menu[i++], pm->f1 );
62:       if(*gets(dat) != '\0')  strcpy(pm->f1, dat);
63:       fprintf( stdout, " %s [%s] :", menu[i++], pm->f2 );
64:       if(*gets(dat) != '\0')  strcpy(pm->f2, dat);
65:       fprintf( stdout, " %s [%d] :", menu[i++], pm->nx );
66:       if(*gets(dat) != '\0')  pm->nx = atoi(dat);
67:       fprintf( stdout, " %s [%d] :", menu[i++], pm->ny );
68:       if(*gets(dat) != '\0')  pm->ny = atoi(dat);
69:    }
70:    else if ( argc == PN+i ) {
71:       fprintf( stderr, "\n%s [%s]\n", argv[i++], menu[0] );
72:       if((argc--) > 1) strcpy( pm->f1, argv[i++] );
73:       if((argc--) > 1) strcpy( pm->f2, argv[i++] );
74:       if((argc--) > 1) pm->nx = atoi( argv[i++] );
75:       if((argc--) > 1) pm->ny = atoi( argv[i++] );
```

プログラム【3-19】 実数画像からアスキーデータへ（1）

[P3-19ascii.c]

```
 76:     }
 77:     else {
 78:         usage(argc, argv);
 79:     }
 80: 
 81: }
 82: 
 83: main(int argc, char *argv[] )
 84: {
 85:     Param   *pm;
 86: 
 87:     pm = (Param *)malloc(sizeof(Param));
 88:     getparameter(argc, argv, pm);
 89: 
 90:     pm->img = (float *)malloc((unsigned long)pm->nx*pm->ny*sizeof(float));
 91: 
 92:     printf(" *** Read Image data    ***\n");
 93:     read_data(pm->f1, pm->img, pm->nx*pm->ny);
 94: 
 95:     printf(" *** Write Image data   ***\n");
 96:     write_data_ascii(pm->f2, pm->img, pm->nx, pm->ny);
 97: 
 98:     free(pm->img);
 99:     free(pm);
100: }
101: 
102: void read_data(char *fi, float *img, int size)
103: {
104:     FILE    *fp;
105: 
106:     /* open file and write data */
107:     if((fp = fopen(fi, "rb")) == NULL) {
108:         fprintf( stderr," Error : file open [%s].\n", fi);
109:         exit(1);
110:     }
111:     fread(img, sizeof(float), size, fp);
112:     fclose(fp);
113: }
114: 
115: void write_data_ascii(char *fi, float *img, int nx, int ny)
116: {
117:     int     i, j;
118:     FILE    *fp;
119: 
120:     /* open file and write data */
121:     if((fp = fopen(fi, "w")) == NULL) {
122:         fprintf( stderr," Error : file open [%s].\n", fi);
123:         exit(1);
124:     }
125:     for(i = 0 ; i < ny ; i++) {
126:         for(j = 0 ; j < nx-1 ; j++) {
127:             fprintf(fp, "%f, ", img[i*nx+j]);
128:         }
129:         fprintf(fp, "%f\n", img[i*nx+j]);
130:     }
131:     fclose(fp);
132: }
```

プログラム【3-19】 実数画像からアスキーデータへ（2）

[P3-20binary.c]

```c
 1: /* P3-20binary.c */
 2:
 3: #include <stdio.h>
 4: #include <stdlib.h>
 5: #include <string.h>
 6:
 7: #define PN   5       /* number of parameters + 1 */
 8:
 9: typedef struct {
10:    char   f1[50]; /* input image file name */
11:    char   f2[50]; /* output new image file name */
12:    float  *img;   /* image matrix */
13:    int    nx;     /* number of width */
14:    int    ny;     /* number of height */
15: } Param;
16:
17: char *menu[PN] = {
18:    "Ascii to float image",
19:    "Input image      file name <ascii> ",
20:    "Output new image file name <float> ",
21:    "Number of width  ",
22:    "Number of height ",
23: };
24:
25: void read_data_ascii(char *, float *, int, int);
26: void write_data(char *, float *, int);
27:
28: void usage(int argc, char **argv)
29: {
30:    int   i;
31:
32:    fprintf( stderr,"\nUSAGE:\n");
33:    fprintf( stderr,"\nNAME\n");
34:    fprintf( stderr,"\n  %s - %s\n", argv[0], menu[0]);
35:    fprintf( stderr,"\nSYNOPSIS\n");
36:    fprintf( stderr,"\n  %s [-h] parameters...\n", argv[0]);
37:    fprintf( stderr,"\nPARAMETERS\n");
38:    for(i = 1 ; i < PN ; i++)
39:      fprintf( stderr,"\n %3d. %s\n", i, menu[i]);
40:    fprintf( stderr,"\n");
41:    fprintf( stderr,"\nFLAGS\n");
42:    fprintf( stderr,"\n  -h  Print Usage (this comment).\n");
43:    fprintf( stderr,"\n");
44:    exit(1);
45: }
46:
47: void getparameter(int argc, char **argv, Param *pm)
48: {
49:    int    i;
50:    char   dat[256];
51:
52:    /* default parameter value */
53:    sprintf( pm->f1, "n0.csv");
54:    sprintf( pm->f2, "n1.img");
55:    pm->nx = 128;
56:    pm->ny = 128;
57:    i = 0;
58:    if( argc == 1+i ) {
59:       fprintf( stdout, "\n%s\n\n", menu[i++] );
60:       fprintf( stdout, " %s [%s] :", menu[i++], pm->f1 );
61:       if(*gets(dat) != '\0')  strcpy(pm->f1, dat);
62:       fprintf( stdout, " %s [%s] :", menu[i++], pm->f2 );
63:       if(*gets(dat) != '\0')  strcpy(pm->f2, dat);
64:       fprintf( stdout, " %s [%d] :", menu[i++], pm->nx );
65:       if(*gets(dat) != '\0')  pm->nx = atoi(dat);
66:       fprintf( stdout, " %s [%d] :", menu[i++], pm->ny );
67:       if(*gets(dat) != '\0')  pm->ny = atoi(dat);
68:    }
69:    else if ( argc == PN+i ) {
70:       fprintf( stderr, "\n%s [%s]\n", argv[i++], menu[0] );
71:       if((argc--) > 1) strcpy( pm->f1, argv[i++] );
72:       if((argc--) > 1) strcpy( pm->f2, argv[i++] );
73:       if((argc--) > 1) pm->nx = atoi( argv[i++] );
74:       if((argc--) > 1) pm->ny = atoi( argv[i++] );
75:    }
```

[P3-20binary.c]

```
 76:     else {
 77:        usage(argc, argv);
 78:     }
 79: }
 80:
 81: main(int argc, char *argv[] )
 82: {
 83:    Param    *pm;
 84:
 85:    pm = (Param *)malloc(sizeof(Param));
 86:    getparameter(argc, argv, pm);
 87:    pm->img = (float *)malloc((unsigned long)pm->nx*pm->ny*sizeof(float));
 88:
 89:    printf(" *** Read Image data    ***\n");
 90:    read_data_ascii(pm->f1, pm->img, pm->nx, pm->ny);
 91:
 92:    printf(" *** Write Image data   ***\n");
 93:    write_data(pm->f2, pm->img, pm->nx*pm->ny);
 94:
 95:    free(pm->img);
 96:    free(pm);
 97: }
 98:
 99: void read_data_ascii(char *fi, float *img, int nx, int ny)
100: {
101:    int    i, j, k, r;
102:    char   c, buff[256];
103:    FILE   *fp;
104:    /* open file and write data */
105:    if((fp = fopen(fi, "r")) == NULL) {
106:       fprintf( stderr," Error : file open [%s].\n", fi);
107:       exit(1);
108:    }
109:    for(i = 0 ; i < nx*ny ; i++)
110:       img[i] = 0;
111:    for(i = 0 ; i < ny ; i++) {
112:       r = 0;
113:       for(j = 0 ; j < nx ; j++) {
114:          k = 0;
115:          while(1) {
116:             c = getc(fp);
117:             switch(c) {
118:                case '\n': case EOF: // x方向の終了判定
119:                   r = 1;
120:                   buff[k] = '\0';
121:                   img[i*nx+j] = (float)atof(buff);
122:                   k = 0;
123:                   break;
124:                case ',':    // 1画素の終了判定
125:                   buff[k] = '\0';
126:                   img[i*nx+j] = (float)atof(buff);
127:                   k = 0;
128:                   break;
129:                default:    // 数字データの入力
130:                   buff[k++] = c;
131:             }
132:             if(k == 0 || k > 255) break; // 1画素の終了
133:          }
134:          if(r == 1) break;   // x方向の終了
135:       }
136:    }
137:    fclose(fp);
138: }
139:
140: void write_data(char *fi, float *img, int size)
141: {
142:    FILE   *fp;
143:    /* open file and write data */
144:    if((fp = fopen(fi, "wb")) == NULL) {
145:       fprintf( stderr," Error : file open [%s].\n", fi);
146:       exit(1);
147:    }
148:    fwrite(img, sizeof(float), size, fp);
149:    fclose(fp);
150: }
```

[P3-21profile.c]

```c
 1: /* P3-21profile.c */
 2: 
 3: #include <stdio.h>
 4: #include <stdlib.h>
 5: #include <string.h>
 6: 
 7: #define  PN  7
 8: 
 9: typedef struct {
10:     char   f1[50];  /* input   file name */
11:     char   f2[50];  /* profile name */
12:     float  *img;    /* image matrix */
13:     int    nx;      /* x size (width) */
14:     int    ny;      /* y size (height) */
15:     int    lx;      /* line x point */
16:     int    ly;      /* line y point */
17: } Param;
18: 
19: char *menu[PN] = {
20:     "Make profile for an image",
21:     "Input   image   file name ",
22:     "Output  profile file name ",
23:     "x-Size (width)           ",
24:     "y-Size (height)          ",
25:     "x-point (line)           ",
26:     "y-point (line)           ",
27: };
28: 
29: void read_data(char *, float *, int);
30: void write_profile(char *, float *, int, int, int, int);
31: 
32: void usage(int argc, char **argv)
33: {
34:     int  i;
35: 
36:     fprintf( stderr,"\nUSAGE:\n");
37:     fprintf( stderr,"\nNAME\n");
38:     fprintf( stderr,"\n  %s - %s\n", argv[0], menu[0]);
39:     fprintf( stderr,"\nSYNOPSIS\n");
40:     fprintf( stderr,"\n  %s [-h] parameters...\n", argv[0]);
41:     fprintf( stderr,"\nPARAMETERS\n");
42:     for(i = 1 ; i < PN ; i++)
43:       fprintf( stderr,"\n %3d. %s\n", i, menu[i]);
44:     fprintf( stderr,"\n");
45:     fprintf( stderr,"\nFLAGS\n");
46:     fprintf( stderr,"\n  -h  Print Usage (this comment).\n");
47:     fprintf( stderr,"\n");
48:     exit(1);
49: }
50: 
51: void getparameter(int argc, char **argv, Param *pm)
52: {
53:     int  i;
54:     char  dat[256];
55: 
56:     /* default parameter value */
57:     sprintf( pm->f1, "n0.img");
58:     sprintf( pm->f2, "n1.txt");
59:     pm->nx = 128;
60:     pm->ny = 128;
61:     pm->lx = 64;
62:     pm->ly = 64;
63: 
64:     i = 0;
65:     if( argc == 1+i ) {
66:       fprintf( stdout, "\n%s\n\n", menu[i++] );
67:       fprintf( stdout, " %s [%s] :", menu[i++], pm->f1 );
68:       if(*gets(dat) != '\0')  strcpy(pm->f1, dat);
69:       fprintf( stdout, " %s [%s] :", menu[i++], pm->f2 );
70:       if(*gets(dat) != '\0')  strcpy(pm->f2, dat);
71:       fprintf( stdout, " %s [%d] :", menu[i++], pm->nx );
72:       if(*gets(dat) != '\0')  pm->nx = atoi(dat);
73:       fprintf( stdout, " %s [%d] :", menu[i++], pm->ny );
74:       if(*gets(dat) != '\0')  pm->ny = atoi(dat);
75:       fprintf( stdout, " %s [%d] :", menu[i++], pm->lx );
```

プログラム【3-21】画像のプロファイル（1）

[P3-21profile.c]

```
 76:        if(*gets(dat) != '\0')   pm->lx = atoi(dat);
 77:        fprintf( stdout, " %s [%d] :", menu[i++], pm->ly );
 78:        if(*gets(dat) != '\0')   pm->ly = atoi(dat);
 79:      }
 80:      else if ( argc == PN+i ) {
 81:        fprintf( stderr, "\n%s [%s]\n", argv[i++], menu[0] );
 82:        if((argc--) > 1) strcpy( pm->f1, argv[i++] );
 83:        if((argc--) > 1) strcpy( pm->f2, argv[i++] );
 84:        if((argc--) > 1) pm->nx = atoi( argv[i++] );
 85:        if((argc--) > 1) pm->ny = atoi( argv[i++] );
 86:        if((argc--) > 1) pm->lx = atoi( argv[i++] );
 87:        if((argc--) > 1) pm->ly = atoi( argv[i++] );
 88:      }
 89:      else {
 90:        usage(argc, argv);
 91:      }
 92:
 93: }
 94:
 95: main(int argc, char *argv[] )
 96: {
 97:    Param   *pm;
 98:
 99:    pm = (Param *)malloc(sizeof(Param));
100:    getparameter(argc, argv, pm);
101:
102:    pm->img = (float *)malloc((unsigned long)pm->nx*pm->ny*sizeof(float));
103:
104:    printf(" *** Read Image data    ***\n");
105:    read_data(pm->f1, pm->img, pm->nx*pm->ny);
106:
107:    printf(" *** Write profile data   ***\n");
108:    write_profile(pm->f2, pm->img, pm->nx, pm->ny, pm->lx, pm->ly);
109:
110:    free(pm->img);
111:    free(pm);
112: }
113:
114: void read_data(char *fi, float *img, int size)
115: {
116:    FILE   *fp;
117:
118:    /* open file and write data */
119:    if((fp = fopen(fi, "rb")) == NULL) {
120:      fprintf( stderr," Error : file open [%s].\n", fi);
121:      exit(1);
122:    }
123:    fread(img, sizeof(float), size, fp);
124:    fclose(fp);
125: }
126:
127: void write_profile(char *fi, float *img, int nx, int ny, int lx, int ly)
128: {
129:    int    i;
130:    FILE   *fp;
131:
132:    /* open file and write data */
133:    if(NULL == (fp = fopen(fi, "w"))) {
134:      fprintf( stderr," Error : file open [%s].\n", fi);
135:      exit(1);
136:    }
137:    fprintf(fp,"%s\n", fi);
138:    fprintf(fp,"x(y=%d)\n", ly);
139:    for(i = 0 ; i < nx ; i++) {
140:      fprintf(fp,"%f\n", img[ly*nx+i]);
141:    }
142:    fprintf(fp,"\ny(x=%d)\n", lx);
143:    for(i = 0 ; i < ny ; i++) {
144:      fprintf(fp,"%f\n", img[i*nx+lx]);
145:    }
146:    fclose(fp);
147: }
```

プログラム【3-21】 画像のプロファイル（2）

[P3-22endian.c]

プログラム【3-22】 画像のEndian変換(1)

```
 1: /* P3-22endian.c */
 2:
 3: #include <stdio.h>
 4: #include <stdlib.h>
 5: #include <string.h>
 6:
 7: #define  PN  5      /* number of parameters + 1 */
 8:
 9: typedef struct {
10:    char   f1[50]; /* input image file name */
11:    char   f2[50]; /* output new image file name */
12:    short  *img;   /* image matrix */
13:    int    nx;     /* number of width */
14:    int    ny;     /* number of height */
15: } Param;
16:
17: char *menu[PN] = {
18:    "Change endian",
19:    "Input  image     file name <short> ",
20:    "Output new image file name <short> ",
21:    "Number of width              ",
22:    "Number of height             ",
23:    };
24:
25: void read_data_s(char *, short *, int);
26: void write_data_s(char *, short *, int);
27: void endian(short *, int);
28:
29: void usage(int argc, char **argv)
30: {
31:    int   i;
32:
33:    fprintf( stderr,"\nUSAGE:\n");
34:    fprintf( stderr,"\nNAME\n");
35:    fprintf( stderr,"\n  %s - %s\n", argv[0], menu[0]);
36:    fprintf( stderr,"\nSYNOPSIS\n");
37:    fprintf( stderr,"\n  %s [-h] parameters...\n", argv[0]);
38:    fprintf( stderr,"\nPARAMETERS\n");
39:    for(i = 1 ; i < PN ; i++)
40:      fprintf( stderr,"\n %3d. %s\n", i, menu[i]);
41:    fprintf( stderr,"\n");
42:    fprintf( stderr,"\nFLAGS\n");
43:    fprintf( stderr,"\n  -h  Print Usage (this comment).\n");
44:    fprintf( stderr,"\n");
45:    exit(1);
46: }
47:
48: void getparameter(int argc, char **argv, Param *pm)
49: {
50:    int   i;
51:    char  dat[256];
52:
53:    /* default parameter value */
54:    sprintf( pm->f1, "n0.img");
55:    sprintf( pm->f2, "n1.img");
56:    pm->nx = 128;
57:    pm->ny = 128;
58:
59:    i = 0;
60:    if( argc == 1+i ) {
61:      fprintf( stdout, "\n%s\n\n", menu[i++] );
62:      fprintf( stdout, " %s [%s] :", menu[i++], pm->f1 );
63:      if(*gets(dat) != '\0')  strcpy(pm->f1, dat);
64:      fprintf( stdout, " %s [%s] :", menu[i++], pm->f2 );
65:      if(*gets(dat) != '\0')  strcpy(pm->f2, dat);
66:      fprintf( stdout, " %s [%d] :", menu[i++], pm->nx );
67:      if(*gets(dat) != '\0')  pm->nx = atoi(dat);
68:      fprintf( stdout, " %s [%d] :", menu[i++], pm->ny );
69:      if(*gets(dat) != '\0')  pm->ny = atoi(dat);
70:    }
71:    else if ( argc == PN+i ) {
72:      fprintf( stderr, "\n%s [%s]\n", argv[i++], menu[0] );
73:      if((argc--) > 1) strcpy( pm->f1, argv[i++] );
74:      if((argc--) > 1) strcpy( pm->f2, argv[i++] );
75:      if((argc--) > 1) pm->nx = atoi( argv[i++] );
```

[P3-22endian.c]

```
 76:        if((argc--) > 1) pm->ny = atoi( argv[i++] );
 77:    }
 78:    else {
 79:        usage(argc, argv);
 80:    }
 81:
 82: }
 83:
 84: main(int argc, char *argv[] )
 85: {
 86:    Param   *pm;
 87:
 88:    pm = (Param *)malloc(sizeof(Param));
 89:    getparameter(argc, argv, pm);
 90:
 91:    pm->img = (short *)malloc((unsigned long)pm->nx*pm->ny*sizeof(short));
 92:
 93:    printf(" *** Read Image data    ***\n");
 94:    read_data_s(pm->f1, pm->img, pm->nx*pm->ny);
 95:
 96:    printf(" *** %s ***\n", menu[0]);
 97:    endian(pm->img, pm->nx*pm->ny);
 98:
 99:    printf(" *** Write Image data    ***\n");
100:    write_data_s(pm->f2, pm->img, pm->nx*pm->ny);
101:
102:    free(pm->img);
103:    free(pm);
104: }
105:
106: void read_data_s(char *fi, short *img, int size)
107: {
108:    FILE    *fp;
109:
110:    /* open file and write data */
111:    if((fp = fopen(fi, "rb")) == NULL) {
112:        fprintf( stderr," Error : file open [%s].\n", fi);
113:        exit(1);
114:    }
115:    fread(img, sizeof(short), size, fp);
116:    fclose(fp);
117: }
118:
119: void write_data_s(char *fi, short *img, int size)
120: {
121:    FILE    *fp;
122:
123:    /* open file and write data */
124:    if((fp = fopen(fi, "wb")) == NULL) {
125:        fprintf( stderr," Error : file open [%s].\n", fi);
126:        exit(1);
127:    }
128:    fwrite(img, sizeof(short), size, fp);
129:    fclose(fp);
130: }
131:
132: void endian(short *img, int n)
133: // Endianの変換
134: {
135:    int  i;
136:    char e;
137:
138:    for(i = 0 ; i < n ; i++) { // バイトの交換（スワップ）
139:        e = *((char *)(img+i));
140:        *((char *)(img+i)) = *((char *)(img+i)+1);
141:        *((char *)(img+i)+1) = e;
142:    }
143: }
144:
```

プログラム【3-22】画像のEndian変換（2）

[P3-23interpolation.c]

プログラム【3-23】補間（1）

```c
 1: /* P3-23interpolation.c */
 2:
 3: #include <stdio.h>
 4: #include <stdlib.h>
 5: #include <string.h>
 6:
 7: #define  PN  6      /* number of parameters + 1 */
 8:
 9: typedef struct {
10:     char   f1[50]; /* input file name */
11:     char   f2[50]; /* output file name */
12:     float  *fb;    /* input data */
13:     float  *fa;    /* interpolation data */
14:     int    nx;     /* number of data */
15:     int    na;     /* number of data after interpolation */
16:     int    in;     /* type of interpolation */
17: } Param;
18:
19: char *menu[PN] = {
20:     "1-D interpolation",
21:     "Input  file name <txt> ",
22:     "Output file name <txt> ",
23:     "Number of data  (before) ",
24:     "Number of data  (after)  ",
25:     "Type of interpolation (0:near, 1:linear, 2:3d-poli) ",
26: };
27:
28: void read_data_txt(char *, float *, int);
29: void write_data_txt(char *, float *, int);
30: void interpolation(float *, int, float *, int, int);
31:
32: void usage(int argc, char **argv)
33: {
34:     int  i;
35:
36:     fprintf( stderr,"\nUSAGE:\n");
37:     fprintf( stderr,"\nNAME\n");
38:     fprintf( stderr,"\n  %s - %s\n", argv[0], menu[0]);
39:     fprintf( stderr,"\nSYNOPSIS\n");
40:     fprintf( stderr,"\n  %s [-h] parameters...\n", argv[0]);
41:     fprintf( stderr,"\nPARAMETERS\n");
42:     for(i = 1 ; i < PN ; i++)
43:       fprintf( stderr,"\n %3d. %s\n", i, menu[i]);
44:     fprintf( stderr,"\n");
45:     fprintf( stderr,"\nFLAGS\n");
46:     fprintf( stderr,"\n  -h  Print Usage (this comment).\n");
47:     fprintf( stderr,"\n");
48:     exit(1);
49: }
50:
51: void getparameter(int argc, char **argv, Param *pm)
52: {
53:     int   i;
54:     char  dat[256];
55:
56:     /* default parameter value */
57:     sprintf( pm->f1, "n0.txt");
58:     sprintf( pm->f2, "n1.txt");
59:     pm->nx = 5;
60:     pm->na = 41;
61:     pm->in = 0;
62:
63:     i = 0;
64:     if( argc == 1+i ) {
65:       fprintf( stdout, "\n%s\n\n", menu[i++] );
66:       fprintf( stdout, " %s [%s] :", menu[i++], pm->f1 );
67:       if(*gets(dat) != '\0')  strcpy(pm->f1, dat);
68:       fprintf( stdout, " %s [%s] :", menu[i++], pm->f2 );
69:       if(*gets(dat) != '\0')  strcpy(pm->f2, dat);
70:       fprintf( stdout, " %s [%d] :", menu[i++], pm->nx );
71:       if(*gets(dat) != '\0')  pm->nx = atoi(dat);
72:       fprintf( stdout, " %s [%i] :", menu[i++], pm->na );
73:       if(*gets(dat) != '\0')  pm->na = atoi(dat);
74:       fprintf( stdout, " %s [%i] :", menu[i++], pm->in );
75:       if(*gets(dat) != '\0')  pm->in = atoi(dat);
```

[P3-23interpolation.c]

```
 76:        }
 77:        else if ( argc == PN+i ) {
 78:            fprintf( stderr, "\n%s [%s]\n", argv[i++], menu[0] );
 79:            if((argc--) > 1) strcpy( pm->f1, argv[i++] );
 80:            if((argc--) > 1) strcpy( pm->f2, argv[i++] );
 81:            if((argc--) > 1) pm->nx = atoi( argv[i++] );
 82:            if((argc--) > 1) pm->na = atoi( argv[i++] );
 83:            if((argc--) > 1) pm->in = atoi( argv[i++] );
 84:        }
 85:        else {
 86:            usage(argc, argv);
 87:        }
 88:
 89: }
 90:
 91: main(int argc, char *argv[] )
 92: {
 93:     Param    *pm;
 94:
 95:     pm = (Param *)malloc(sizeof(Param));
 96:     getparameter(argc, argv, pm);
 97:
 98:     pm->fb = (float *)malloc((unsigned long)pm->nx*sizeof(float));
 99:     pm->fa = (float *)malloc((unsigned long)pm->na*sizeof(float));
100:
101:     printf(" *** Read Image data    ***\n");
102:     read_data_txt(pm->f1, pm->fb, pm->nx);
103:
104:     printf(" *** %s ***\n", menu[0]);
105:     interpolation(pm->fa, pm->na, pm->fb, pm->nx, pm->in);
106:
107:     printf(" *** Write Image data   ***\n");
108:     write_data_txt(pm->f2, pm->fa, pm->na);
109:
110:     free(pm->fb);
111:     free(pm->fa);
112:     free(pm);
113: }
114:
115: void read_data_txt(char *fi, float *img, int size)
116: {
117:     int     i;
118:     char    buff[256];
119:     FILE    *fp;
120:
121:     /* open file and write data */
122:     if((fp = fopen(fi, "r")) == NULL) {
123:         fprintf( stderr," Error : file open [%s].\n", fi);
124:         exit(1);
125:     }
126:     for(i = 0 ; i < size ; i++) {
127:         fgets(buff, 256, fp);
128:         img[i] = (float)atof(buff);
129:     }
130:     fclose(fp);
131: }
132:
133: void write_data_txt(char *fi, float *img, int size)
134: {
135:     int     i;
136:     FILE    *fp;
137:
138:     /* open file and write data */
139:     if((fp = fopen(fi, "w")) == NULL) {
140:         fprintf( stderr," Error : file open [%s].\n", fi);
141:         exit(1);
142:     }
143:     for(i = 0 ; i < size ; i++) {
144:         fprintf(fp, "%f\n", img[i]);
145:     }
146:     fclose(fp);
147: }
148:
149: void interpolation(float *fa, int na, float *fb, int nx, int in)
150: {
```

[P3-23interpolation.c]

プログラム【3-23】補間（3）

```
151:    int    i, ix, xm1, xp0, xp1, xp2;
152:    double x, dx, b0, b1, b2, b3;
153:
154:    for(i = 0 ; i < na ; i++)
155:        fa[i] = 0;
156:
157:    switch(in) {
158:        case 0: // 最近接補間
159:            for(i = 0 ; i < na ; i++) {
160:                fa[i] = fb[(int)(i*(nx-1)/(double)(na-1)+0.5)];
161:            }
162:            break;
163:        case 1: // 線形補間
164:            for(i = 0 ; i < na-1 ; i++) {
165:                x = i*(nx-1)/(double)(na-1);
166:                ix = (int)x;
167:                dx = x-ix;
168:                fa[i] = (float)((1-dx)*fb[ix]+dx*fb[ix+1]);
169:            }
170:            fa[na-1] = fb[nx-1];
171:            break;
172:        case 2: // 3次多項式補間
173:            for(i = 0 ; i < na-1 ; i++) {
174:                x = i*(nx-1)/(double)(na-1);
175:                ix = (int)x;
176:                dx = x-ix;
177:                xm1 = ix-1<0?0:ix-1;
178:                xp0 = ix;
179:                xp1 = ix+1;
180:                xp2 = ix+2>nx-1?nx-1:ix+2;
181:                b0 = -dx*(dx-1)*(dx-2)/6;
182:                b1 = (dx+1)*(dx-1)*(dx-2)/2;
183:                b2 = -dx*(dx+1)*(dx-2)/2;
184:                b3 = dx*(dx+1)*(dx-1)/6;
185:                fa[i] = (float)(b0*fb[xm1]+b1*fb[xp0]+b2*fb[xp1]+b3*fb[xp2]);
186:            }
187:            fa[na-1] = fb[nx-1];
188:    }
189: }
```

〈第4章〉
画像再構成の基礎

〔第1節〕 画像の基本統計量

基本統計量には，以下のようなものがあり，画像の評価などにもよく使われる．

(1) 最大値と最小値（maximum and minimum）
データのなかで最も大きな値と小さな値のこと．

(2) 平均値（average）
すべてのデータの値の和をデータの個数で割った値のこと．正確には算術平均と呼ばれる．画素の総数をn，i番目の画素の値をx_iとしたとき，平均値を数式で表すと

$$\bar{x} = \frac{\sum_{i=1}^{n} x_i}{n} \tag{4-1}$$

のようになる．

(3) 平均偏差（average deviation）
平均偏差は，平均値から各値の差分（偏差）の絶対値を平均することで求められる．数式で表すと

$$\frac{\sum_{i=1}^{n} |x_i - \bar{x}|}{n} \tag{4-2}$$

のようになる．

(4) 偏差平方和（square deviation）
偏差平方和は，すべての偏差を2乗して加えることによって求められる．数式で表すと

$$S = \sum_{i=1}^{n} (x_i - \bar{x})^2 \tag{4-3}$$

のようになる．

(5) 分散（deviation）

分散には，母集団全体に基づく分散と，母集団の部分集合である標本に基づいて予測した分散がある．母集団全体に基づく分散は，

$$V = \frac{S}{n} \tag{4-4}$$

のように表される．また，標本に基づき予測した分散は，

$$V = \frac{S}{n-1} \tag{4-5}$$

のように表される．

(6) 標準偏差（standard deviation）

標準偏差にも分散と同様に，母集団全体に基づく標準偏差と，標本に基づく標準偏差の予測値とがある．母集団全体に基づく標準偏差は，

$$s = \sqrt{\frac{S}{n}} \tag{4-6}$$

のように表される．また，標本に基づき予測した標準偏差は，

$$s = \sqrt{\frac{S}{n-1}} \tag{4-7}$$

のように表される．また，2つの画像の差分画像における標準偏差をRMSE（root mean square error）として使用する場合もある．

(7) %RMSU（% root mean square uncertainty）

平均値に対して，標準偏差の値がどのくらいの割合になっているかを百分率で表したもの．式で表すと，

$$\%\mathrm{RMSU} = 100 \times \frac{s}{\bar{x}} \tag{4-8}$$

のように表される．また，2つの画像の差分画像における%RMSUを%RMSE（% root mean square error）として使用する場合もある．

以上の統計量を，入力した画像から計算するプログラムをプログラム4-1に示す．乱数画像に対して，このプログラム4-1を使って統計量を出した結果を図4-1に示す．

〔第2節〕 半値幅と1/10幅

半値幅（FWHM：full width at half maximum）は，2つの点（線）線源を識別できる最小の線源間距離を意味する．これは図4-2に示すように，線線源を撮影したとき実際には1方向に広がりを持ったものとなるが，半値幅は値の最大値を持つところから半分の値の幅がどのくらいになっているかを示している．また，1/10幅（FWTM：full width at tenth maximum）は，最大の値を持つところから

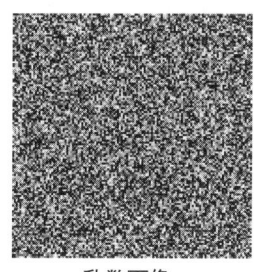

図4-1　乱数画像とその統計量

```
number of pixels     = 16384
total counts         = 8156.942871
maximum              = 0.999889
minimum              = 0.000009
average              = 0.497860
average deviation    = 4086.568604
square  deviation    = 1360.120728
deviation            = 0.083015
standard deviation   = 0.288124
%RMSU                = 57.872371
```

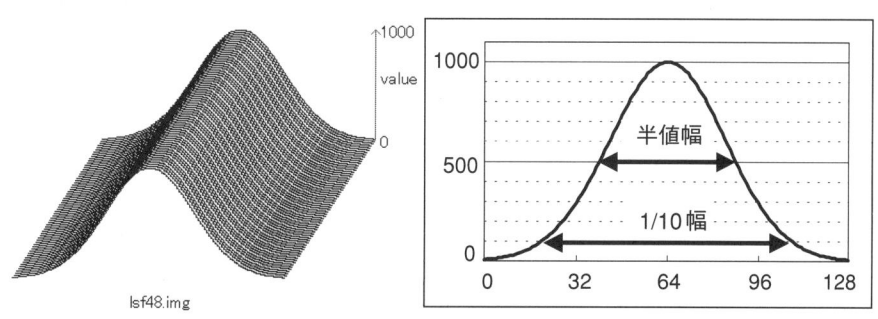

図4-2　線広がり関数の鳥瞰図とそのプロファイル
最大値の半分の値の幅が半値幅（FWHM）で10分の1の値の幅が1/10幅（FWTM）である．

1/10になるところの幅がどのくらいになっているかを示している．

　点線源の場合は，ある方向に積分をとり，1次元の分布に変換してからその半値幅や1/10幅を求める．2次元のガウス関数は半値幅をwとすると

$$f(x,y) = a\exp[-\frac{2.7725887\cdot\{(x-x_0)^2+(y-y_0)^2\}}{w^2}] \tag{4-9}$$

で表されるが，この分布をy方向に積分し，1次元の分布にすると，

$$f_y(x) = a\sqrt{\frac{\pi w^2}{2.7725887}}\exp[-\frac{2.7725887\cdot(x-x_0)^2}{w^2}] \tag{4-10}$$

となる．ガウス関数の場合は，1方向に積分しても半値幅は変わらない．

　線線源の1次元の値をテキストデータで入力して，その半値幅と1/10幅を求めるプログラムをプログラム4-2に示す．また，点線源の2次元画像を入力して求める範囲を指定し，その範囲でx方向，およびy方向に積分をとり，半値幅と1/10幅を求めるプログラムをプログラム4-3に示す．

〔第3節〕　線広がり関数

　線広がり関数（LSF：line spread function）は，線線源を置いて検出器で検出したときの計測データに相当する．この線広がり関数は，1次元のガウス関数で近似することができる．1次元のガウス関数は，半値幅をwとすると，

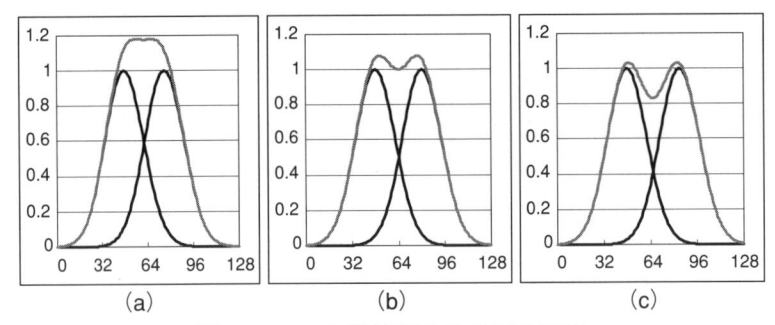

図4-3 2つの線線源と半値幅の関係

(a) 線源間が半値幅より狭い．(b) 線源間が半値幅に等しい．(c) 線源間が半値幅より広い．2つの線広がり関数の合計（灰色の線）を見ると，半値幅より離れれば2つの線源を分解できることがわかる．

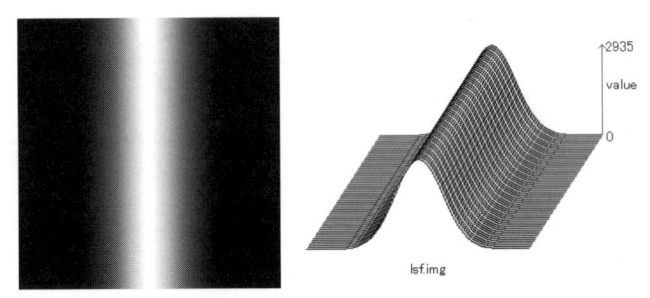

図4-4 線広がり関数の画像とその鳥瞰図
128×128マトリクスの画像で半値幅を32画素にしている．

$$f(x) = a\exp[-\frac{2.7725887 \cdot (x-x_0)^2}{w^2}] \tag{4-11}$$

となる．ここで，振幅aの値は面積が1の規格化ガウス関数にするため，

$$a = \sqrt{\frac{2.7725887}{\pi w^2}} \tag{4-12}$$

とする．

2つの線線源が半値幅を境に，狭い距離や半値幅と等しい距離にあるとき，さらに半値幅より広い距離にあるときの線広がり関数のプロファイル曲線の様子を図4-3に示す．この図では，半値幅がわかりやすいように振幅を1にしている．2つの線線源幅が半値幅より大きい場合は，2つの線線源を識別することができる．よって，半値幅は検出器の分解能に相当する．

線広がり関数の画像を作成するプログラムをプログラム4-4に示す．線線源はy方向に置かれていると仮定している．そのプログラム4-4を用いて作成した線広がり関数の画像を図4-4に示す．図4-4の画像は128×128マトリクスで，半値幅を32画素にしている．また，2つの線線源を半値幅だけ離して作成し，両方の和をとった画像を図4-5に示す．半値幅だけ離れているので2つの線線源は識別することができる．

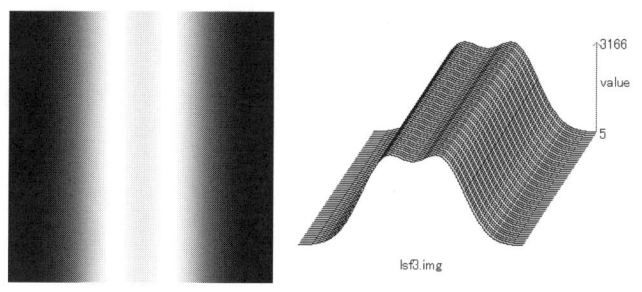

図4-5　2つの線広がり関数の画像とその鳥瞰図
線線源は半値幅である32画素だけ離れている．

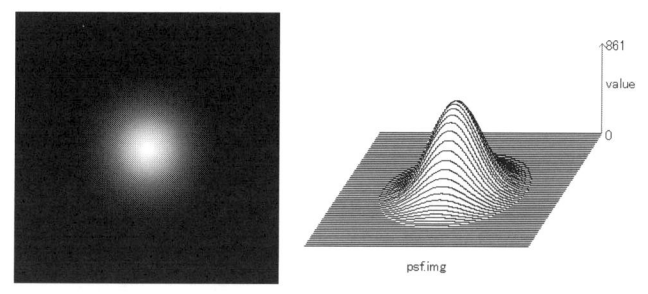

図4-6　点広がり関数の画像とその鳥瞰図
128×128マトリクスの画像で半値幅を32画素にしている．

〔第4節〕　点広がり関数

　点広がり関数（PSF：point spread function）は，点線源を置いて検出器で検出したときの計測データに相当する．この点広がり関数は，2次元のガウス関数で近似することができる．半値幅をwとしたときの2次元のガウス関数は，(4-9)式で表されるが，線広がり関数と同様に積分値を1に規格化するため，ガウス関数の振幅aを

$$a = \frac{2.7725887}{\pi w^2} \tag{4-13}$$

とする．よって，2次元の規格化ガウス関数は，

$$f(x,y) = \frac{2.7725887}{\pi w^2} \cdot \exp[-\frac{2.7725887 \cdot \{(x-x_0)^2 + (y-y_0)^2\}}{w^2}] \tag{4-14}$$

となる．
　この点広がり関数を用いると，2つの点の識別と点線源間距離の関係をシミュレーションで確かめることができる．点広がり関数の画像である2次元の規格化ガウス関数画像を作成するプログラムを，プログラム4-5に示す．このプログラム4-5を用いて作成した128×128マトリクスの画像で，半値幅32の点広がり関数の画像を図4-6に示す．また，半値幅が32画素の2つの点広がり関数を，30画素，32画素（半値幅と同値），34画素x方向に離した場合の画像を図4-7に示す．半値幅だけ離れると2つの点線源が識別できる．

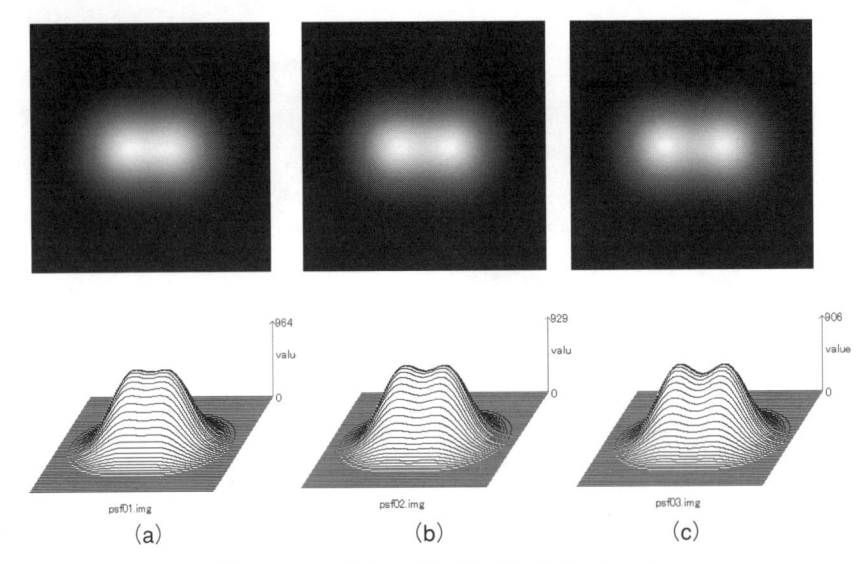

図4-7 2つの点広がり関数とその鳥瞰図

2つの点広がり関数の半値幅は32画素である．(a) 線源間が30画素で半値幅より狭い．(b) 線源間が32画素で半値幅に等しい．(c) 線源間が34画素で半値幅より広い．半値幅より離れれば，2つの線源を分解できる．

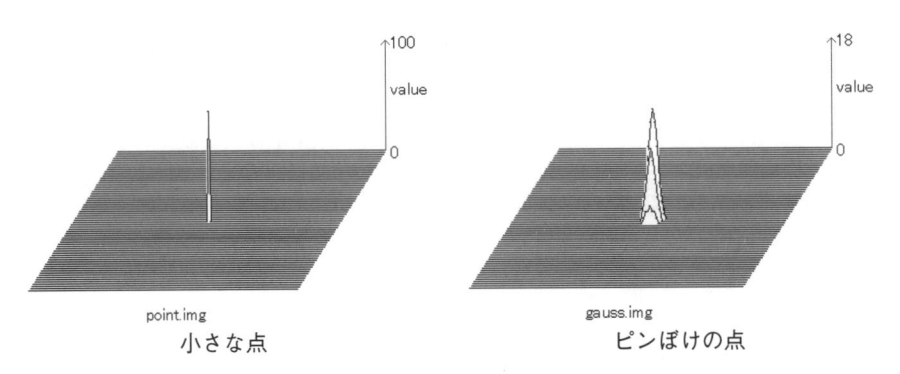

図4-8 小さな点とそのピンぼけの鳥瞰図

〔第5節〕 畳み込み演算

畳み込み演算は重畳積分（コンボリューション）とも呼ばれ，2次元画像では写真のピンぼけに対応する演算になる．小さな点をピンぼけで撮った場合，その点は周りに広がる．鳥瞰図で表すと図4-8のようになる．小さな点がピンぼけなどで広がったものを点広がり関数という．通常の写真の場合，写真がたくさんの点の集合と考えると，ピンぼけではそれぞれの点が同じように広がる．この様子を図4-9に示す．これを式で表すと，

$$g(x,y) = \int_{-\infty}^{\infty} \int_{-\infty}^{\infty} f(x',y') h(x-x', y-y') dx' dy' \tag{4-15}$$

となる．ここで，$f(x,y)$ はもとの画像に対応し，$h(x,y)$ は点広がり関数，$g(x,y)$ はピンぼけの画像に対応する．この重畳積分の式を1次元で説明する．1次元の重畳積分の式は，

第4章 画像再構成の基礎 ── 131

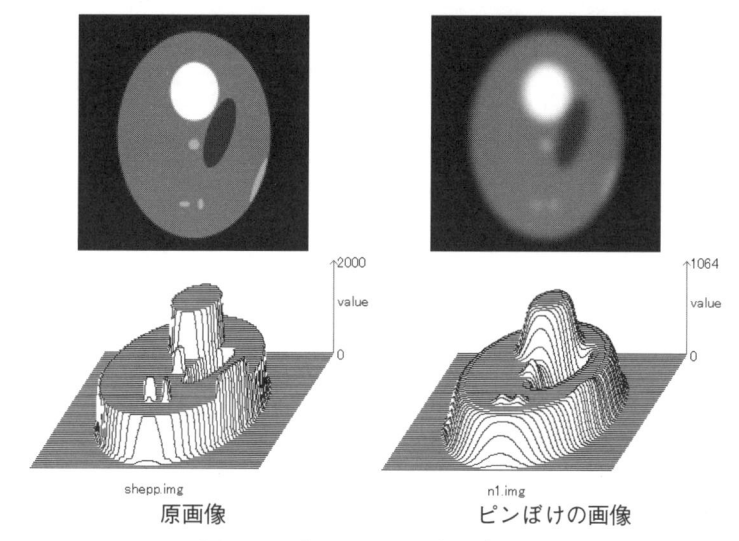

原画像　　　　　　　　　ピンぼけの画像

図4-9　ピンぼけの画像と鳥瞰図

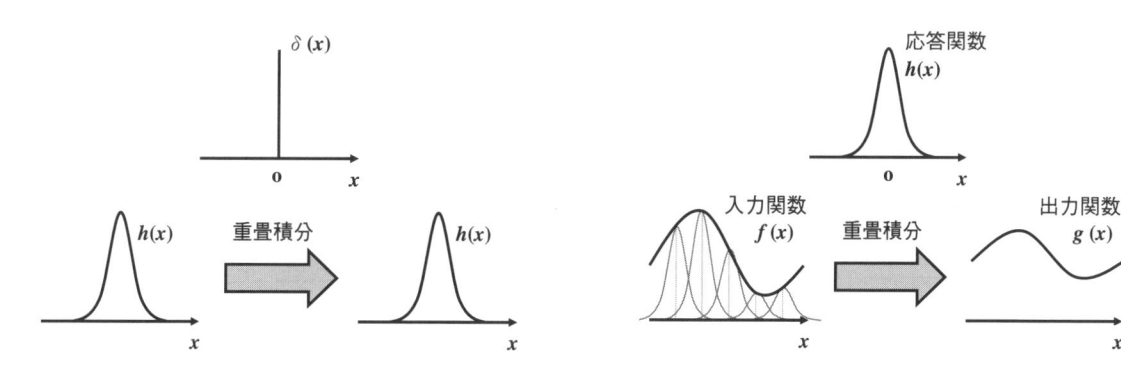

図4-10　1次元のデルタ関数とその応答　　　図4-11　入力関数と応答関数の重畳積分

$$g(x) = \int_{-\infty}^{\infty} f(x')h(x-x')dx' \tag{4-16}$$

となる．もとの関数 $f(x)$ が，図4-10に示すようにデルタ関数 $\delta(x)$ の場合，重畳積分の結果の応答は，$h(x)$ と等しくなる．式で表すと，

$$h(x) = \int_{-\infty}^{\infty} \delta(x')h(x-x')dx' \tag{4-17}$$

となる．デルタ関数はインパルスとも呼ばれるので，その応答である $h(x)$ はインパルス応答 (impulse response) と呼ばれる．通常の関数を重畳積分する場合，図4-11に示すように関数をインパルスの集まりとして，それぞれのインパルスがインパルス応答となり，それを足し合わせることで $g(x)$ が計算される．

1次元のデータとインパルス応答に対応する数値データを入力して，重畳積分するプログラムをプログラム4-6に示す．このプログラム4-6を用いて，計算した結果をグラフにして図4-12に示す．図4-12で示した入力の $f(x)$ と $h(x)$，出力の $g(x)$ のデータはテキストファイルで行い，Excelに複写してグ

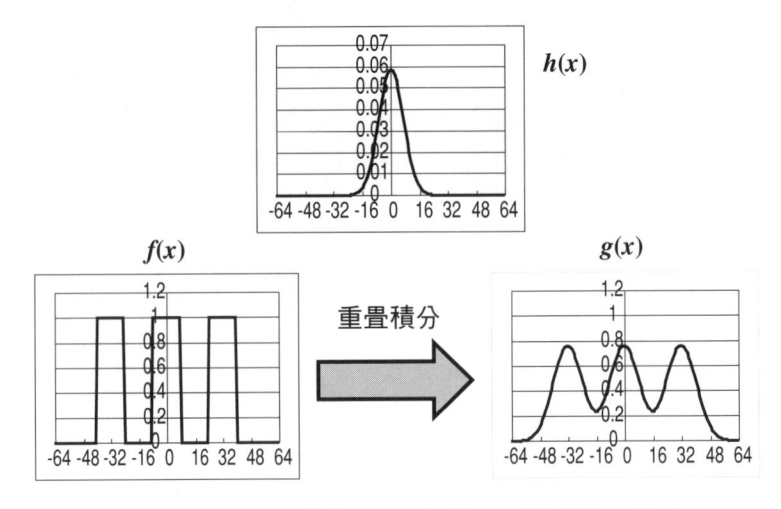

図4-12　1次元の数値データを用いた重畳積分の結果

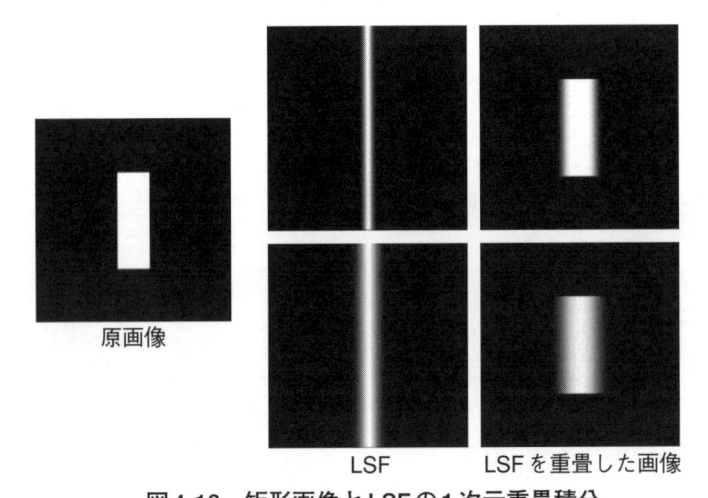

図4-13　矩形画像とLSFの1次元重畳積分
上段が半値幅5画素のLSFで，下段が半値幅10画素のLSFである．

ラフにしている．

　2次元画像で1次元の線広がり関数をもとに，1方向（x方向）に重畳積分するプログラムをプログラム4-7に示す．このプログラム4-7を用いて，矩形，Sheppファントム，MRIの画像に対して半値幅5画素と10画素のLSF画像を重畳積分した結果をそれぞれ**図4-13**〜**図4-15**に示す．LSFによって重畳積分した画像は横方向にぼけている．

　また，2次元の画像データと点広がり関数に対応する画像データを入力して，2次元の重畳積分をするプログラムをプログラム4-8に示す．このプログラム4-8を用いて矩形画像に対して半値幅5画素と10画素のPSF画像を2次元重畳積分した結果を**図4-16**に示す．2次元ガウス関数で作成した点広がり関数を重畳積分すると全方向にぼける．また，さまざまな画像に対して半値幅5画素のPSFを重畳積分した画像を，**図4-17**に示す．

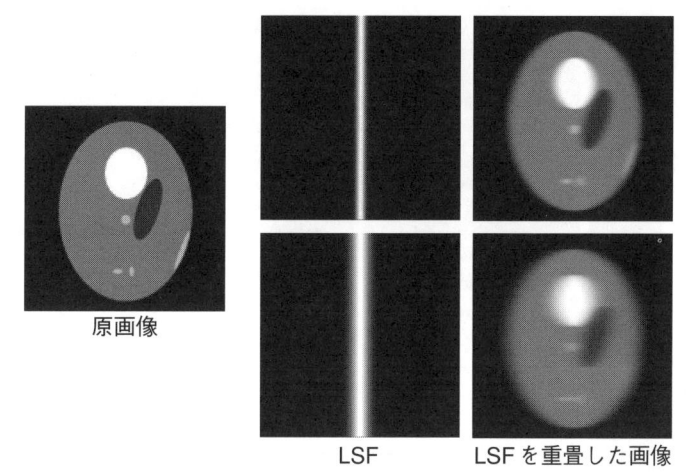

図4-14　SheppファントムᬨとLSFの1次元重畳積分
上段が半値幅5画素のLSFで，下段が半値幅10画素のLSFである．

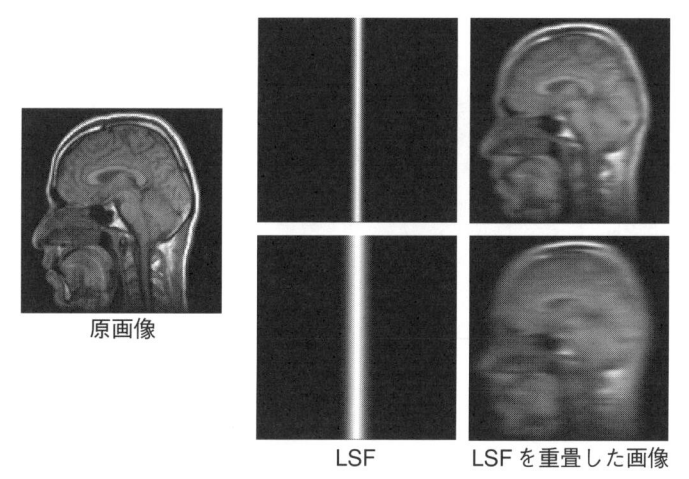

図4-15　MRI画像とLSFの1次元重畳積分
上段が半値幅5画素のLSFで，下段が半値幅10画素のLSFである．

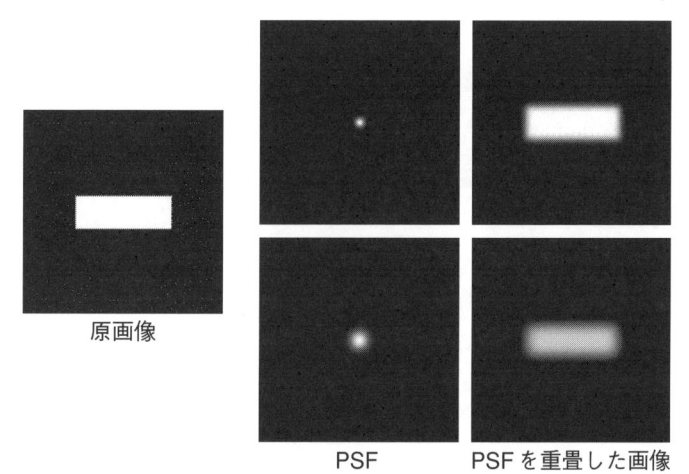

図4-16　矩形画像とPSFの2次元重畳積分
上段が半値幅5画素のPSFで，下段が半値幅10画素のPSFである．

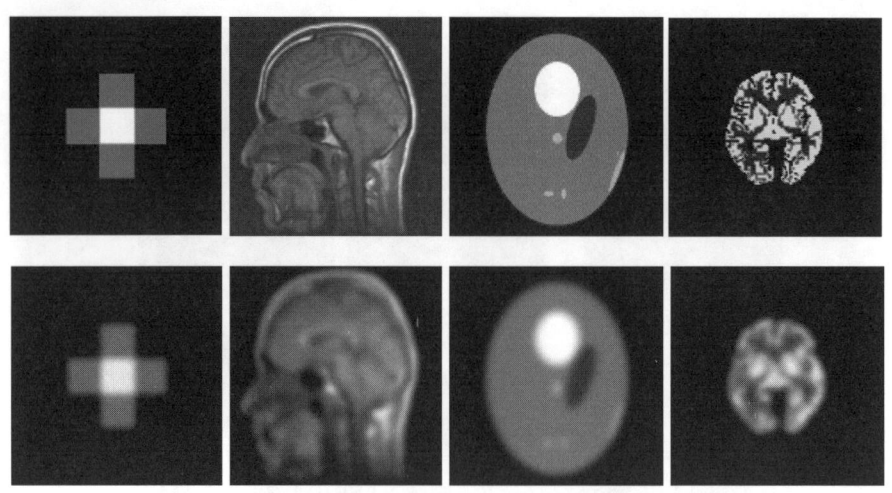

図4-17 半値幅5画素のPSFを2次元重畳積分した画像
上段が原画像で，下段がそれぞれの画像に半値幅5画素のPSFを
重畳積分した画像である．

$$b = \frac{1}{9}(a_{11} + a_{12} + a_{13} + a_{21} + a_{22} + a_{23} + a_{31} + a_{32} + a_{33})$$

図4-18 注目点を含めて9点の平均をとる式

〔第6節〕 空間フィルタ処理

　実空間でフィルタ処理する場合について考える．単純にノイズを軽減させることを考えると，データの平均をとればよいことに気づく．画像でそれを行う最も簡単な方法は，各点の近接8点を用いて平均をとる方法である．図4-18に示すように，注目点を含めて9点の平均になり，式で表すと

$$b = \frac{1}{9}(a_{11} + a_{12} + a_{13} + a_{21} + a_{22} + a_{23} + a_{31} + a_{32} + a_{33}) \tag{4-18}$$

となる．これは平滑化フィルタと呼ばれる空間フィルタの1つである．
　9点平均の平滑化フィルタの計算するプログラムをプログラム4-9に示す．また，実際に実行した例を図4-19に示す．左側の画像が全カウント数で10^6の統計ノイズを含めた画像で，それに9点平均の平滑化フィルタで処理したものが右側の画像になる．画像がぼけて，ノイズが軽減している．この計算は，数学的には画像とフィルタ関数の重畳積分の形で表すことができる．その式は

フィルタ前 → フィルタ後

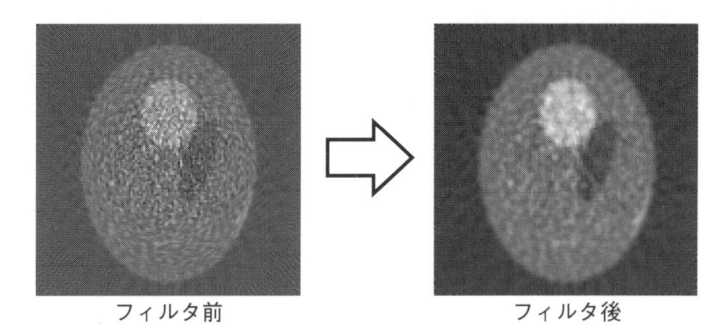

図4-19 9点平均の平滑化フィルタの実行

$$h(j,i) = \frac{1}{9}\begin{pmatrix} 1 & 1 & 1 \\ 1 & 1 & 1 \\ 1 & 1 & 1 \end{pmatrix} \quad h(j,i) = \frac{1}{12}\begin{pmatrix} 1 & 1 & 1 \\ 1 & 4 & 1 \\ 1 & 1 & 1 \end{pmatrix} \quad h(j,i) = \frac{1}{16}\begin{pmatrix} 1 & 1 & 1 \\ 1 & 8 & 1 \\ 1 & 1 & 1 \end{pmatrix}$$

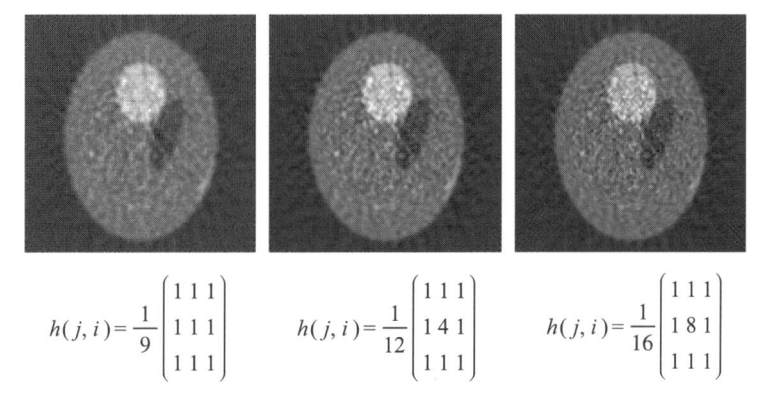

図4-20 重畳積分するフィルタ関数の係数によって平滑化の度合いを変えた画像

フィルタ関数の中心の値を大きくすると，平滑化の度合いが緩くなるため下段の画像のほうが上段に比べてぼけが少なく，ノイズも残っている．

$$g(m,k) = \sum_{i=0}^{2}\sum_{j=0}^{2} f(m-j, k-i) h(j,i) \tag{4-19}$$

となる．9点平均の場合，フィルタ関数 $h(j, i)$ は，

$$h(j,i) = \frac{1}{9}\begin{pmatrix} 1 & 1 & 1 \\ 1 & 1 & 1 \\ 1 & 1 & 1 \end{pmatrix} \tag{4-20}$$

となる．重畳積分するフィルタ関数の係数によって，平滑化の度合いを変えることができる．フィルタ関数の中心の値を大きくすると，平滑化の度合いは緩くなる．フィルタ関数を入力して，フィルタ処理を行うプログラムをプログラム4-10に示す．それを実行したものを図4-20に示す．画像の下に示した係数を用いて計算した画像結果を示している．原画像は，図4-19と同じ画像を使っている．右側の画像のほうが平滑化の度合いが小さいため左側に比べてぼけが少なく，ノイズも残っている．

逆に画像を鮮明にするフィルタを尖鋭化フィルタと呼んでいる．このフィルタ関数は，周りの値がマイナスをとる．例えば，

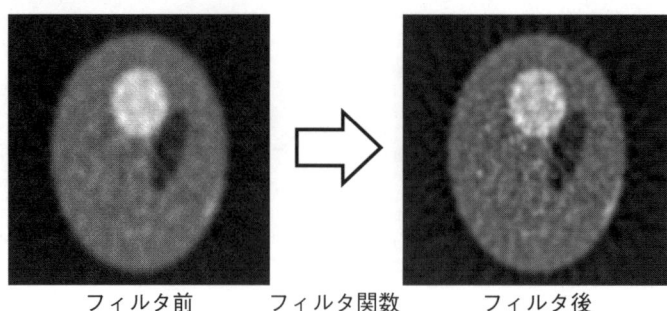

図4-21 尖鋭化フィルタの実行
図の左側に原画像を右側にフィルタ処理した画像を示す．中央に尖鋭化フィルタ関数を示す．

$$h(j,i) = \frac{1}{2}\begin{pmatrix} -1 & -1 & -1 \\ -1 & 10 & -1 \\ -1 & -1 & -1 \end{pmatrix} \tag{4-21}$$

といったフィルタ関数が尖鋭化フィルタとなる．このフィルタで処理した結果を図4-21に示す．フィルタ処理前に比べフィルタ処理後の画像は，画像全体がはっきりしている．

〔第7節〕 非線形フィルタ

汎関数 $L[\ ]$ において

$$L[a \cdot f(x) + b \cdot g(x)] = a \cdot L[f(x)] + b \cdot L[g(x)] \tag{4-22}$$

が成り立つとき，$L[\ ]$ を線形システム（変換）という．主な線形システムには，

- 重畳積分
- フーリエ変換
- ラドン変換

などがある．線形システムで用いるフィルタを，線形フィルタと呼ぶ．重畳積分やフーリエ変換を利用したフィルタは線形フィルタである．一方，中央値や最大値，最小値を求める演算は線形システムではない．線形システムではないシステムを非線形システムという．この非線形システムを用いたフィルタを非線形フィルタと呼ぶ．

非線形フィルタで最も使われるのは，メディアンフィルタである．メディアンとは中央値のことで，値を大きい順から小さい順に並べたとき，中央になる値のことである．1次元の3点メディアンフィルタは，注目点とその両端の3点から中央値を求め，それをフィルタ後の値にする．図4-22に示すように，

・平滑化：1次元3点平均値　　　・メディアン：1次元3点中央値

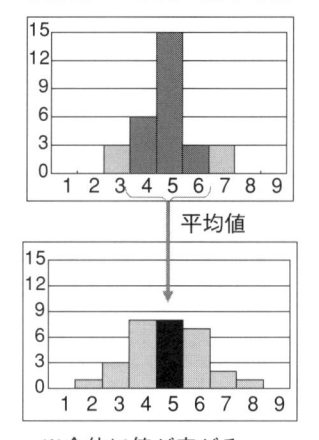

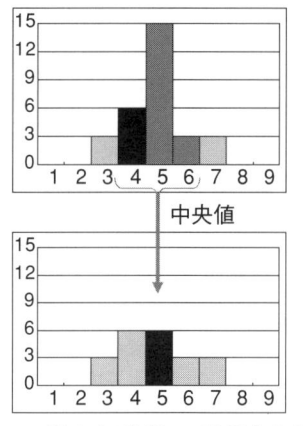

※全体に値が広がる．
※合計は変わらない．

※値を広げずに，特異点をなくす．
※合計が変化する．

図4-22　1次元の平滑化フィルタとメディアンフィルタ

3点平均値の平滑化フィルタは，注目点と両脇2点の3点の平均値をフィルタ処理後の値とする．3点中央値のメディアンフィルタは，注目点と両脇2点の3点の中央値をフィルタ処理後の値とする．

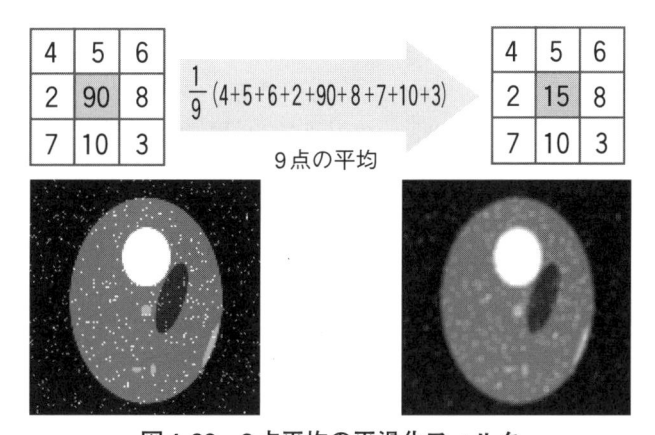

$$\frac{1}{9}(4+5+6+2+90+8+7+10+3)$$

9点の平均

図4-23　9点平均の平滑化フィルタ

注目点と周り8点の9点の平均値をフィルタ処理後の値とする．

平滑化フィルタでは値が全体的に広がり滑らかになるが，メディアンフィルタでは値を広げずに飛び出た値などの特異点をなくすことができる．

2次元の場合は，注目点とその周り8点の9点から中央値を求め，フィルタ後の値とする．この9点メディアンを行うプログラムをプログラム4-11に示す．点状のノイズを含めた画像に対し，9点平均の平滑化フィルタ処理する様子を**図4-23**に示す．また，9点メディアンフィルタ処理する様子を**図4-24**に示す．両者を比較すると，平滑化フィルタではノイズを減らすことができるが全体的にぼけてしまう．一方，メディアンフィルタでは点状のノイズを減らすことができ，全体は平滑化フィルタのときほどぼけない．

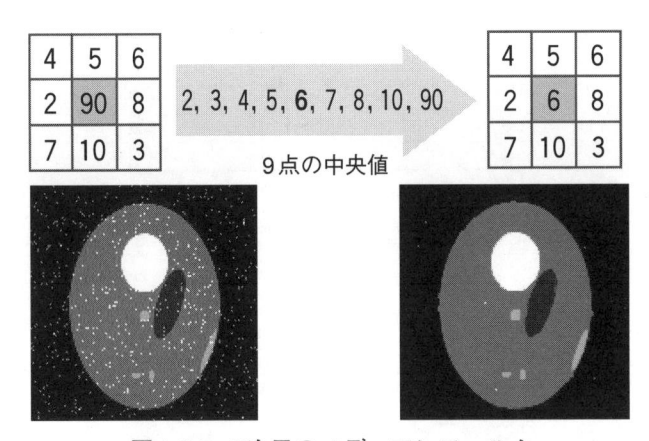

図4-24 2次元のメディアンフィルタ
注目点と周り8点の9点から中央値をフィルタ処理後の値とする．

〔第8節〕 フーリエ変換

(1) フーリエ級数展開

　フーリエ変換を説明する前に，そのもととなったフーリエ級数展開について解説する．フーリエ級数展開は，図4-25に示すようにすべての周期関数をさまざまな周波数と振幅の波の集まりで表すことができる．ここでいう波とは，正弦波（サイン：sine）と余弦波（コサイン：cosine）のことである．サイン，コサインの係数が波の振幅となり，その引数が波の周波数となる．それを式で表すと，

$$f(x) = \frac{a_0}{2} + \sum_{n=1}^{\infty}(a_n \cos 2\pi nx/T + b_n \sin 2\pi nx/T) \tag{4-23}$$

となる．ここで，a_nとb_nは，

$$a_n = \frac{2}{T}\int_0^T f(x)\cos\frac{2\pi nx}{T}dx \tag{4-24}$$

$$b_n = \frac{2}{T}\int_0^T f(x)\sin\frac{2\pi nx}{T}dx \tag{4-25}$$

と表される．a_nとb_nが波の振幅を表し，nが波の周波数の次数を表す．このフーリエ級数展開を複素数の表現に直すと，

$$f(x) = \sum_{n=-\infty}^{\infty} c_n e^{2\pi inx/T} \tag{4-26}$$

となる．ここで，c_nは一般的に複素数になるが，

$$c_n = \frac{1}{T}\int_0^T f(x)e^{-2\pi inx/T}dx \tag{4-27}$$

と表される．これが波とどう対応しているかを図4-26に示す．c_nが波の振幅に，指数関数の肩の項が

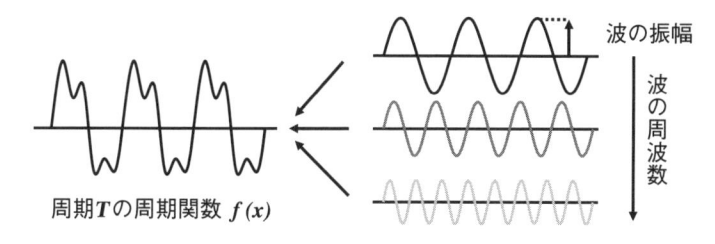

図4-25 フーリエ級数展開
すべての周期関数は，さまざまな周波数と振幅の波（正弦波と余弦波）の集まりで表すことができる．

$$f(x) = \sum_{n=-\infty}^{\infty} C_n e^{2\pi inx/T}$$

$$C_n = \frac{1}{T}\int_0^T f(x)e^{-2\pi inx/T}dx$$

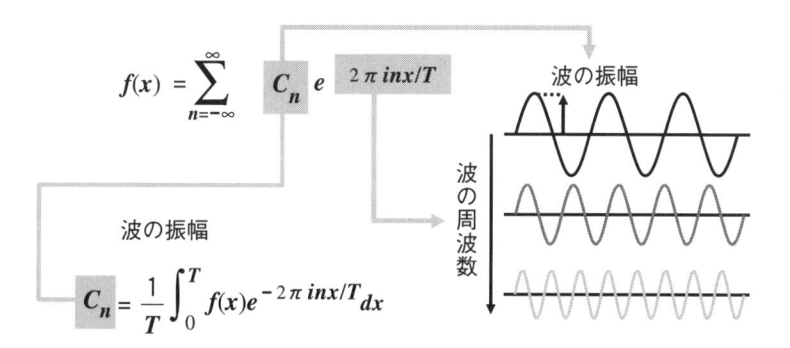

図4-26 フーリエ級数展開の複素数表現
指数eの係数が波の振幅になり，eの肩の部分（指数部）が波の周波数になる．

波の周波数に対応している．

(2) 1次元フーリエ変換

もとの関数を周期関数から，一般の関数に拡張したものがフーリエ変換である．フーリエ変換では，周期関数ではないので，その係数を求めるときにマイナス無限大から無限大まで全領域を積分する．このフーリエ変換によって導出された関数が，周波数を変数に持ち，その値が波の振幅に相当する周波数空間の関数になる．式で表すと，

$$F(\omega) = \int_{-\infty}^{\infty} f(x)e^{-i\omega x}dx \tag{4-28}$$

となる．ここで，$F(\omega)$は角周波数の関数でその値が波の振幅の値に相当する．角周波数ωと周波数uとの関係は，

$$\omega = 2\pi u \tag{4-29}$$

となる．フーリエ変換の模式図を**図4-27**に示す．フーリエ変換では，実空間にある一般の関数を波の成分に分解することができる．波の成分で表された空間を実空間に対して周波数空間と呼ぶ．周波数空間では，周波数または角周波数の関数となり，その値は実空間における波の成分の振幅にあたる．逆変換は，

・フーリエ変換の式

$$F(\omega) = \int_{-\infty}^{\infty} f(x) e^{-i\omega x} dx$$

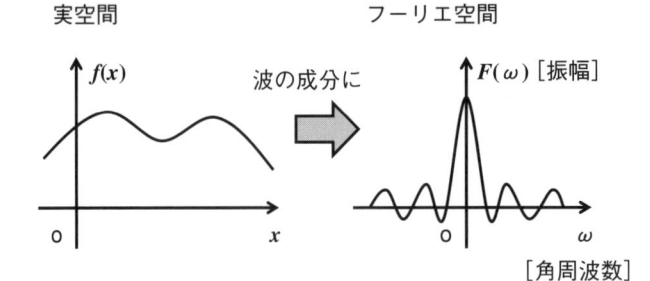

実空間　　　波の成分に　　フーリエ空間

図4-27　フーリエ変換の模式図

フーリエ級数展開のもとの関数を周期関数から一般の関数に拡張したものが，フーリエ変換である．

$$f(x) = \frac{1}{2\pi} \int_{-\infty}^{\infty} F(\omega) e^{i\omega x} d\omega \tag{4-30}$$

と表すことができる．また，フーリエ変換の式を周波数uで表すと，順変換と逆変換の式はそれぞれ，

$$F(u) = \int_{-\infty}^{\infty} f(x) e^{-2\pi i u x} dx \tag{4-31}$$

$$f(x) = \int_{-\infty}^{\infty} F(u) e^{2\pi i u x} du \tag{4-32}$$

となる．

フーリエ変換は複素数で表されているので，それをプログラムにする場合は，実部（real part）と虚部（imaginary part）に分けて計算する．(4-31) 式を実部と虚部に分けると，実部の計算は，

$$F_{\text{Re}}(u) = \int_{-\infty}^{\infty} f_{\text{Re}}(x) \cos(2\pi u x) + f_{\text{Im}}(x) \sin(2\pi u x) \, dx \tag{4-33}$$

となり，虚部の計算は，

$$F_{\text{Im}}(u) = \int_{-\infty}^{\infty} -f_{\text{Re}}(x) \sin(2\pi u x) + f_{\text{Im}}(x) \cos(2\pi u x) \, dx \tag{4-34}$$

となる．ここで，

$$e^{ix} = \cos(x) + i \sin(x) \tag{4-35}$$

というオイラーの公式を用いている．また，プログラムの場合は関数を離散型で扱うので，(4-33) 式と (4-34) 式はそれぞれ，

$$F_{\text{Re}}(u_i) = \sum_{j=-N/2}^{N/2-1} f_{\text{Re}}(x_j) \cos(\frac{2\pi u_i x_j}{N}) + f_{\text{Im}}(x_j) \sin(\frac{2\pi u_i x_j}{N}) \tag{4-36}$$

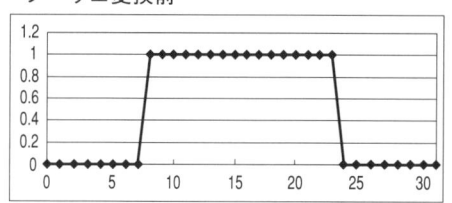

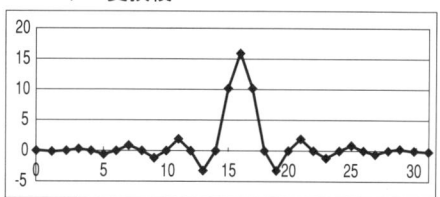

フーリエ変換前　　　　　　　　　　　　　フーリエ変換後

図4-28　1次元フーリエ変換前のデータと1次元フーリエ変換後のデータ

$$F_{\text{Im}}(u_i) = \sum_{j=-N/2}^{N/2-1} -f_{\text{Re}}(x_j)\sin(\frac{2\pi u_i x_j}{N}) + f_{\text{Im}}(x_j)\cos(\frac{2\pi u_i x_j}{N}) \tag{4-37}$$

となる．ここで，Nはデータ数である．また，逆変換は，

$$f_{\text{Re}}(x_j) = \frac{1}{N}\sum_{i=-N/2}^{N/2-1} F_{\text{Re}}(u_i)\cos(\frac{2\pi u_i x_j}{N}) - F_{\text{Im}}(u_i)\sin(\frac{2\pi u_i x_j}{N}) \tag{4-38}$$

$$f_{\text{Im}}(x_j) = \frac{1}{N}\sum_{i=-N/2}^{N/2-1} F_{\text{Re}}(u_i)\sin(\frac{2\pi u_i x_j}{N}) + F_{\text{Im}}(u_i)\cos(\frac{2\pi u_i x_j}{N}) \tag{4-39}$$

となる．このように離散型で行うフーリエ変換を離散フーリエ変換（DFT：discrete Fourier transform）と呼ぶ．（4-36）式と（4-37）式を用いて1次元フーリエ変換するプログラムを，プログラム4-12に示す．入力はテキストファイルで数値を1行ずつ入力してあるもので，計算結果もテキストファイルに数値を1行ずつ出力する．実部と虚部は別のファイルに分けて扱う．実部のフーリエ変換前のデータとフーリエ変換後のデータを**図4-28**にグラフで示す．変換前の虚部のデータはすべてゼロにしている．

（3）2次元フーリエ変換

画像をフーリエ変換するときは，2次元フーリエ変換を行う．2次元フーリエ変換の式は，

$$F(\xi,\eta) = \int_{-\infty}^{\infty}\int_{-\infty}^{\infty} f(x,y) e^{-i(\xi x + \eta y)} dx\, dy \tag{4-40}$$

となる．ここで，$f(x,y)$ は画像を表す関数で，$F(\xi,\eta)$ は画像の2次元フーリエ変換である．ξとηは角周波数である．逆変換は，

$$f(x,y) = \frac{1}{(2\pi)^2}\int_{-\infty}^{\infty}\int_{-\infty}^{\infty} F(\xi,\eta) e^{i(\xi x + \eta y)} d\xi\, d\eta \tag{4-41}$$

と表される．また，角周波数ξ，ηを周波数u，vにして表すと，順変換と逆変換の式はそれぞれ，

$$F(u,v) = \int_{-\infty}^{\infty}\int_{-\infty}^{\infty} f(x,y) e^{-2\pi i(ux+vy)} dx\, dy \tag{4-42}$$

$$f(x,y) = \int_{-\infty}^{\infty}\int_{-\infty}^{\infty} F(u,v) e^{2\pi i(ux+vy)} du\, dv \tag{4-43}$$

となる．2次元のフーリエ変換を見てみると，変数が1つ増えただけで基本の形は1次元と変わらない．プログラムにする場合は，実部と虚部に分け，さらに離散型にする必要があるので，（4-42）式は，

$$F_{\text{Re}}(u_j, v_i) = \sum_{k=-N_y/2}^{N_y/2-1} \sum_{m=-N_x/2}^{N_x/2-1} f_{\text{Re}}(x_m, y_k) \cos[2\pi(\frac{u_j x_m}{N_x} + \frac{v_i y_k}{N_y})]$$

$$+ f_{\text{Im}}(x_m, y_k) \sin[2\pi(\frac{u_j x_m}{N_x} + \frac{v_i y_k}{N_y})] \tag{4-44}$$

$$F_{\text{Im}}(u_j, v_i) = \sum_{k=-N_y/2}^{N_y/2-1} \sum_{m=-N_x/2}^{N_x/2-1} -f_{\text{Re}}(x_m, y_k) \sin[2\pi(\frac{u_j x_m}{N_x} + \frac{v_i y_k}{N_y})]$$

$$+ f_{\text{Im}}(x_m, y_k) \cos[2\pi(\frac{u_j x_m}{N_x} + \frac{v_i y_k}{N_y})] \tag{4-45}$$

となる.ここで,N_xとN_yはそれぞれx方向とy方向のデータ数である.また逆変換は,

$$f_{\text{Re}}(x_m, y_k) = \frac{1}{N_x N_y} \sum_{i=-N_y/2}^{N_y/2-1} \sum_{j=-N_x/2}^{N_x/2-1} F_{\text{Re}}(u_j, v_i) \cos[2\pi(\frac{u_j x_m}{N_x} + \frac{v_i y_k}{N_y})]$$

$$- F_{\text{Im}}(u_j, v_i) \sin[2\pi(\frac{u_j x_m}{N_x} + \frac{v_i y_k}{N_y})] \tag{4-46}$$

$$f_{\text{Im}}(x_m, y_k) = \frac{1}{N_x N_y} \sum_{i=-N_y/2}^{N_y/2-1} \sum_{j=-N_x/2}^{N_x/2-1} F_{\text{Re}}(u_j, v_i) \sin[2\pi(\frac{u_j x_m}{N_x} + \frac{v_i y_k}{N_y})]$$

$$+ F_{\text{Im}}(u_j, v_i) \cos[2\pi(\frac{u_j x_m}{N_x} + \frac{v_i y_k}{N_y})] \tag{4-47}$$

となる.(4-44)式と(4-45)式を用いて2次元フーリエ変換するプログラムをプログラム4-13に示す.入力は実数型の画像データで,計算結果も実数型の画像データで出力する.実部と虚部は別の画像ファイルに分けて扱う.フーリエ変換前の実部の画像データとフーリエ変換後の実部と虚部の画像データを図4-29に示す.変換前の虚部のデータはすべてゼロにしている.実空間の画像は実部のみ値を持つが,周波数空間では実部と虚部の両方に値を持つ.

(4-42)式をxの積分とyの積分に分けると,

$$F(u, v) = \int_{-\infty}^{\infty} \int_{-\infty}^{\infty} f(x, y) e^{-2\pi i u x} dx \cdot e^{-2\pi i v y} dy \tag{4-48}$$

となり,これは,

$$F'(u, y) = \int_{-\infty}^{\infty} f(x, y) e^{-2\pi i u x} dx$$

$$F(u, v) = \int_{-\infty}^{\infty} F'(u, y) e^{-2\pi i v y} dy \tag{4-49}$$

と表すことができる.この式は,x方向とy方向に1次元フーリエ変換を順番に行うことで2次元フーリエ変換が計算できることを意味する.これをプログラムにしたものをプログラム4-14に示す.このプログラムは,プログラム4-13と同じ結果になるが計算時間は短くなる.$N \times N$の画像の場合,計算時間

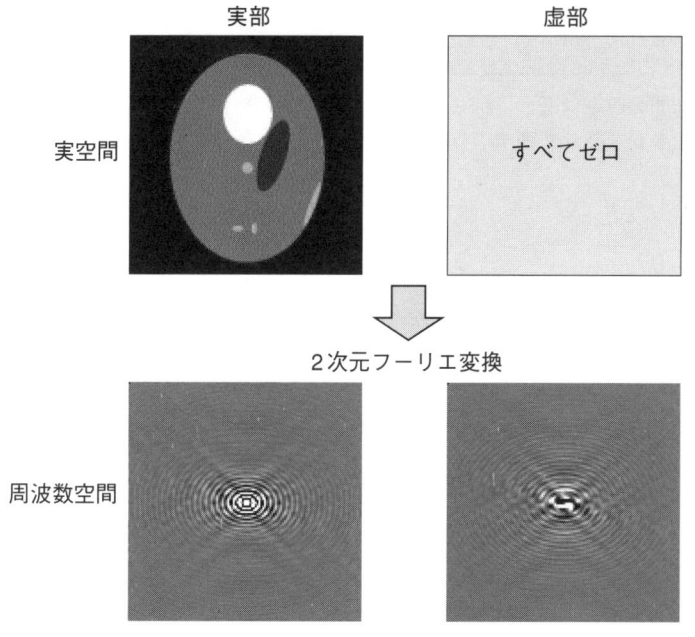

図4-29 2次元フーリエ変換

はプログラム4-13の約2/Nになる．

(4) FFTアルゴリズム

1次元の離散フーリエ変換を複素数の形で表すと，

$$F(u_i) = \sum_{j=-N/2}^{N/2-1} f(x_j) e^{-\frac{2\pi i u_i x_j}{N}} \tag{4-50}$$

となる．ここで，jの値を組み替えて0からにする．このとき関数$f(x)$は，データの半分だけずらすことになる．半分ずらした関数を$f'(x)$とし，xとuのサンプリング間隔を1とし，xとuをそれぞれjとkに置き換えて表すと，

$$F(k) = \sum_{j=0}^{N-1} f'(j) e^{-\frac{2\pi i j k}{N}} \tag{4-51}$$

となる．データ数Nが偶数であるとし，kの値を偶数と奇数に分けることを考える．すると (4-51) 式は，

$$\begin{aligned} F(2k) &= \sum_{j=0}^{N/2-1} f'(j) e^{-\frac{2\pi i j \cdot 2k}{N}} + \sum_{j=0}^{N/2-1} f'(j+N/2) e^{-\frac{2\pi i (j+N/2) \cdot 2k}{N}} \\ &= \sum_{j=0}^{N/2-1} f'(j) e^{-\frac{2\pi i j k}{N/2}} + e^{-2\pi i k} \cdot \sum_{j=0}^{N/2-1} f'(j+N/2) e^{-\frac{2\pi i j k}{N/2}} \\ &= \sum_{j=0}^{N/2-1} [f'(j) + f'(j+N/2)] e^{-\frac{2\pi i j k}{N/2}} \end{aligned} \tag{4-52}$$

・低周波数
　周波数空間の原点付近
　全体の大まかな部分を表す

・高周波数
　周波数空間の原点から離れたところ
　画像の細かい部分を表す

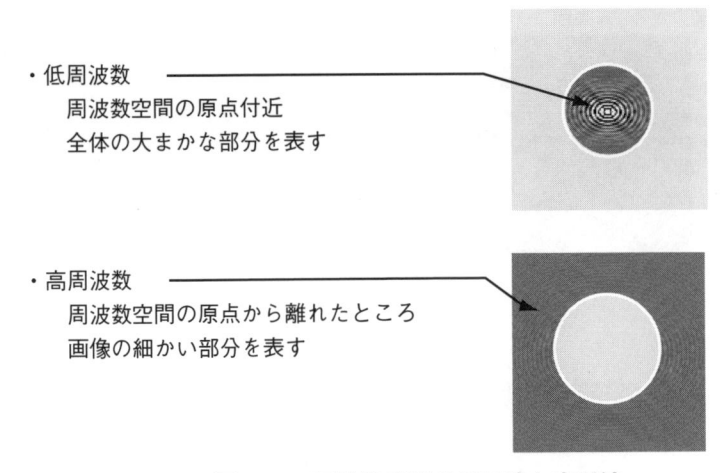

図4-30　周波数空間の低周波と高周波

$$F(2k+1) = \sum_{j=0}^{N/2-1} f'(j) e^{-\frac{2\pi i j \cdot (2k+1)}{N}} + \sum_{j=0}^{N/2-1} f'(j+N/2) e^{-\frac{2\pi i (j+N/2)(2k+1)}{N}}$$

$$= \sum_{j=0}^{N/2-1} f'(j) e^{-\frac{2\pi i j k}{N/2}} + e^{-\pi i (2k+1)} \cdot \sum_{j=0}^{N/2-1} e^{-\frac{2\pi i j}{N}} \cdot f'(j+N/2) e^{-\frac{2\pi i j k}{N/2}}$$

$$= \sum_{j=0}^{N/2-1} [f'(j) - e^{-\frac{2\pi i j}{N}} \cdot f'(j+N/2)] e^{-\frac{2\pi i j k}{N/2}} \tag{4-53}$$

と分けることができる．この式より，N個の離散フーリエ変換は，$N/2$個の離散フーリエ変換を2回行うことで計算できる．よって，N^2回必要だった計算が$N^2/2$回で済むことになる．Nが2のベキ乗であれば，Nが1になるまでさらに分けていくことができる．その場合，N^2回必要だった計算が，$N \times \log_2 N$回で済み，計算時間を短縮できる．このようにフーリエ変換を高速に行う手法を高速フーリエ変換（FFT：fast Fourier transform）と呼ぶ．この手法を用いた1次元と2次元のFFTのプログラムをプログラム4-15に示す．2次元FFTの関数は，プログラム4-14の1次元フーリエ変換の部分を1次元FFTに取り替えた形になっているが，2次元データを1次元データに入れ替えるときにデータを半分ずらす必要がある．また，そのFFTのプログラムを用いて2次元フーリエ変換を実際に行うプログラムをプログラム4-16に示す．

〔第9節〕　周波数空間と周波数

　周波数空間において低周波数と高周波数を分けると，**図4-30**に示すように，低周波数は周波数空間の原点付近に相当し，その値は画像全体の大まかな部分を表す．また，高周波数は周波数空間の原点から離れたところに相当し，その値は画像の細かい部分を表す．また，**図4-31**に周波数空間で周波数を制限したときの実空間の画像を示す．低周波数は，画像の大まかな形を表すので，画像に戻すと全体がぼけた感じになり，画像の大まかな部分が表現されている．周波数が高くなるにつれてより細かい部分，特に境界の部分が強く表現されている．

　図4-32にノイズが入った画像のフーリエ変換画像を示す．上段が核医学で用いられるSheppファン

低周波数　　　　　中周波数　　　　　高周波数

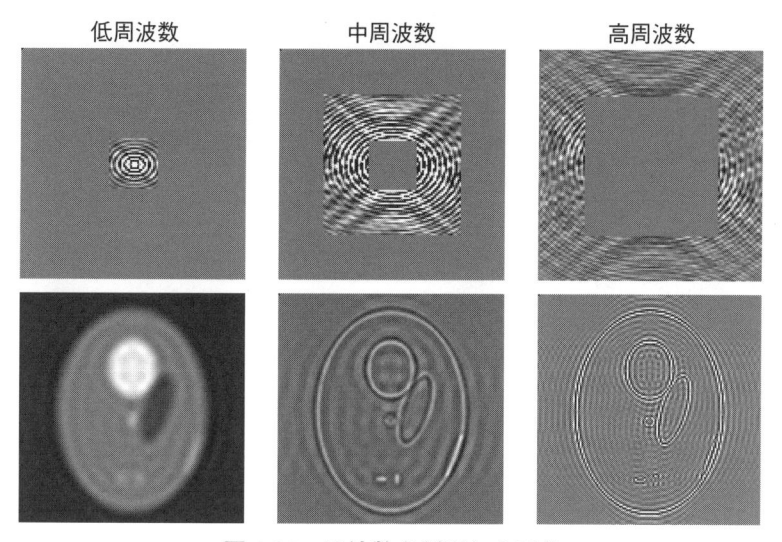

図4-31　周波数を制限した画像
Sheppファントムの各周波数の領域のみを取り出し，それ以外にゼロを入れてフーリエ逆変換した画像を示している．上段が周波数空間で領域を取り出したもので，下段がそれをフーリエ逆変換したものである．

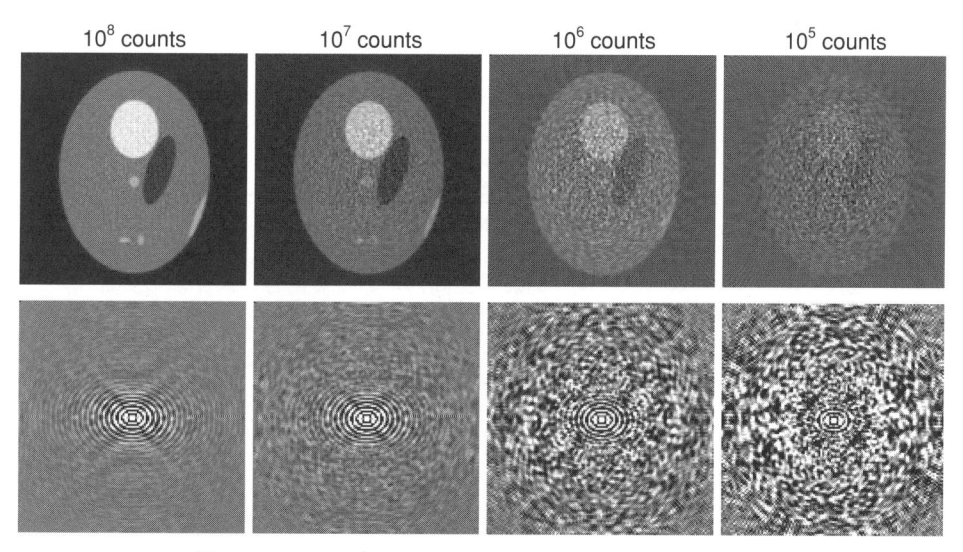

10^8 counts　　　10^7 counts　　　10^6 counts　　　10^5 counts

図4-32　ノイズが入った画像とそのフーリエ変換画像
それぞれのカウント数に相当する統計ノイズを加算している．上段が実空間の画像で下段がそのフーリエ変換の実部の画像である．

トムの画像にノイズを含めたもので，ノイズの量は左から全カウント数で10^8，10^7，10^6，10^5に相当する統計ノイズを加算している．下段が，それぞれの画像をフーリエ変換した実部の画像である．周波数空間の画像を見ると，ノイズが増えるにしたがって高周波成分が高くなっている．
　周波数空間の画像から周波数ω（原点からの距離）とそのパワースペクトルの平均値を計算して，テキストファイルで書き込むプログラムをプログラム4-17に示す．図4-32に示した画像のパワースペクトルをグラフにしたものを図4-33に示す．図4-33のパワースペクトルは，どの画像も原点を1に換

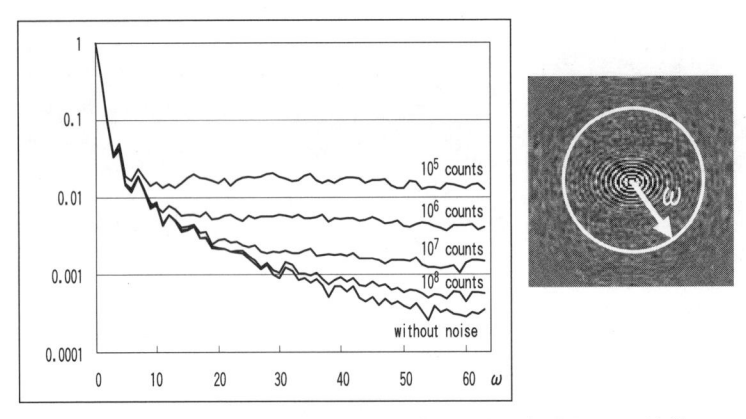

図4-33 ノイズの異なる画像ごとに周波数空間の周波数 ω
（原点からの距離）とそのパワースペクトルの平均値を表したグラフ
パワースペクトルは，どの画像も原点を1に換算して表示している．

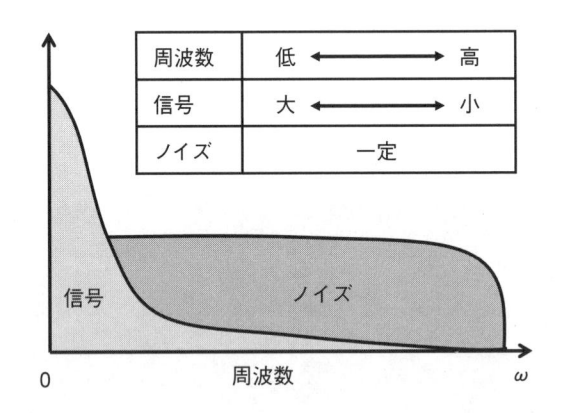

図4-34 パワースペクトル（周波数空間）における信号とノイズの関係
信号は周波数が高くなるにつれて小さくなるが，ノイズは周波数によらずある一定の値を持っている．その値は混入しているノイズの量によって変わる．ノイズが多ければ，一定の量も大きくなる．

算して表示している．ノイズがない場合（without noise）は，周波数が高くなるにつれてパワースペクトルの値はなめらかに小さくなっている．しかし，ノイズが入るとある一定レベルのところからパワースペクトルの値が横這いになる．横這いになる値は，ノイズが増えるにしたがって高くなる．ここからわかる周波数空間での信号とノイズの関係を図4-34に示す．信号は周波数が高くなるにつれて小さくなり，ノイズは周波数によらずある一定の値を持っている．混入しているノイズの量が多いと，その一定の量も大きくなる．

〔第10節〕 フィルタ処理

　周波数空間で作用させるフィルタは，その性質から大きく2つに分けられる．1つは，ノイズを軽減させる低域通過（low-pass）フィルタである．このフィルタは低周波成分を通過させ，高周波成分を低下させるもので，2次元ではバタワースフィルタがよく使われる．もう1つは，信号を回復させる高域

図4-35 低域通過フィルタとノイズの関係

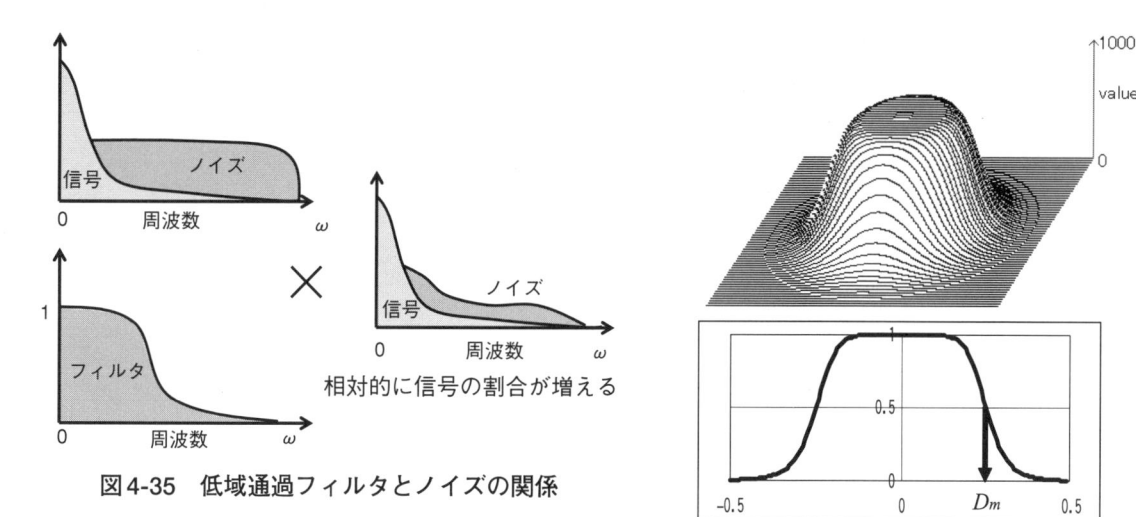

図4-36 バタワースフィルタの形状と中心を通るプロファイル

通過フィルタである．高周波成分を高めるので，ぼけた画像ははっきりと鮮明になるが，ノイズも強調してしまうという欠点がある．よく使われるフィルタには，画像再構成のFBP（filtered back-projection）に使われるRampフィルタや，そのほかにもWienerフィルタなどがある．

周波数空間でフィルタ処理をする場合は，周波数空間のデータにフィルタ関数を掛け合わせることで実行する．掛け算という単純な計算で行われるので，フィルタ処理は周波数空間で行うと便利である．

(1) 低域通過フィルタ

低域通過フィルタ（low-passフィルタ）の関数の形は，低周波部分で1の値を持ち，周波数が高くなるにつれて値が低くなる．そのフィルタを周波数空間で掛け合わせると，信号成分が比較的多い低周波部分では，そのままの値を保ち，信号に対してノイズ成分が高くなる高周波部分では全体的に値が小さくなる．よって全体の信号とノイズの割合は，信号のほうが相対的に大きくなる．したがって，低域通過フィルタはノイズを軽減する効果がある．その様子を**図4-35**に示す．

2次元でよく使われる低域通過フィルタにバタワース（Butterworth）フィルタがある．フィルタ関数の式は

$$W(\xi,\eta) = \frac{1}{1+[D(\xi,\eta)/D_m]^{2n}} \tag{4-54}$$

$$D(\xi,\eta) = \sqrt{\xi^2+\eta^2} \tag{4-55}$$

となる．ここで，$D(\xi,\eta)$ は原点から周波数空間の座標 (ξ,η) までの距離で，周波数に相当する．このフィルタには，2つの設定値があり，1つは遮断周波数 D_m（cut off周波数）で，もう1つはフィルタの次数 n（order）である．遮断周波数は，フィルタの値がちょうど半分（0.5）になるときの周波数を表す．フィルタの次数は，フィルタの値が1から0に落ちるときの落ち込む度合いを表す．バタワースフィルタの形状と中心を通るプロファイルを**図4-36**に示す．また，バタワースフィルタの次数を4に固定

・遮断周波数(D_m)による変化

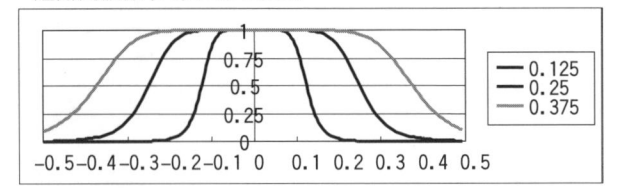

・フィルタの次数(n)による変化

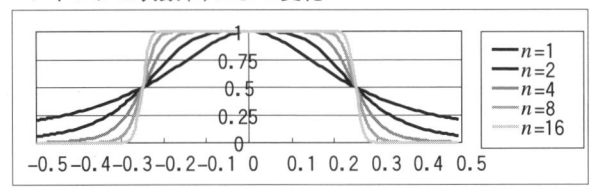

図4-37　バタワースフィルタの変数と形状
上段は，フィルタの次数を4に固定して遮断周波数を変化させたときのバタワースフィルタの中心を通るプロファイル．下段は，遮断周波数を0.25に固定してフィルタの次数を変化させたときのバタワースフィルタの中心を通るプロファイル．

して，遮断周波数を変化させたときのバタワースフィルタの中心を通るプロファイルを図4-37の上段に示す．遮断周波数が変わると0.5の値の位置がそれに合わせて移動している．図4-37の下段は，遮断周波数を0.25に固定して，フィルタの次数を変化させたときのバタワースフィルタのプロファイルを示している．次数が大きくなるにつれて，1から0への落ち込み方が急激になっている．

バタワースフィルタの適用は図4-38に示すように，画像に対し2次元フーリエ変換を行い，フィルタ関数を掛け合わせた後，2次元フーリエ逆変換を行う．図4-38では，遮断周波数が0.25で，フィルタの次数が4のときのバタワースフィルタを掛けた画像を示している．左側の上段が原画像（全カウント数が10^6のSheppファントム），下段が原画像をフーリエ変換した画像である．中央の鳥瞰図がフィルタ関数になり，このフィルタ関数を左側のフーリエ変換した画像に掛け合わせたものが右側下段の画像になる．実部と虚部には，同じ操作を行っている．これをフーリエ逆変換した画像が右側上段の画像になる．高周波成分が大分減り，ノイズが軽減している．この操作を行うプログラムをプログラム4-18に示す．プログラム4-18を用いて，さまざまな条件でバタワースフィルタ処理した結果を以下に示す．図4-39にバタワースフィルタ関数の形状の鳥瞰図を示す．右方向にはフィルタの次数を2から8に変え，上方向には遮断周波数を0.125から0.375に変えている．図4-40に，全カウント数が10^6の場合のSheppファントムの画像にそれらのバタワースフィルタを掛け合わせた周波数空間画像の実部を示す．虚部は省略するが同様にバタワースフィルタが掛けられる．図4-41に，それらの周波数空間画像を2次元フーリエ逆変換した画像を示す．遮断周波数を変えることによって，画像のぼけの度合いが決まる．フィルタの次数を変えると同じぼけの度合いのなかに含まれる高周波成分の割合を調節することができる．

(2) 高域通過フィルタ

高域通過フィルタの形状は，低周波部分で1の値から始まり，周波数が高くなるにつれて値を高くし，ある一定のところで値を下げる．そのフィルタを周波数空間で掛け合わせると，信号の細かい部分を

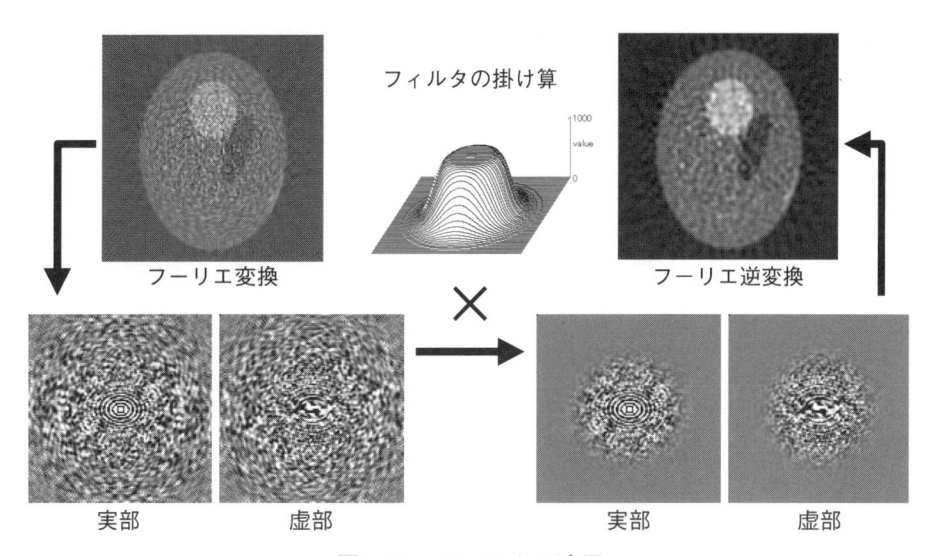

図4-38 フィルタの適用

遮断周波数が0.25で，フィルタの次数が4のときのバタワースフィルタ処理する過程を示している．左側の上段が原画像（ノイズが1×10^6の場合），下段が原画像をフーリエ変換した画像である．中央の鳥瞰図がフィルタ関数である．このフィルタ関数を左側のフーリエ変換した画像に掛け合わせたものが右側下段の画像になる．実部と虚部には同じ操作を行っている．これをフーリエ逆変換した画像が右側上段の画像になる．高周波成分が大分減り，ノイズが軽減している．

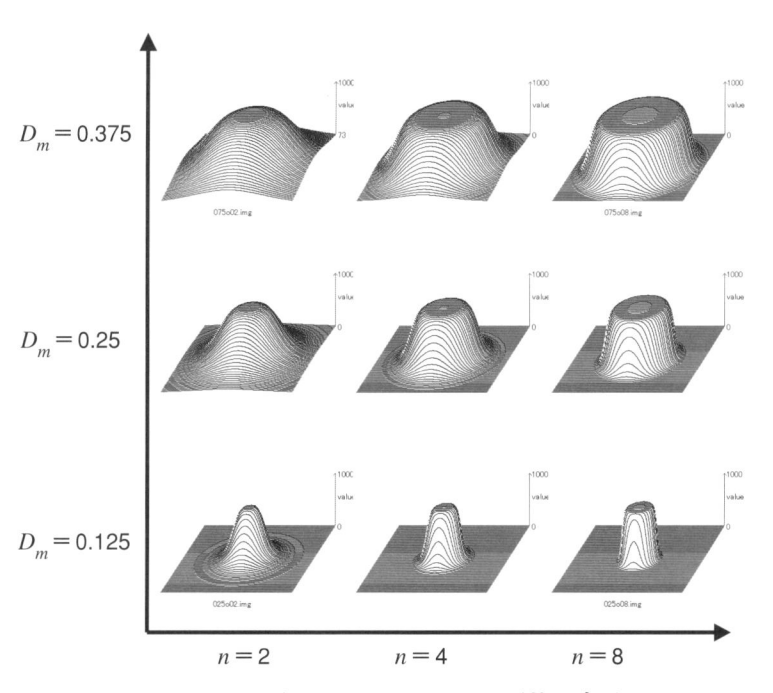

図4-39 バタワースフィルタの形状の鳥瞰図

右方向へはフィルタの次数を2から8に変え，上方向には遮断周波数を0.125から0.375に変えている．

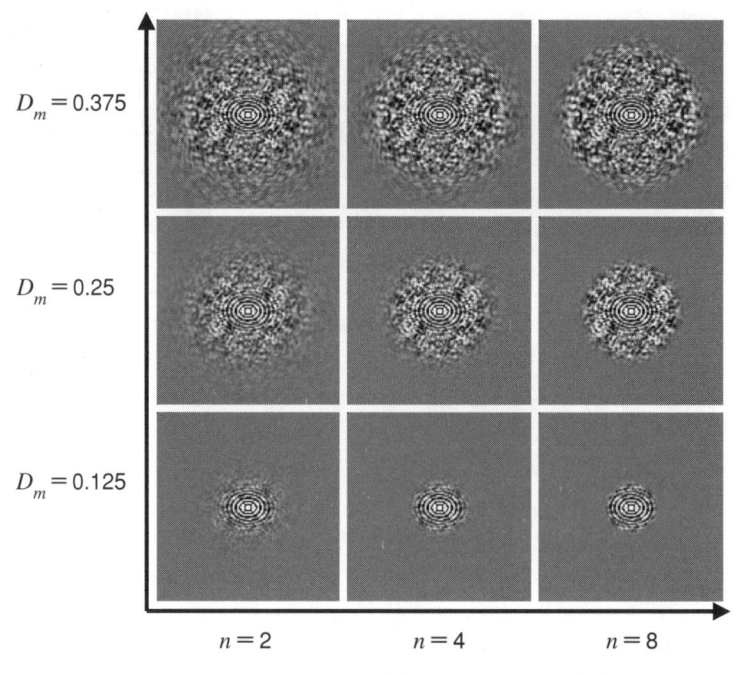

図4-40　バタワースフィルタを掛け合わせた周波数空間画像

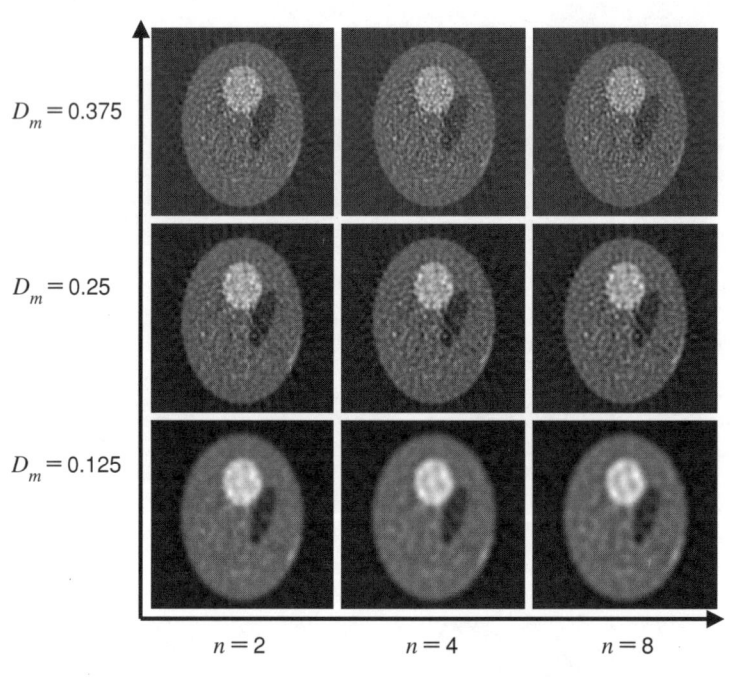

図4-41　バタワースフィルタ処理した画像

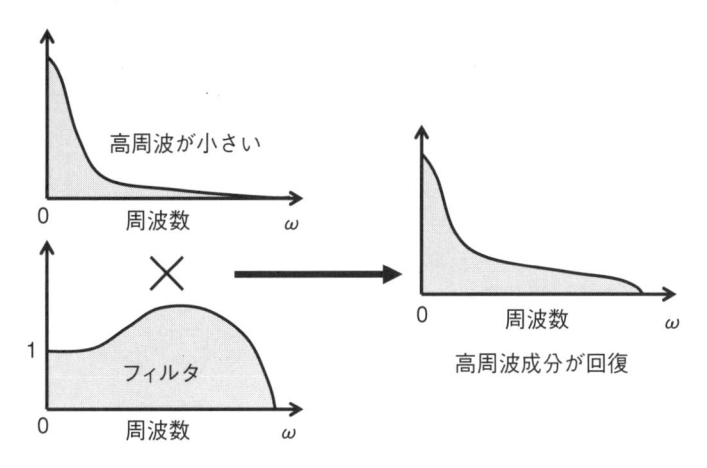

図4-42　高域通過フィルタと周波数成分の関係

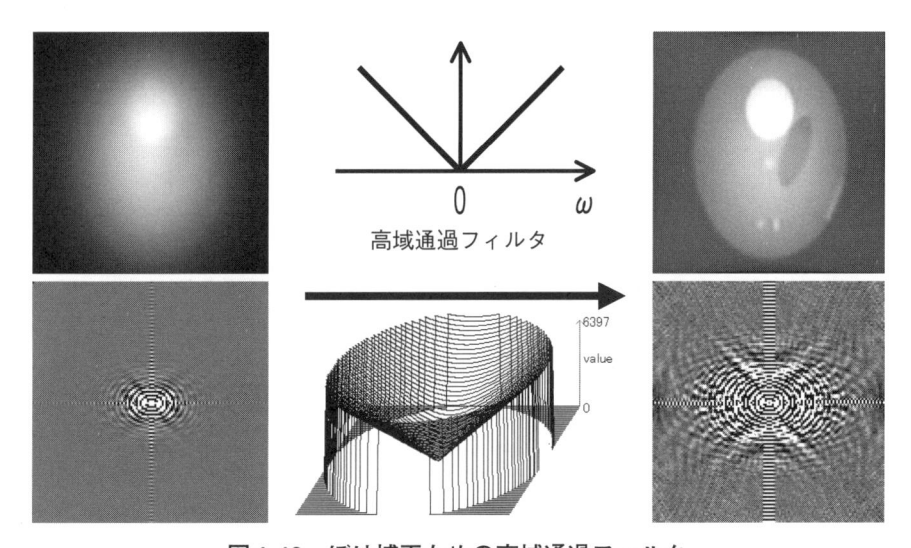

図4-43　ぼけ補正ための高域通過フィルタ

表している高周波部分が大きくなり，信号の細かい部分が強調される．その様子を**図4-42**に示す．画像がぼけている場合は，そのぼけが回復し，鮮明になる．ただし，ノイズがあると高周波成分が大きくなるので，信号に対してノイズの割合が相対的に大きくなり，ノイズを増大することになる．

図4-43に高域通過フィルタを掛け合わせた場合の例を示す．左上のぼけた画像を2次元フーリエ変換した実部の画像が左下の画像になる．その画像に中央の鳥瞰図に示す高周波強調の関数を掛け合わせると右下の画像になる．虚部の画像は省略しているが，同様の操作を行う．高周波成分が強調され，画像に高周波成分の値が現れている．その周波数空間画像を2次元フーリエ逆変換すると右上の画像になる．高周波成分が復活し，細かい部分が回復している．

〔第11節〕　MTF

MTFとはmodulation transfer function（変調伝達関数）の略称で，LSFやPSFで画像がどの程度ぼ

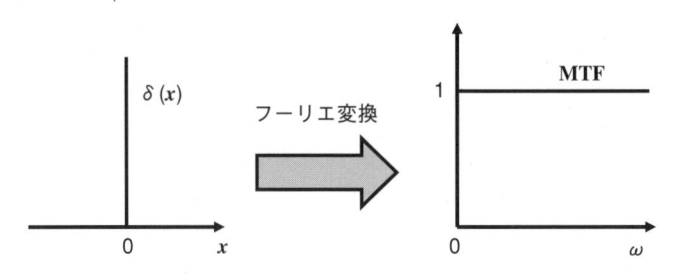

図4-44 デルタ関数とそのMTF

理想の線広がり関数であるデルタ関数のMTFは，周波数に関わらず振幅が一定になる．

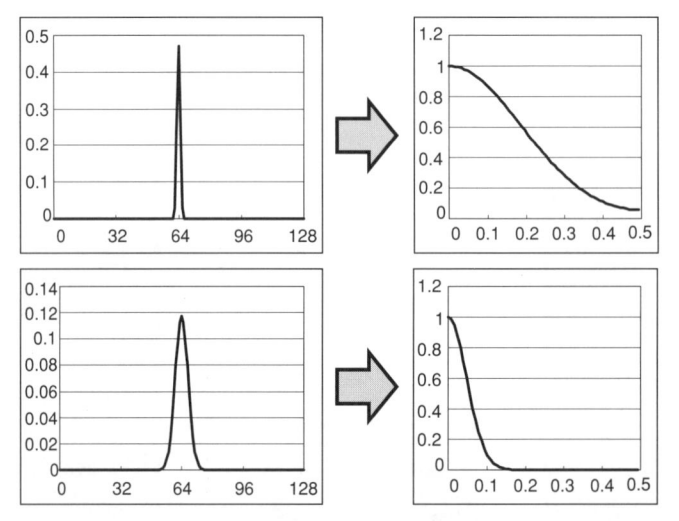

図4-45 線広がり関数をガウス関数としたときのMTF

LSFが広がるとMTFでは伝達する高周波数成分が小さくなる．

けてコントラストが低下しているかを空間周波数特性として表現したものである．その空間周波数特性は，LSFやPSFをフーリエ変換することによって得られる．

半値幅がwのLSFをガウス関数で表すと，

$$f(x) = \sqrt{\frac{2.7725887}{\pi w^2}} \exp[-\frac{2.7725887 \cdot (x-x_0)^2}{w^2}] \tag{4-56}$$

となるが，そのMTFは（4-56）式のフーリエ変換となるので，

$$F(u) = \exp[-\frac{\pi^2 w^2 u^2}{2.7725887}] \tag{4-57}$$

となる．

LSFが理想の場合はデルタ関数となり，そのMTFは図4-44に示すように，周波数に関わらず振幅が一定になる．これは，どの周波数も完全に伝達しているという意味である．また1次元のガウス関数のLSFをもとにフーリエ変換し，そのMTFを求めたものを図4-45に示す．LSFが広がると，MTFでは伝達する高周波数成分が小さくなる．

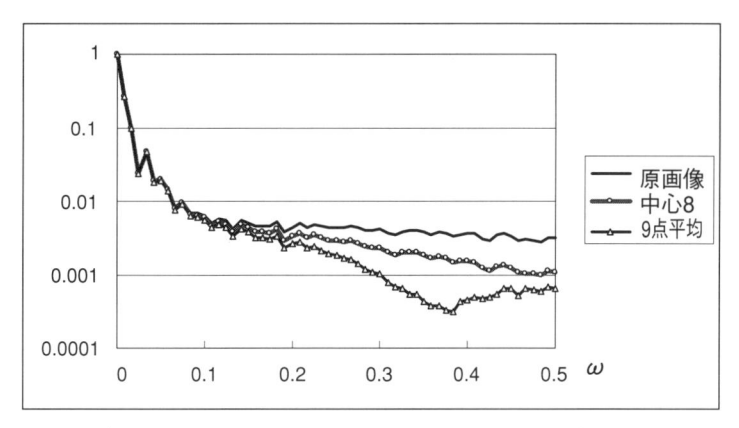

図4-46　原画像と，移動平均フィルタと加重平均フィルタで処理した画像のパワースペクトル

原画像にはノイズが含まれているので，周波数が高くてもパワースペクトルは一定値を保っているが，移動平均および加重平均フィルタで処理した画像では，周波数が高くなるにつれてパワースペクトルは低くなる．これは低域通過フィルタを掛けた状態に似ている．さらにその度合いについては，平滑化の度合いが大きい移動平均フィルタでは加重平均フィルタよりも高周波成分を小さくしている．

〔第12節〕　フーリエ変換と重畳積分

　原画像と，図4-20に示した9点平均フィルタ（移動平均フィルタ）と，中心の係数が8のフィルタ（加重平均フィルタ）で処理した画像のパワースペクトルを図4-46に示す．原画像にはノイズが含まれているので，周波数が高くてもパワースペクトルは一定値を保っているが，移動平均，および加重平均フィルタで処理した画像では，周波数が高くなるにつれてパワースペクトルは低くなる．これは低域通過フィルタを掛けた状態に似ている．さらにその度合いについては，平滑化の度合いが大きい移動平均フィルタでは，加重平均フィルタよりも高周波成分を小さくする．このフィルタの関係を数学的に見てみると，実空間で画像にフィルタ関数を重畳積分することは，周波数空間ではそれぞれのフーリエ変換の掛け算に相当する．式で表すと，

$$g(x) = \int_{-\infty}^{\infty} f(x')h(x-x')dx' \tag{4-58}$$

$$G(\omega) = F(\omega) \times H(\omega) \tag{4-59}$$

となる．ここで，$F(\omega)$，$H(\omega)$ および $G(\omega)$ はそれぞれ $f(x)$，$h(x)$ および $g(x)$ の1次元フーリエ変換である．2次元の画像においても同様に表すことができ，

$$g(x,y) = \int_{-\infty}^{\infty}\int_{-\infty}^{\infty} f(x',y')h(x-x',y-y')dx'dy' \tag{4-60}$$

$$G(\xi,\eta) = F(\xi,\eta) \times H(\xi,\eta) \tag{4-61}$$

となる．ここで，$F(\xi,\eta)$，$H(\xi,\eta)$ および $G(\xi,\eta)$ はそれぞれ $f(x,y)$，$h(x,y)$ および $g(x,y)$ の2次元フーリエ変換である．

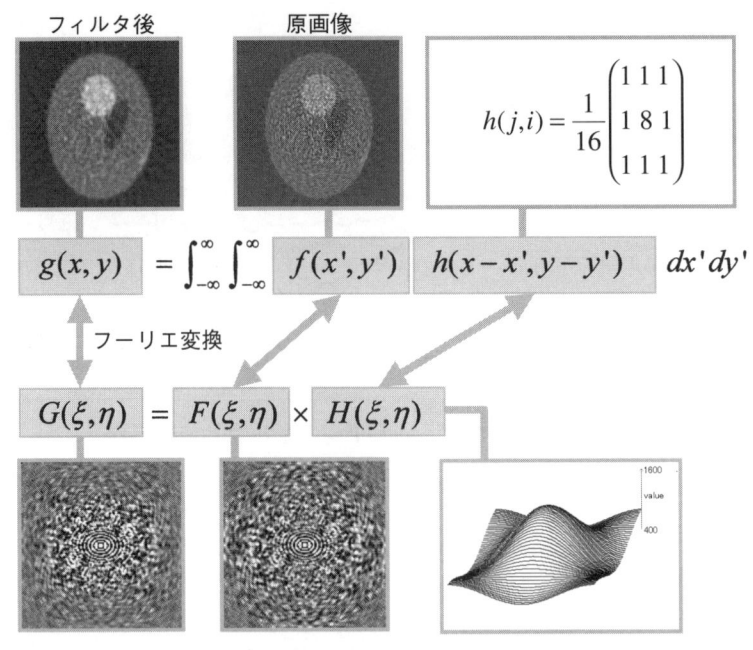

図4-47 実空間と周波数空間での重畳積分の関係と画像

　加重平均フィルタを重畳積分して計算した画像は，原画像をフーリエ変換し，それに加重平均フィルタのフーリエ変換を掛け合わせ，フーリエ逆変換した画像に等しくなる．実空間と周波数空間での2次元関数の数式の関係とそれぞれの画像を対応させたものを図4-47に示す．

　高域通過フィルタに相当する実空間のフィルタは，尖鋭化フィルタと呼ばれる．このフィルタ関数は，周りの値がマイナスをとる．図4-48の左側に原画像とそのフーリエ変換の実部の画像を，右側にフィルタ処理した画像とそのフーリエ変換の実部の画像を示す．実空間では中心が10で，周りが−1のフィルタ関数を重畳積分しているが，周波数空間では，フィルタ関数のフーリエ変換（下段の鳥瞰図）を掛け合わせたものに相当する．下段のフーリエ変換は，高周波成分を強調するような関数になっている．

　重畳積分の場合，もとの関数とフィルタ関数を入れ替えても同じ結果となる．1次元で考えると，(4-58) 式で $x'' = x - x'$ とすると，$x' = x - x''$，$dx' = -dx''$ となるので，

$$g(x) = \int_{\infty}^{-\infty} f(x-x'')h(x'')(-dx'')$$

$$= \int_{-\infty}^{\infty} h(x'')f(x-x'')dx'' \tag{4-62}$$

となり，入れ替えても同じ結果になることがわかる．周波数空間においては，単純な掛け算なので入れ替えても同じであることは明白である．

〔第13節〕　デコンボリューション

　点広がり関数のようなぼけ関数で全体がぼけている画像があるとき，ぼけ方が一様であればそのぼけをとることができる．原画像を $f(x, y)$，ぼけ関数を $h(x, y)$ とすると，ぼけた画像はその重畳積分（コンボリューション）となるので，ぼけた画像 $g(x, y)$ は (4-60) 式で表すことができる．そのフー

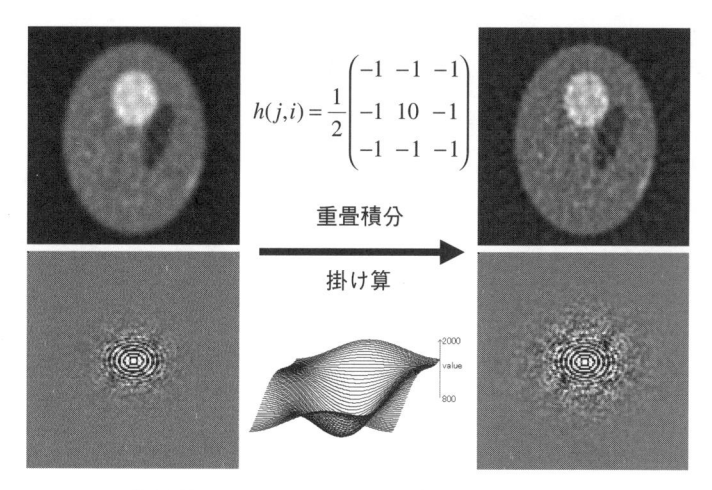

図4-48 高域通過フィルタに相当する実空間の尖鋭化フィルタ
左側に原画像とそのフーリエ変換の実部の画像を，右側にフィルタを掛けた画像とそのフーリエ変換の実部の画像を示す．中央に尖鋭化フィルタとそのフーリエ変換の鳥瞰図を示す．

リエ変換は，(4-61) 式となる．ぼけ関数 $h(x, y)$ がわかっている場合，2次元フーリエ変換を用いて，(4-61) 式より $G(\xi, \eta)$ から $F(\xi, \eta)$ を簡単に求めることができる．式で表すと，

$$F(\xi,\eta) = \frac{G(\xi,\eta)}{H(\xi,\eta)} \tag{4-63}$$

となる．この後，2次元フーリエ逆変換することでもとの関数を求めることができる．これをデコンボリューションと呼んでいる．フーリエ変換は一般的には複素数で表されるので，まず複素数の割り算を実部と虚部に分けて考えると，

$$F(\xi,\eta) = G(\xi,\eta) \cdot \frac{H_{\text{Re}}(\xi,\eta) - i H_{\text{Im}}(\xi,\eta)}{H_{\text{Re}}(\xi,\eta)^2 + H_{\text{Im}}(\xi,\eta)^2} \tag{4-64}$$

となる．よって，全体を複素数の実部と虚部に分けて考えると，

$$F_{\text{Re}}(\xi,\eta) = \frac{G_{\text{Re}}(\xi,\eta) \cdot H_{\text{Re}}(\xi,\eta) + G_{\text{Im}}(\xi,\eta) \cdot H_{\text{Im}}(\xi,\eta)}{H_{\text{Re}}(\xi,\eta)^2 + H_{\text{Im}}(\xi,\eta)^2} \tag{4-65}$$

$$F_{\text{Im}}(\xi,\eta) = \frac{G_{\text{Im}}(\xi,\eta) \cdot H_{\text{Re}}(\xi,\eta) - G_{\text{Re}}(\xi,\eta) \cdot H_{\text{Im}}(\xi,\eta)}{H_{\text{Re}}(\xi,\eta)^2 + H_{\text{Im}}(\xi,\eta)^2} \tag{4-66}$$

となる．また，$1/H(\xi, \eta)$ の関数を2次元フーリエ逆変換して，それをぼけ関数 $g(x, y)$ に重畳積分することでも，もとの関数を求めることができる．

ぼけた画像とそのぼけ関数画像を入力して，(4-65) 式と (4-66) 式を用いてデコンボリューションするプログラムをプログラム4-19に示す．このプログラム4-19は1次元FFTのプログラム4-15を用いる．このプログラム4-19を用いてデコンボリューションした結果を図4-49に示す．デコンボリューションした画像は，ぼけが回復しているが，リング状のアーチファクトが現れている．これは，周波数空

ぼけ画像　　　　　　　PSF　　　　　デコンボリューション画像

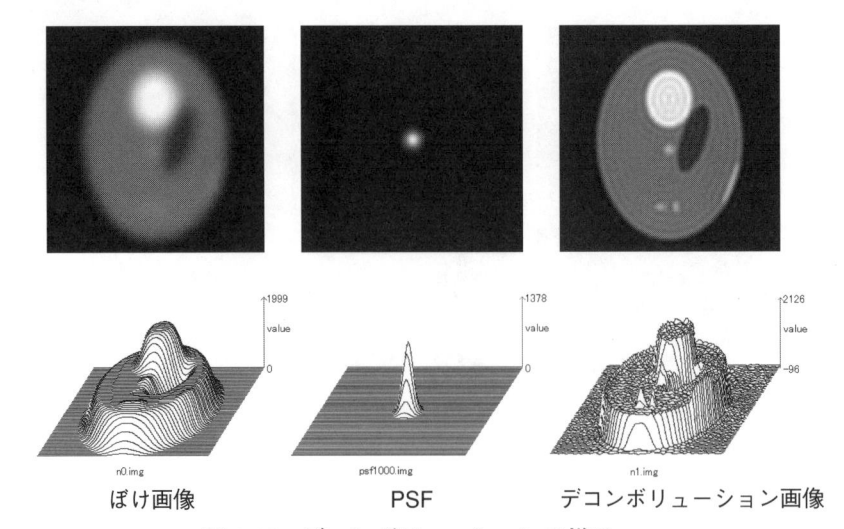

図4-49　デコンボリューションの様子
PSFでぼかされた画像は，デコンボリューションによってぼけを回復させることができる．

間で高周波成分が途中で切られているために生じるギブスアーチファクトと呼ばれるものである．このアーチファクトを避けるためには，高周波成分を切るときになめらかに小さくなるようにする．このとき掛け合わせる関数を窓関数といい，コサイン関数を用いたハニング窓などが有名である．ハニング窓関数は，

$$W(\omega) = 0.5\,(1+\cos\omega) \tag{4-67}$$

と表される．ここでωは$-\pi$からπの間をとり，

$$\omega = \sqrt{\xi^2 + \eta^2} \tag{4-68}$$

である．この窓関数を用いたデコンボリューションのプログラムをプログラム4-20に示す．ここで使用したハニング窓関数では，高周波数で窓関数がゼロになる周波数位置を調節している．ハニング窓関数を適用した様子を図4-50に示す．図4-50には，PSFをフーリエ変換した関数の逆関数とその関数によりデコンボリューションした画像と，逆関数にハニング窓関数を適用した関数とそのデコンボリューション画像を示している．ハニング窓関数を用いたデコンボリューションでは，ギブスアーチファクトが軽減されている．

〔第14節〕　自己相関関数と相互相関関数

$f(x, y)$の2次元フーリエ変換を$F(\xi, \eta)$とすればパワースペクトルは

$$F(\xi,\eta) \cdot F^*(\xi,\eta) \tag{4-69}$$

と表される．また，自己相関関数は

$$F^{-1}\{F(\xi,\eta)\,F^*(\xi,\eta)\} \tag{4-70}$$

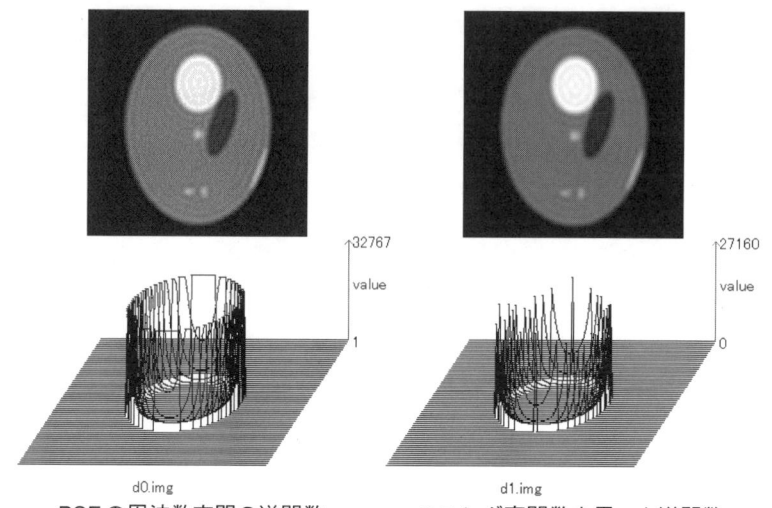

図4-50 ハニング窓関数の適用
PSFの周波数空間の逆関数が，ハニング窓を用いると高周波数で値が小さくなり滑らかに落ち込むことになる．デコンボリューションした画像のギブスアーチファクトが軽減される．

で与えられる．ここで，$F^*(\xi, \eta)$ は $F(\xi, \eta)$ の複素共役を表し，F^{-1} はフーリエ逆変換を表す．画像を2次元フーリエ変換し，これと複素共役をとったものとを掛け算する．その結果をフーリエ逆変換すれば，自己相関関数となる．自己相関関数は実空間において次式で計算される．

$$R_{ff}(x,y) = \int_{-\infty}^{\infty}\int_{-\infty}^{\infty} f(x',y')f(x+x',y+y')dx'dy' \tag{4-71}$$

また，$g(x, y)$ の2次元フーリエ変換を $G(\xi, \eta)$ とすれば，$f(x, y)$ との相互相関関数は，

$$F^{-1}\{F(\xi,\eta)\,G^*(\xi,\eta)\} \tag{4-72}$$

と表される．これは，それぞれの画像を2次元フーリエ変換し，片方の画像の複素共役をとったものと掛け算する．その結果をフーリエ逆変換すれば相互相関関数となる．この相互相関関数も実空間において次式で計算される．

$$R_{fg}(x,y) = \int_{-\infty}^{\infty}\int_{-\infty}^{\infty} f(x',y')g(x+x',y+y')dx'dy' \tag{4-73}$$

相互相関関数の場合，関数 $f(x, y)$ と $g(x, y)$ を入れ替えると，相関関数が変わってくる．式では，

$$\begin{aligned}R_{gf}(x,y) &= \int_{-\infty}^{\infty}\int_{-\infty}^{\infty} g(x',y')f(x+x',y+y')dx'dy' \\ &= F^{-1}\{G(\xi,\eta)\,F^*(\xi,\eta)\} \\ &= F^{-1}\{[F(\xi,\eta)\,G^*(\xi,\eta)]^*\}\end{aligned} \tag{4-74}$$

となり，周波数空間では複素共役の形になる．

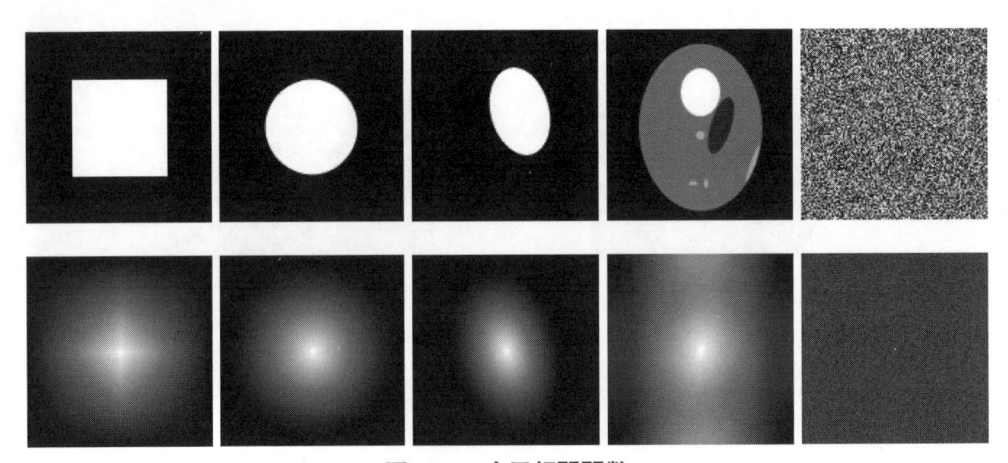

図4-51 自己相関関数
上段が原画像で下段がそれぞれの自己相関関数である．

　自己相関関数と相互相関関数を周波数空間で行うプログラムをプログラム4-21に示す．また，実空間で行うプログラムをプログラム4-22に示す．
　さまざまな画像に対して，その自己相関関数を計算した結果を図4-51に示す．自己相関関数の場合，中央が最も高く，周りに向かって値が小さくなる．特に乱数画像の場合は，中央の値が周りに比べて極端に大きくなる．
　矩形画像と円画像の相互相関関数を計算した結果を図4-52に示す．相互相関関数の画像と鳥瞰図が示されている．また，矩形画像と楕円画像の相互相関関数を計算した結果を図4-53に示す．相互相関関数の場合，画像を入れ替えて計算すると，相互相関関数が180°反転した画像になる．これは，周波数空間で複素共役をとった形になっている．

〔第15節〕　フーリエ変換画像の振幅と位相

　$f(x, y)$の2次元フーリエ変換$F(\xi, \eta)$は，振幅と位相を用いると

$$F(\xi,\eta) = |F(\xi,\eta)| \exp[i\phi(\xi,\eta)] \tag{4-75}$$

のように表される．ここで，$|F(\xi, \eta)|$は振幅，$\phi(\xi, \eta)$は位相である．$|F(\xi, \eta)|$の実部と虚部をそれぞれ$F_{Re}(\xi, \eta)$, $F_{Im}(\xi, \eta)$とすれば，

$$|F(\xi,\eta)| = \sqrt{\{F_{Re}(\xi,\eta)\}^2 + \{F_{Im}(\xi,\eta)\}^2} \tag{4-76}$$

$$\phi(\xi,\eta) = \tan^{-1} \frac{F_{Im}(\xi,\eta)}{F_{Re}(\xi,\eta)} \tag{4-77}$$

と表される．
　画像をフーリエ変換し，振幅と位相の画像として出力するプログラムをプログラム4-23に示す．このプログラム4-23を使用して，Sheppファントムの画像をフーリエ変換し，振幅と位相の画像にした結果を図4-54に示す．

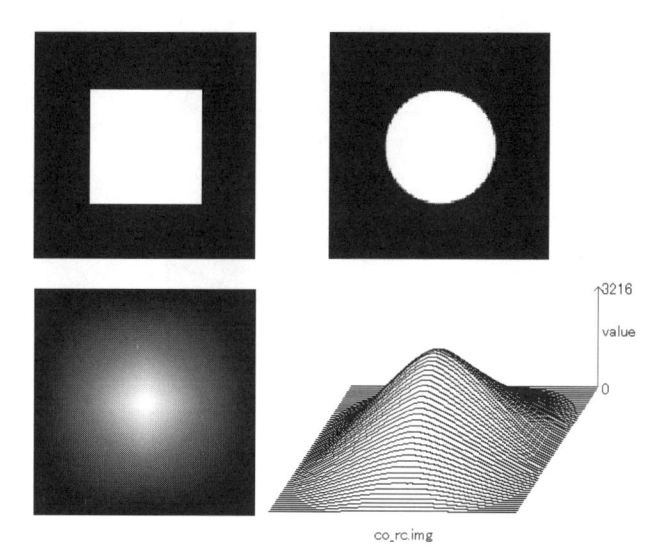

図4-52　矩形画像と円画像の相互相関関数
上段がそれぞれの画像で下段が相互相関関数の画像と鳥瞰図である．

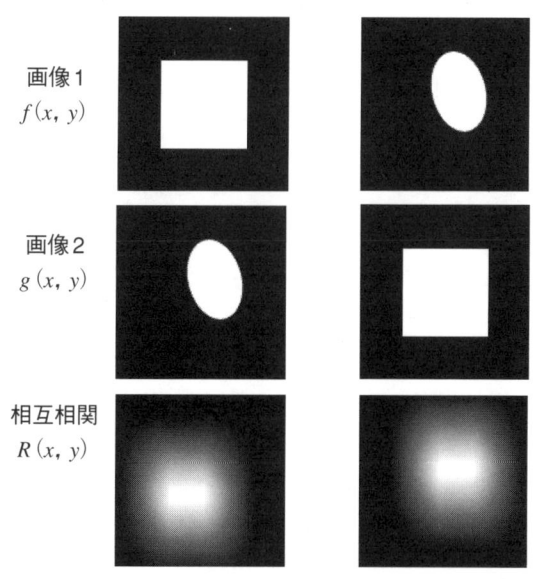

図4-53　矩形画像と楕円画像の相互相関関数
画像を入れ替えて相互相関関数を求めると，180°反転した画像になる．

原画像　　　　　　　振幅　　　　　　　位相

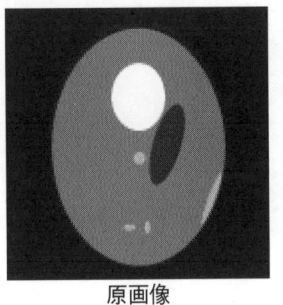

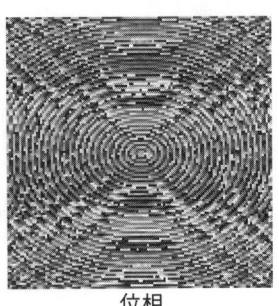

図4-54　Sheppファントムの周波数空間での振幅と位相の画像

〔第16節〕　フーリエ位相相関法

フーリエ逆変換をF^{-1}の記号により表すと，位相部分のフーリエ逆変換は

$$f^\phi(x,y) = F^{-1}\{\exp[i\phi(\xi,\eta)]\}$$
$$= F^{-1}\left\{\frac{F(\xi,\eta)}{|F(\xi,\eta)|}\right\} \tag{4-78}$$

となる．こうして計算された画像を位相画像と定義する．一方，振幅部分のフーリエ逆変換は，

$$f^A(x,y) = F^{-1}\{|F(\xi,\eta)|\} \tag{4-79}$$

となり，この画像を振幅画像と定義する．振幅画像は主として原画像の強度に関する情報を表し，位相画像は主として形状に関する情報を表す．

　画像を入力し，振幅画像と位相画像を出力するプログラムをプログラム4-24に示す．このプログラム4-24を用いて計算した矩形，円，楕円，Sheppファントム，乱数画像の振幅画像と位相画像を図4-55に示す．これらの画像を比較すると，位相画像はパターンの形状に関する特徴を強調する性質がある．このことから，位相画像はパターン認識に応用されている．画像をフーリエ変換すると，通常低周波数成分の振幅が大きく高周波数になるにつれ振幅は減少するが，位相画像は各周波数における周波数成分をその振幅で割り算している．そのため振幅の周波数分布を平均化して全周波数成分の振幅を1に規格化する．その結果，低周波数成分の振幅は相対的に弱められ，高周波数成分は強められる．

　この位相画像を利用して，画像の相関をとりパターン認識に応用する方法をフーリエ位相相関法という．フーリエ位相相関をとりたい2つの画像の位相画像をプログラム4-24で求め，相互相関関数を求めるプログラム4-21かプログラム4-22を用いて相関画像を求める．この手順で求めた相関画像を図4-56に示す．半径の異なる円を組み合わせた画像に対して，半径の最も小さい円を参照画像にし，フーリエ位相相関をとっている．その相互相関関数では，円を組み合わせた画像において最も半径の小さい円が存在する位置に大きな値が生じている．その座標を調べれば，半径の最も小さい円の存在する位置が特定できる．

　フーリエ位相相関法を用いて，平行移動と回転を行った2つの画像の移動量と回転角を推定することができる．プログラム4-25にフーリエ位相相関法を用いて回転角の推定を行うプログラムを示す．このプログラムでは，片方の画像を回転し，その画像との位相相関をとり，相関の値が最も大きなとこ

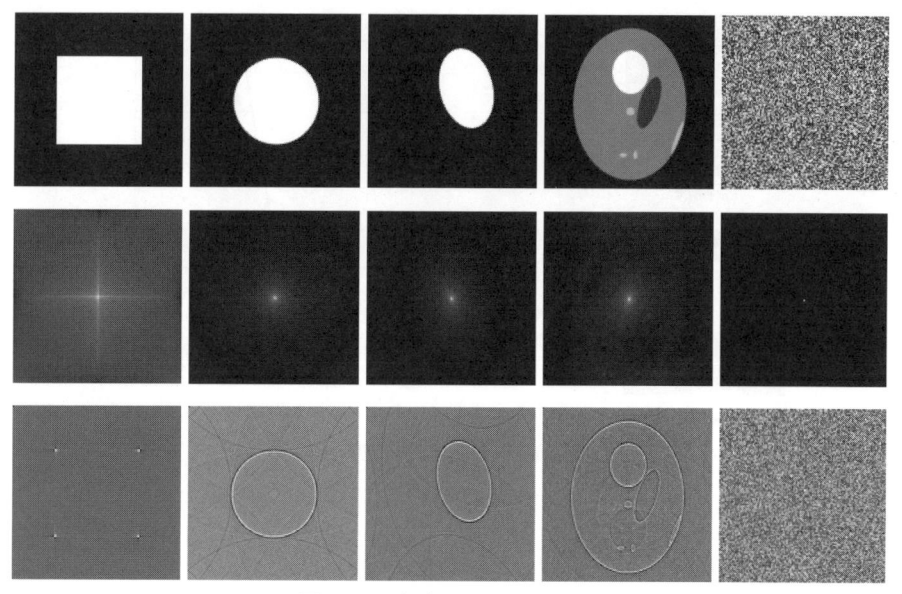

図4-55 振幅画像と位相画像
上段が原画像で中段がそれぞれの振幅画像，下段がそれぞれの位相画像である．

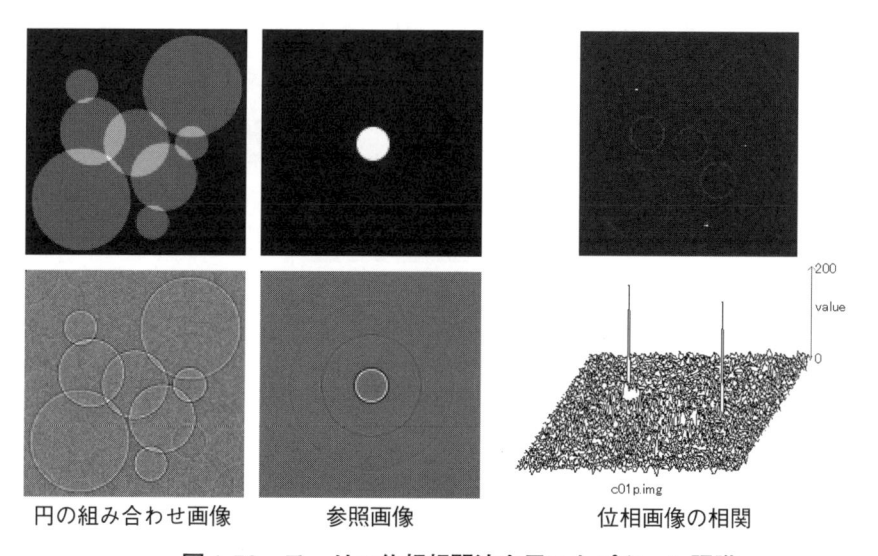

図4-56 フーリエ位相相関法を用いたパターン認識
左側が円の組み合わせ画像とその位相画像．真ん中が最も半径の小さい円を参照画像にした画像とその位相画像．右側が両者の位相画像の相互相関関数を求めた相関画像とその鳥瞰図．

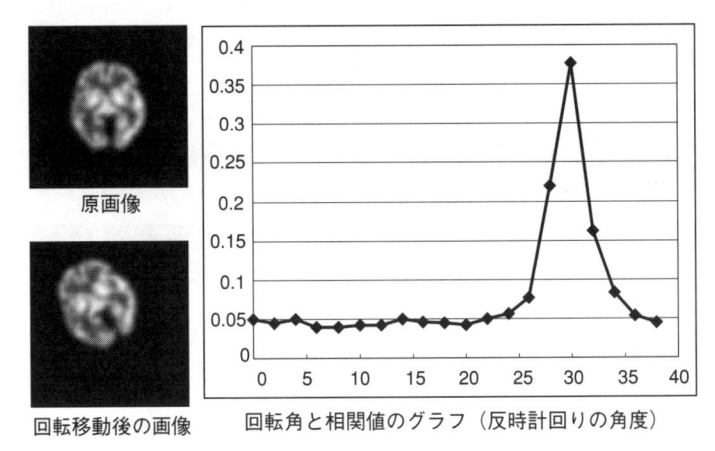

図4-57　回転角と相関値

反時計回りに30°回転した画像とのフーリエ位相相関関数を回転しながら計算し，その相関値をグラフにしたもの．30°のところで相関値が最大になっている．

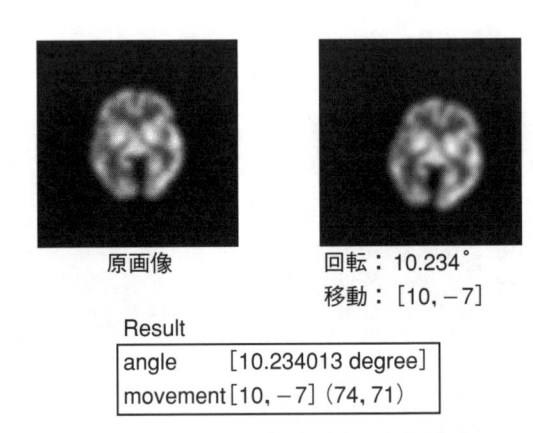

図4-58　フーリエ位相相関法を用いた移動と回転の推定

上段は原画像と回転移動した画像を，下段は推定の結果を示している．

ろを回転角と推定している．また，なるべくポインタを使わないプログラムにしている．推定の例を**図4-57**に示す．原画像に対して，反時計回りに30°回転させて，平行移動した画像を作成し，原画像と回転移動画像のフーリエ位相相関関数を計算する．原画像を2°ずつ回転し，フーリエ位相相関をとり，その相関値をグラフにする．そのグラフより，最大になる値が推定した回転角になる．**図4-57**では，推定した回転角が実際に回転した角度に一致している．

その回転角の推定アルゴリズムを利用して，移動量と回転角を同時に求めるプログラムをプログラム4-26に示す．回転角は，10°おきに相関値を調べて，相関値が最も大きくなる角度回りをさらに1/10の精度で調べる．それを繰り返すことにより，より高い精度で回転角を推定することができる．移動量は，回転角を推定した後に改めてフーリエ位相相関関数を求め，その相関画像の最大値の座標より推定する．その推定計算の結果を**図4-58**に示す．回転角は，小数第3位まで推定できている．移動量は，整数の座標値まで推定できる．

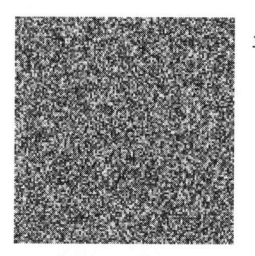

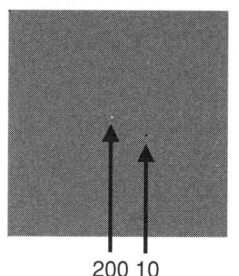

図4-59 積分均一性と微分均一性
上段は平均100で振幅が1の一様乱数で作成した乱数画像．下段は，その乱数画像に故意に200と10の値を1か所ずつ挿入した画像．

〔第17節〕 積分均一性と微分均一性

　積分均一性と微分均一性は，ガンマカメラの性能評価に用いられている．それぞれは，点線源または面線源を用いてガンマカメラで撮像された画像に対し行われる．積分均一性は，画像全体における最大偏差を均一性の指標としたものであり，

$$積分均一性 = \frac{最大値 - 最小値}{最大値 + 最小値} \times 100 \tag{4-80}$$

として計算する．

　また，微分均一性は画像の各行（縦）について，列（横）方向に1番目の画素から5番目の画素（1，2，3，4，5）の5画素の範囲で最大値と最小値の差（偏差）を計算する．次に計算する画素を1つ横に移動し，2，3，4，5，6の画素について最大値と最小値の偏差を計算する．このようにして1行目が終わったら，次に2行目に移動し同じことを画像全体に繰り返す．5画素の範囲での偏差を記憶しておき，その最大偏差を均一性の指標としたのが微分均一性である．式で表すと，

$$微分均一性 = \frac{スライス偏差\{最大値 - 最小値\}}{スライス偏差\{最大値 + 最小値\}} \times 100 \tag{4-81}$$

となる．

　積分均一性と微分均一性を計算するプログラムをプログラム4-27に示す．このプログラム4-27を用いて，乱数画像で計算した結果を図4-59に示す．上段の乱数画像は，平均が100で振幅が1.0の一様乱数で作成されている．下段の乱数画像は，上段の乱数画像に故意に200と10の値をそれぞれ1か所ずつ挿入した画像になっている．下段の画像のほうが，当然均一性が落ちて値が上がっているが，この例では積分均一性のほうが顕著に現れている．

プログラム【4-1】 基本統計量 (1)

[P4-01statistics.c]

```
 1: /* P4-01statistics.c */
 2:
 3: #include <stdio.h>
 4: #include <stdlib.h>
 5: #include <string.h>
 6: #include <math.h>
 7:
 8: #define  PN  8
 9:
10: typedef struct {
11:     char    f1[50];   /* input  file name */
12:     float   *img;     /* image matrix */
13:     int     nx;       /* x size (width) */
14:     int     ny;       /* y size (height) */
15:     int     x0;       /* x point */
16:     int     y0;       /* y point */
17:     int     w;        /* width of calculation */
18:     int     h;        /* height of calculation */
19: } Param;
20:
21: char *menu[PN] = {
22:     "Make profile for an image",
23:     "Input image   file name ",
24:     "x-Size (width)          ",
25:     "y-Size (height)         ",
26:     "x-point                 ",
27:     "y-point                 ",
28:     "width of calculation    ",
29:     "height of calculation   ",
30: };
31:
32: void read_data(char *, float *, int);
33: void statistics(float *, int, int, int, int, int, int);
34:
35: void usage(int argc, char **argv)
36: {
37:     int   i;
38:
39:     fprintf( stderr,"\nUSAGE:\n");
40:     fprintf( stderr,"\nNAME\n");
41:     fprintf( stderr,"\n  %s - %s\n", argv[0], menu[0]);
42:     fprintf( stderr,"\nSYNOPSIS\n");
43:     fprintf( stderr,"\n  %s [-h] parameters...\n", argv[0]);
44:     fprintf( stderr,"\nPARAMETERS\n");
45:     for(i = 1 ; i < PN ; i++)
46:         fprintf( stderr,"\n %3d. %s\n", i, menu[i]);
47:     fprintf( stderr,"\n");
48:     fprintf( stderr,"\nFLAGS\n");
49:     fprintf( stderr,"\n  -h  Print Usage (this comment).\n");
50:     fprintf( stderr,"\n");
51:     exit(1);
52: }
53:
54: void getparameter(int argc, char **argv, Param *pm)
55: {
56:     int   i;
57:     char  dat[256];
58:
59:     /* default parameter value */
60:     sprintf( pm->f1, "n0.img");
61:     pm->nx = 128;
62:     pm->ny = 128;
63:     pm->x0 = 0;
64:     pm->y0 = 0;
65:     pm->w  = 128;
66:     pm->h  = 128;
67:
68:     i = 0;
69:     if( argc == 1+i ) {
70:         fprintf( stdout, "\n%s\n\n", menu[i++] );
71:         fprintf( stdout, " %s [%s] :", menu[i++], pm->f1 );
72:         if(*gets(dat) != '\0')  strcpy(pm->f1, dat);
73:         fprintf( stdout, " %s [%d] :", menu[i++], pm->nx );
74:         if(*gets(dat) != '\0')  pm->nx = atoi(dat);
75:         fprintf( stdout, " %s [%d] :", menu[i++], pm->ny );
```

[P4-01statistics.c]

```
 76:            if(*gets(dat) != '\0')   pm->ny = atoi(dat);
 77:            fprintf( stdout, " %s [%d] :", menu[i++], pm->x0 );
 78:            if(*gets(dat) != '\0')   pm->x0 = atoi(dat);
 79:            fprintf( stdout, " %s [%d] :", menu[i++], pm->y0 );
 80:            if(*gets(dat) != '\0')   pm->y0 = atoi(dat);
 81:            fprintf( stdout, " %s [%d] :", menu[i++], pm->w );
 82:            if(*gets(dat) != '\0')   pm->w  = atoi(dat);
 83:            fprintf( stdout, " %s [%d] :", menu[i++], pm->h );
 84:            if(*gets(dat) != '\0')   pm->h  = atoi(dat);
 85:        }
 86:        else if ( argc == PN+i ) {
 87:            fprintf( stderr, "\n%s [%s]\n", argv[i++], menu[0] );
 88:            if((argc--) > 1) strcpy( pm->f1, argv[i++] );
 89:            if((argc--) > 1) pm->nx = atoi( argv[i++] );
 90:            if((argc--) > 1) pm->ny = atoi( argv[i++] );
 91:            if((argc--) > 1) pm->x0 = atoi( argv[i++] );
 92:            if((argc--) > 1) pm->y0 = atoi( argv[i++] );
 93:            if((argc--) > 1) pm->w  = atoi( argv[i++] );
 94:            if((argc--) > 1) pm->h  = atoi( argv[i++] );
 95:        }
 96:        else {
 97:            usage(argc, argv);
 98:        }
 99:
100: }
101:
102: main(int argc, char *argv[] )
103: {
104:     Param    *pm;
105:
106:     pm = (Param *)malloc(sizeof(Param));
107:     getparameter(argc, argv, pm);
108:
109:     pm->img = (float *)malloc((unsigned long)pm->nx*pm->ny*sizeof(float));
110:
111:     printf(" *** Read Image data    ***\n");
112:     read_data(pm->f1, pm->img, pm->nx*pm->ny);
113:
114:     printf(" *** Write profile data  ***\n");
115:     statistics(pm->img, pm->nx, pm->ny, pm->x0, pm->y0, pm->w, pm->h);
116:
117:     free(pm->img);
118:     free(pm);
119: }
120:
121: void read_data(char *fi, float *img, int size)
122: {
123:     FILE    *fp;
124:
125:     /* open file and write data */
126:     if((fp = fopen(fi, "rb")) == NULL) {
127:         fprintf( stderr," Error : file open [%s].\n", fi);
128:         exit(1);
129:     }
130:     fread(img, sizeof(float), size, fp);
131:     fclose(fp);
132: }
133:
134: void statistics(float *img, int nx, int ny, int x0, int y0, int w, int h)
135: {
136:     int     i, j, count;
137:     double  total, max, min, average, avedev, sqdev, dev, stdev;
138:
139:     printf(" (x,y) = (%3d, %3d),", x0, y0);
140:     printf(" width = %3d, height = %3d\n", w, h);
141:
142:     total = count = 0;
143:     max = min = img[y0*nx+x0];
144:     for(i = y0 ; i < y0+h ; i++) {
145:        for(j = x0 ; j < x0+w ; j++) {
146:            total += img[i*nx+j];
147:            if(max < (double)img[i*nx+j]) max = img[i*nx+j];
148:            if(min > (double)img[i*nx+j]) min = img[i*nx+j];
149:            count++;
150:        }
```

[P4-01statistics.c]

```
151:    }
152:    average = total/count;
153:    avedev = sqdev = 0;
154:    for(i = y0 ; i < y0+h ; i++) {
155:       for(j = x0 ; j < x0+w ; j++) {
156:          avedev += fabs(img[i*nx+j]-average);
157:          sqdev  += (img[i*nx+j]-average)*(img[i*nx+j]-average);
158:       }
159:    }
160:    printf(" number of pixels   = %d¥n", count);              // 画素数
161:    printf(" total counts       = %f¥n", total);              // 全カウント数
162:    printf(" maximum            = %f¥n", max);                // 最大値
163:    printf(" minimum            = %f¥n", min);                // 最小値
164:    printf(" average            = %f¥n", average);            // 平均値
165:    printf(" average deviation  = %f¥n", avedev);             // 平均偏差
166:    printf(" square  deviation  = %f¥n", sqdev);              // 偏差平方和
167:    printf(" deviation          = %f¥n", dev = sqdev/count);  // 分散
168:    printf(" standard deviation = %f¥n", stdev = sqrt(dev));  // 標準偏差 (RMSE)
169:    printf(" %%RMSU             = %f¥n", 100*stdev/average);  // %RMSU (%RMSE)
170: }
```

プログラム【4-1】 基本統計量 (3)

第4章 画像再構成の基礎 —— 167

[P4-02fwhm_lsf.c]

プログラム【4-2】半値幅と1/10幅（1次元）（1）

```c
 1: /* P4-02fwhm_lsf.c */
 2:
 3: #include <stdio.h>
 4: #include <stdlib.h>
 5: #include <string.h>
 6:
 7: #define  PN   3     /* number of parameters + 1 */
 8:
 9: typedef struct {
10:    char   f1[50]; /* input lsf file name */
11:    float  *img;   /* lsf data */
12:    int    nx;     /* number of data */
13: } Param;
14:
15: char *menu[PN] = {
16:    "FWHM and FWTM of lsf",
17:    "Input lsf file name <txt> ",
18:    "Number of data            ",
19: };
20:
21: void   read_data_txt(char *, float *, int);
22: double fwxm_lsf(float *, int, double);
23:
24: void usage(int argc, char **argv)
25: {
26:    int   i;
27:
28:    fprintf( stderr,"\nUSAGE:\n");
29:    fprintf( stderr,"\nNAME\n");
30:    fprintf( stderr,"\n  %s - %s\n", argv[0], menu[0]);
31:    fprintf( stderr,"\nSYNOPSIS\n");
32:    fprintf( stderr,"\n  %s [-h] parameters...\n", argv[0]);
33:    fprintf( stderr,"\nPARAMETERS\n");
34:    for(i = 1 ; i < PN ; i++)
35:       fprintf( stderr,"\n %3d. %s\n", i, menu[i]);
36:    fprintf( stderr,"\n");
37:    fprintf( stderr,"\nFLAGS\n");
38:    fprintf( stderr,"\n  -h  Print Usage (this comment).\n");
39:    fprintf( stderr,"\n");
40:    exit(1);
41: }
42:
43: void getparameter(int argc, char **argv, Param *pm)
44: {
45:    int   i;
46:    char  dat[256];
47:
48:    /* default parameter value */
49:    sprintf( pm->f1, "n0.txt");
50:    pm->nx = 128;
51:
52:    i = 0;
53:    if( argc == 1+i ) {
54:       fprintf( stdout, "\n%s\n\n", menu[i++] );
55:       fprintf( stdout, " %s [%s] :", menu[i++], pm->f1 );
56:       if(*gets(dat) != '\0')  strcpy(pm->f1, dat);
57:       fprintf( stdout, " %s [%d] :", menu[i++], pm->nx );
58:       if(*gets(dat) != '\0')  pm->nx = atoi(dat);
59:    }
60:    else if ( argc == PN+i ) {
61:       fprintf( stderr, "\n%s [%s]\n", argv[i++], menu[0] );
62:       if((argc--) > 1) strcpy( pm->f1, argv[i++] );
63:       if((argc--) > 1) pm->nx = atoi( argv[i++] );
64:    }
65:    else {
66:       usage(argc, argv);
67:    }
68:
69: }
70:
71: main(int argc, char *argv[] )
72: {
73:    Param   *pm;
74:    double  fwhm, fwtm;
75:
```

プログラム【4-2】半値幅と1/10幅（1次元）（2）

[P4-02fwhm_lsf.c]

```
 76:     pm = (Param *)malloc(sizeof(Param));
 77:     getparameter(argc, argv, pm);
 78:
 79:     pm->img = (float *)malloc((unsigned long)pm->nx*sizeof(float));
 80:
 81:     printf(" *** Read Image data    ***\n");
 82:     read_data_txt(pm->f1, pm->img, pm->nx);
 83:
 84:     printf(" *** FWHM and FWTM of lsf ***\n");
 85:     fwhm = fwxm_lsf(pm->img, pm->nx, 0.5);
 86:     fwtm = fwxm_lsf(pm->img, pm->nx, 0.1);
 87:
 88:     printf(" FWHM = %f\n", fwhm);
 89:     printf(" FWTM = %f\n", fwtm);
 90:
 91:     free(pm->img);
 92:     free(pm);
 93: }
 94:
 95: void read_data_txt(char *fi, float *img, int size)
 96: {
 97:     int    i;
 98:     char   buff[256];
 99:     FILE   *fp;
100:
101:     /* open file and write data */
102:     if((fp = fopen(fi, "r")) == NULL) {
103:         fprintf( stderr," Error : file open [%s].\n", fi);
104:         exit(1);
105:     }
106:     for(i = 0 ; i < size ; i++) {
107:         fgets(buff, 256, fp);
108:         img[i] = (float)atof(buff);
109:     }
110:     fclose(fp);
111: }
112:
113: double fwxm_lsf(float *p, int nx, double rt)
114: {
115:     int     i, mx;
116:     double  max, dx, fw0, fw1, hv;
117:
118:     max = p[0];
119:     for(i = 1 ; i < nx ; i++) { // 最大値とその座標の算出
120:         if((double)p[i] > max) {
121:             max = p[i];
122:             mx = i;
123:         }
124:     }
125:
126:     hv = max*rt; // 割合をかけた値の算出
127:
128:     for(i = mx ; (double)p[i] > hv && i > 0 ; i--);
129:     dx = (p[i+1] == p[i]? 0.5 : (hv-p[i])/(p[i+1]-p[i]));
130:     fw0 = i+dx; // 最大値から左側の幅
131:
132: // fprintf( stderr,"  max*%f=%8.1f,", rt, hv);
133: // fprintf( stderr," p[%3d]=%8.1f, p[%3d]=%8.1f, fw0=%8.3f\n", i, p[i], i+1, p[i+1], fw0);
134:
135:     for(i = mx ; (double)p[i] > hv && i < nx-1 ; i++);
136:     dx = (p[i-1] == p[i]? 0.5 : (p[i-1]-hv)/(p[i-1]-p[i]));
137:     fw1 = i-1+dx; // 最大値から右側の幅
138:
139: // fprintf( stderr,"  max*%f=%8.1f,", rt, hv);
140: // fprintf( stderr," p[%3d]=%8.1f, p[%3d]=%8.1f, fw1=%8.3f\n", i, p[i-1], i+1, p[i], fw1);
141:
142:     return fw1-fw0;
143: }
```

[P4-03fwhm_psf.c]

プログラム【4-3】半値幅と1/10幅（2次元）（1）

```c
 1: /* P4-03fwhm_psf.c */
 2:
 3: #include <stdio.h>
 4: #include <stdlib.h>
 5: #include <string.h>
 6:
 7: #define  PN  8      /* number of parameters + 1 */
 8:
 9: typedef struct {
10:    char   f1[50]; /* input lsf file name */
11:    float  *img;   /* lsf data */
12:    int    nx;     /* number of width  */
13:    int    ny;     /* number of height */
14:    int    x0;     /* start point(x) of area */
15:    int    y0;     /* start point(y) of area */
16:    int    w;      /* width of area */
17:    int    h;      /* height of area */
18: } Param;
19:
20: char *menu[PN] = {
21:    "FWHM and FWTM of psf",
22:    "Input psf file name <float> ",
23:    "Number of width          ",
24:    "Number of height         ",
25:    "Start point(x) of area   ",
26:    "Start point(x) of area   ",
27:    "width  of area           ",
28:    "height of area           ",
29: };
30:
31: void read_data(char *, float *, int);
32: void fwxm_psf(float *, int, int, int, int, int, int);
33: double fwxm_lsf(float *, int, double);
34:
35: void usage(int argc, char **argv)
36: {
37:    int   i;
38:
39:    fprintf( stderr,"\nUSAGE:\n");
40:    fprintf( stderr,"\nNAME\n");
41:    fprintf( stderr,"\n  %s - %s\n", argv[0], menu[0]);
42:    fprintf( stderr,"\nSYNOPSIS\n");
43:    fprintf( stderr,"\n  %s [-h] parameters...\n", argv[0]);
44:    fprintf( stderr,"\nPARAMETERS\n");
45:    for(i = 1 ; i < PN ; i++)
46:       fprintf( stderr,"\n %3d. %s\n", i, menu[i]);
47:    fprintf( stderr,"\n");
48:    fprintf( stderr,"\nFLAGS\n");
49:    fprintf( stderr,"\n  -h  Print Usage (this comment).\n");
50:    fprintf( stderr,"\n");
51:    exit(1);
52: }
53:
54: void getparameter(int argc, char **argv, Param *pm)
55: {
56:    int   i;
57:    char  dat[256];
58:
59:    /* default parameter value */
60:    sprintf( pm->f1, "n0.img");
61:    pm->nx = 128;
62:    pm->ny = 128;
63:    pm->x0 = 0;
64:    pm->y0 = 0;
65:    pm->w  = 128;
66:    pm->h  = 128;
67:
68:    i = 0;
69:    if( argc == 1+i ) {
70:       fprintf( stdout, "\n%s\n\n", menu[i++] );
71:       fprintf( stdout, "  %s [%s] :", menu[i++], pm->f1 );
72:       if(*gets(dat) != '\0')  strcpy(pm->f1, dat);
73:       fprintf( stdout, "  %s [%d] :", menu[i++], pm->nx );
74:       if(*gets(dat) != '\0')  pm->nx = atoi(dat);
75:       fprintf( stdout, "  %s [%d] :", menu[i++], pm->ny );
```

[P4-03fwhm_psf.c]

```
 76:        if(*gets(dat) != '\0')  pm->ny = atoi(dat);
 77:        fprintf( stdout, " %s [%d] :", menu[i++], pm->x0 );
 78:        if(*gets(dat) != '\0')  pm->x0 = atoi(dat);
 79:        fprintf( stdout, " %s [%d] :", menu[i++], pm->y0 );
 80:        if(*gets(dat) != '\0')  pm->y0 = atoi(dat);
 81:        fprintf( stdout, " %s [%d] :", menu[i++], pm->w  );
 82:        if(*gets(dat) != '\0')  pm->w  = atoi(dat);
 83:        fprintf( stdout, " %s [%d] :", menu[i++], pm->h  );
 84:        if(*gets(dat) != '\0')  pm->h  = atoi(dat);
 85:    }
 86:    else if ( argc == PN+i ) {
 87:        fprintf( stderr, "\n%s [%s]\n", argv[i++], menu[0] );
 88:        if((argc--) > 1) strcpy( pm->f1, argv[i++] );
 89:        if((argc--) > 1) pm->nx = atoi( argv[i++] );
 90:        if((argc--) > 1) pm->ny = atoi( argv[i++] );
 91:        if((argc--) > 1) pm->x0 = atoi( argv[i++] );
 92:        if((argc--) > 1) pm->y0 = atoi( argv[i++] );
 93:        if((argc--) > 1) pm->w  = atoi( argv[i++] );
 94:        if((argc--) > 1) pm->h  = atoi( argv[i++] );
 95:    }
 96:    else {
 97:        usage(argc, argv);
 98:    }
 99:
100: }
101:
102: main(int argc, char *argv[] )
103: {
104:    Param   *pm;
105:
106:    pm = (Param *)malloc(sizeof(Param));
107:    getparameter(argc, argv, pm);
108:
109:    pm->img = (float *)malloc((unsigned long)pm->nx*pm->ny*sizeof(float));
110:
111:    printf(" *** Read Image data    ***\n");
112:    read_data(pm->f1, pm->img, pm->nx*pm->ny);
113:
114:    printf(" *** FWHM and FWTM of psf ***\n");
115:    fwxm_psf(pm->img, pm->nx, pm->ny, pm->x0, pm->y0, pm->w, pm->h);
116:
117:    free(pm->img);
118:    free(pm);
119: }
120:
121: void read_data(char *fi, float *img, int size)
122: {
123:    FILE    *fp;
124:
125:    /* open file and write data */
126:    if((fp = fopen(fi, "rb")) == NULL) {
127:        fprintf( stderr," Error : file open [%s].\n", fi);
128:        exit(1);
129:    }
130:    fread(img, sizeof(float), size, fp);
131:    fclose(fp);
132: }
133:
134: void fwxm_psf(float *img, int nx, int ny, int x0, int y0, int w, int h)
135: {
136:    int     i, j;
137:    float   *p;
138:    double  fwhm, fwtm;
139:
140:    printf("*** x-direction ***\n");
141:    p = (float *)malloc((unsigned long)w*sizeof(float));
142:    for(i = 0 ; i < w ; i++) {
143:        p[i] = 0;
144:        for(j = 0 ; j < h ; j++) {
145:            p[i] += img[(j+y0)*nx+i+x0];
146:        }
147:    }
148:    fwhm = fwxm_lsf(p, w, 0.5);
149:    fwtm = fwxm_lsf(p, w, 0.1);
150:    printf("   FWHM = %f\n", fwhm);
```

プログラム【4-3】半値幅と1/10幅（2次元）(3)

[P4-03fwhm_psf.c]

```
151:        printf("  FWTM = %f¥n", fwtm);
152:        printf("¥n");
153:        free(p);
154:
155:        printf("*** y-direction ***¥n");
156:        p = (float *)malloc((unsigned long)h*sizeof(float));
157:        for(i = 0 ; i < h ; i++) {
158:          p[i] = 0;
159:          for(j = 0 ; j < w ; j++) {
160:            p[i] += img[(i+y0)*nx+j+x0];
161:          }
162:        }
163:        fwhm = fwxm_lsf(p, h, 0.5);
164:        fwtm = fwxm_lsf(p, h, 0.1);
165:        printf("  FWHM = %f¥n", fwhm);
166:        printf("  FWTM = %f¥n", fwtm);
167:        printf("¥n");
168:        free(p);
169: }
170:
171: double fwxm_lsf(float *p, int nx, double rt)
172: {
173:        int    i, mx;
174:        double max, dx, fw0, fw1, hv;
175:
176:        max = p[0];
177:        for(i = 1 ; i < nx ; i++) {  // 最大値とその座標の算出
178:          if((double)p[i] > max) {
179:            max = p[i];
180:            mx = i;
181:          }
182:        }
183:
184:        hv = max*rt; // 割合をかけた値の算出
185:
186:        for(i = mx ; (double)p[i] > hv && i > 0 ; i--);
187:        dx = (p[i+1] == p[i]? 0.5 : (hv-p[i])/(p[i+1]-p[i]));
188:        fw0 = i+dx; // 最大値から左側の幅
189:
190: // fprintf( stderr,"  max*%f=%8.1f,", rt, hv);
191: // fprintf( stderr," p[%3d]=%8.1f, p[%3d]=%8.1f, fw0=%8.3f¥n", i, p[i], i+1, p[i+1], fw0);
192:
193:        for(i = mx ; p[i] > (double)hv && i < nx-1 ; i++);
194:        dx = (p[i-1] == p[i]? 0.5 : (p[i-1]-hv)/(p[i-1]-p[i]));
195:        fw1 = i-1+dx; // 最大値から右側の幅
196:
197: // fprintf( stderr,"  max*%f=%8.1f,", rt, hv);
198: // fprintf( stderr," p[%3d]=%8.1f, p[%3d]=%8.1f, fw1=%8.3f¥n", i, p[i-1], i+1, p[i], fw1);
199:
200:        return fw1-fw0;
201: }
```

[P4-04lsf.c]

```c
 1: /* P4-04lsf.c */
 2:
 3: #include <stdio.h>
 4: #include <stdlib.h>
 5: #include <string.h>
 6: #include <math.h>
 7:
 8: #define  PN   6        /* number of parameters + 1 */
 9: #define  PI   3.14159265358979
10:
11: typedef struct {
12:     char    f1[50]; /* output new image file name */
13:     float   *img;   /* image matrix */
14:     int     nx;     /* number of width */
15:     int     ny;     /* number of height */
16:     double  w;      /* FWHM */
17:     double  x0;     /* center of x-direction */
18: } Param;
19:
20: char *menu[PN] = {
21:     "line spread function image",
22:     "Output image file name <float> ",
23:     "Number of width         ",
24:     "Number of height        ",
25:     "FWHM                    ",
26:     "center of x-direction   ",
27: };
28:
29: void write_data(char *, float *, int);
30: void lsf(float *, int, int, double, double);
31:
32: void usage(int argc, char **argv)
33: {
34:     int   i;
35:
36:     fprintf( stderr,"\nUSAGE:\n");
37:     fprintf( stderr,"\nNAME\n");
38:     fprintf( stderr,"\n  %s - %s\n", argv[0], menu[0]);
39:     fprintf( stderr,"\nSYNOPSIS\n");
40:     fprintf( stderr,"\n  %s [-h] parameters...\n", argv[0]);
41:     fprintf( stderr,"\nPARAMETERS\n");
42:     for(i = 1 ; i < PN ; i++)
43:         fprintf( stderr,"\n %3d. %s\n", i, menu[i]);
44:     fprintf( stderr,"\n");
45:     fprintf( stderr,"\nFLAGS\n");
46:     fprintf( stderr,"\n  -h  Print Usage (this comment).\n");
47:     fprintf( stderr,"\n");
48:     exit(1);
49: }
50:
51: void getparameter(int argc, char **argv, Param *pm)
52: {
53:     int   i;
54:     char  dat[256];
55:
56:     /* default parameter value */
57:     sprintf( pm->f1, "lsf.img");
58:     pm->nx = 128;
59:     pm->ny = 128;
60:     pm->w  = 32;
61:     pm->x0 = 0;
62:
63:     i = 0;
64:     if( argc == 1+i ) {
65:         fprintf( stdout, "\n%s\n\n", menu[i++] );
66:         fprintf( stdout, " %s [%s] :", menu[i++], pm->f1 );
67:         if(*gets(dat) != '\0')   strcpy(pm->f1, dat);
68:         fprintf( stdout, " %s [%d] :", menu[i++], pm->nx );
69:         if(*gets(dat) != '\0')   pm->nx = atoi(dat);
70:         fprintf( stdout, " %s [%d] :", menu[i++], pm->ny );
71:         if(*gets(dat) != '\0')   pm->ny = atoi(dat);
72:         fprintf( stdout, " %s [%f] :", menu[i++], pm->w );
73:         if(*gets(dat) != '\0')   pm->w = atof(dat);
74:         fprintf( stdout, " %s [%f] :", menu[i++], pm->x0 );
75:         if(*gets(dat) != '\0')   pm->x0 = atof(dat);
```

プログラム【4-4】 線線源画像（1）

[P4-04lsf.c]

```
 76:    }
 77:    else if ( argc == PN+i ) {
 78:        fprintf( stderr, "\n%s [%s]\n", argv[i++], menu[0] );
 79:        if((argc--) > 1) strcpy( pm->f1, argv[i++] );
 80:        if((argc--) > 1) pm->nx = atoi( argv[i++] );
 81:        if((argc--) > 1) pm->ny = atoi( argv[i++] );
 82:        if((argc--) > 1) pm->w  = atof( argv[i++] );
 83:        if((argc--) > 1) pm->x0 = atof( argv[i++] );
 84:    }
 85:    else {
 86:        usage(argc, argv);
 87:    }
 88:
 89: }
 90:
 91: main(int argc, char *argv[] )
 92: {
 93:    Param    *pm;
 94:
 95:    pm = (Param *)malloc(sizeof(Param));
 96:    getparameter(argc, argv, pm);
 97:
 98:    pm->img = (float *)malloc((unsigned long)pm->nx*pm->ny*sizeof(float));
 99:
100:    printf(" *** Make lsf Image ***\n");
101:    lsf(pm->img, pm->nx, pm->ny, pm->w, pm->x0);
102:
103:    printf(" *** Write Image data   ***\n");
104:    write_data(pm->f1, pm->img, pm->nx*pm->ny);
105:
106:    free(pm->img);
107:    free(pm);
108: }
109:
110: void write_data(char *fi, float *img, int size)
111: {
112:    FILE    *fp;
113:
114:    /* open file and write data */
115:    if((fp = fopen(fi, "wb")) == NULL) {
116:        fprintf( stderr," Error : file open [%s].\n", fi);
117:        exit(1);
118:    }
119:    fwrite(img, sizeof(float), size, fp);
120:    fclose(fp);
121: }
122:
123: void lsf(float *img, int nx, int ny, double w, double x0)
124: {
125:    int    i, j;
126:    double a, x;
127:
128:    a = sqrt(2.7725887/PI/w/w);
129:    for(i = 0 ; i < ny ; i++) {
130:        for(j = 0 ; j < nx ; j++) {
131:            x = j-nx/2;
132:            img[i*nx+j] = (float)(a*exp(-2.7725887*(x-x0)*(x-x0)/(w*w)));
133:        }
134:    }
135: }
```

[P4-05psf.c]

プログラム【4-5】点線源画像（1）

```
1:  /* P4-05psf.c */
2:
3:  #include <stdio.h>
4:  #include <stdlib.h>
5:  #include <string.h>
6:  #include <math.h>
7:
8:  #define PN  7       /* number of parameters + 1 */
9:  #define PI  3.14159265358979
10:
11: typedef struct {
12:     char    f1[50]; /* output new image file name */
13:     float   *img;   /* image matrix */
14:     int     nx;     /* number of width */
15:     int     ny;     /* number of height */
16:     double  w;      /* FWHM */
17:     double  x0;     /* center of x-direction */
18:     double  y0;     /* center of y-direction */
19: } Param;
20:
21: char *menu[PN] = {
22:     "point spread function image",
23:     "Output image file name <float> ",
24:     "Number of width           ",
25:     "Number of height          ",
26:     "FWHM                      ",
27:     "center of x-direction     ",
28:     "center of y-direction     ",
29: };
30:
31: void write_data(char *, float *, int);
32: void psf(float *, int, int, double, double, double);
33:
34: void usage(int argc, char **argv)
35: {
36:     int  i;
37:
38:     fprintf( stderr,"\nUSAGE:\n");
39:     fprintf( stderr,"\nNAME\n");
40:     fprintf( stderr,"\n  %s - %s\n", argv[0], menu[0]);
41:     fprintf( stderr,"\nSYNOPSIS\n");
42:     fprintf( stderr,"\n  %s [-h] parameters...\n", argv[0]);
43:     fprintf( stderr,"\nPARAMETERS\n");
44:     for(i = 1 ; i < PN ; i++)
45:       fprintf( stderr,"\n %3d. %s\n", i, menu[i]);
46:     fprintf( stderr,"\n");
47:     fprintf( stderr,"\nFLAGS\n");
48:     fprintf( stderr,"\n  -h  Print Usage (this comment).\n");
49:     fprintf( stderr,"\n");
50:     exit(1);
51: }
52:
53: void getparameter(int argc, char **argv, Param *pm)
54: {
55:     int  i;
56:     char dat[256];
57:
58:     /* default parameter value */
59:     sprintf( pm->f1, "psf.img");
60:     pm->nx = 128;
61:     pm->ny = 128;
62:     pm->w  = 32;
63:     pm->x0 = 0;
64:     pm->y0 = 0;
65:
66:     i = 0;
67:     if( argc == 1+i ) {
68:       fprintf( stdout, "\n%s\n\n", menu[i++] );
69:       fprintf( stdout, " %s [%s] :", menu[i++], pm->f1 );
70:       if(*gets(dat) != '\0')  strcpy(pm->f1, dat);
71:       fprintf( stdout, " %s [%d] :", menu[i++], pm->nx );
72:       if(*gets(dat) != '\0')  pm->nx = atoi(dat);
73:       fprintf( stdout, " %s [%d] :", menu[i++], pm->ny );
74:       if(*gets(dat) != '\0')  pm->ny = atoi(dat);
75:       fprintf( stdout, " %s [%f] :", menu[i++], pm->w );
```

[P4-05psf.c]

```
 76:         if(*gets(dat) != '\0')  pm->w  = atof(dat);
 77:         fprintf( stdout, " %s [%f] :", menu[i++], pm->x0 );
 78:         if(*gets(dat) != '\0')  pm->x0 = atof(dat);
 79:         fprintf( stdout, " %s [%f] :", menu[i++], pm->y0 );
 80:         if(*gets(dat) != '\0')  pm->y0 = atof(dat);
 81:     }
 82:     else if ( argc == PN+i ) {
 83:         fprintf( stderr, "\n%s [%s]\n", argv[i++], menu[0] );
 84:         if((argc--) > 1) strcpy( pm->f1, argv[i++] );
 85:         if((argc--) > 1) pm->nx = atoi( argv[i++] );
 86:         if((argc--) > 1) pm->ny = atoi( argv[i++] );
 87:         if((argc--) > 1) pm->w  = atof( argv[i++] );
 88:         if((argc--) > 1) pm->x0 = atof( argv[i++] );
 89:         if((argc--) > 1) pm->y0 = atof( argv[i++] );
 90:     }
 91:     else {
 92:         usage(argc, argv);
 93:     }
 94:
 95: }
 96:
 97: main(int argc, char *argv[] )
 98: {
 99:     Param   *pm;
100:
101:     pm = (Param *)malloc(sizeof(Param));
102:     getparameter(argc, argv, pm);
103:
104:     pm->img = (float *)malloc((unsigned long)pm->nx*pm->ny*sizeof(float));
105:
106:     printf(" *** Make psf Image ***\n");
107:     psf(pm->img, pm->nx, pm->ny, pm->w, pm->x0, pm->y0);
108:
109:     printf(" *** Write Image data    ***\n");
110:     write_data(pm->f1, pm->img, pm->nx*pm->ny);
111:
112:     free(pm->img);
113:     free(pm);
114: }
115:
116: void write_data(char *fi, float *img, int size)
117: {
118:     FILE    *fp;
119:
120:     /* open file and write data */
121:     if((fp = fopen(fi, "wb")) == NULL) {
122:         fprintf( stderr," Error : file open [%s].\n", fi);
123:         exit(1);
124:     }
125:     fwrite(img, sizeof(float), size, fp);
126:     fclose(fp);
127: }
128:
129: void psf(float *img, int nx, int ny, double w, double x0, double y0)
130: {
131:     int     i, j;
132:     double  a, x, y;
133:
134:     a = 2.7725887/PI/w/w;
135:     for(i = 0 ; i < ny ; i++) {
136:         y = ny/2-i;
137:         for(j = 0 ; j < nx ; j++) {
138:             x = j-nx/2;
139:             img[i*nx+j] = (float)(a*exp(-2.7725887*((x-x0)*(x-x0)+(y-y0)*(y-y0))/(w*w)));
140:         }
141:     }
142: }
```

プログラム【4-6】 重畳積分（1次元）（1）

[P4-06convolution.c]

```
 1: /* P4-06convolution.c */
 2:
 3: #include <stdio.h>
 4: #include <stdlib.h>
 5: #include <string.h>
 6:
 7: #define  PN  5      /* number of parameters + 1 */
 8:
 9: typedef struct {
10:     char   f1[50]; /* input  f(x) file name */
11:     char   f2[50]; /* input  h(x) file name */
12:     char   f3[50]; /* output g(x) file name */
13:     float  *fx;    /* f(x) data */
14:     float  *hx;    /* h(x) data */
15:     float  *gx;    /* g(x) data */
16:     int    nx;     /* number of data */
17: } Param;
18:
19: char *menu[PN] = {
20:     "1-D convolution",
21:     "Input  f(x) file name <txt> ",
22:     "Input  h(x) file name <txt> ",
23:     "Output g(x) file name <txt> ",
24:     "Number of data              ",
25: };
26:
27: void read_data_txt(char *, float *, int);
28: void write_data_txt(char *, float *, int);
29: void conv1d(float *, float *, float *, int);
30:
31: void usage(int argc, char **argv)
32: {
33:     int   i;
34:
35:     fprintf( stderr,"\nUSAGE:\n");
36:     fprintf( stderr,"\nNAME\n");
37:     fprintf( stderr,"\n  %s - %s\n", argv[0], menu[0]);
38:     fprintf( stderr,"\nSYNOPSIS\n");
39:     fprintf( stderr,"\n  %s [-h] parameters...\n", argv[0]);
40:     fprintf( stderr,"\nPARAMETERS\n");
41:     for(i = 1 ; i < PN ; i++)
42:       fprintf( stderr,"\n %3d. %s\n", i, menu[i]);
43:     fprintf( stderr,"\n");
44:     fprintf( stderr,"\nFLAGS\n");
45:     fprintf( stderr,"\n  -h  Print Usage (this comment).\n");
46:     fprintf( stderr,"\n");
47:     exit(1);
48: }
49:
50: void getparameter(int argc, char **argv, Param *pm)
51: {
52:     int   i;
53:     char  dat[256];
54:
55:     /* default parameter value */
56:     sprintf( pm->f1, "fx.txt");
57:     sprintf( pm->f2, "hx.txt");
58:     sprintf( pm->f3, "gx.txt");
59:     pm->nx = 128;
60:
61:     i = 0;
62:     if( argc == 1+i ) {
63:       fprintf( stdout, "\n%s\n\n", menu[i++] );
64:       fprintf( stdout, " %s [%s] :", menu[i++], pm->f1 );
65:       if(*gets(dat) != '\0') strcpy(pm->f1, dat);
66:       fprintf( stdout, " %s [%s] :", menu[i++], pm->f2 );
67:       if(*gets(dat) != '\0') strcpy(pm->f2, dat);
68:       fprintf( stdout, " %s [%s] :", menu[i++], pm->f3 );
69:       if(*gets(dat) != '\0') strcpy(pm->f3, dat);
70:       fprintf( stdout, " %s [%d] :", menu[i++], pm->nx );
71:       if(*gets(dat) != '\0')  pm->nx = atoi(dat);
72:     }
73:     else if ( argc == PN+i ) {
74:       fprintf( stderr, "\n%s [%s]\n", argv[i++], menu[0] );
75:       if((argc--) > 1) strcpy( pm->f1, argv[i++] );
```

[P4-06convolution.c]

```
 76:         if((argc--) > 1) strcpy( pm->f2, argv[i++] );
 77:         if((argc--) > 1) strcpy( pm->f3, argv[i++] );
 78:         if((argc--) > 1) pm->nx = atoi( argv[i++] );
 79:     }
 80:     else {
 81:         usage(argc, argv);
 82:     }
 83:
 84: }
 85:
 86: main(int argc, char *argv[] )
 87: {
 88:     Param   *pm;
 89:
 90:     pm = (Param *)malloc(sizeof(Param));
 91:     getparameter(argc, argv, pm);
 92:
 93:     pm->fx = (float *)malloc((unsigned long)pm->nx*sizeof(float));
 94:     pm->hx = (float *)malloc((unsigned long)pm->nx*sizeof(float));
 95:     pm->gx = (float *)malloc((unsigned long)pm->nx*sizeof(float));
 96:
 97:     printf(" *** Read Image data     ***\n");
 98:     read_data_txt(pm->f1, pm->fx, pm->nx);
 99:     read_data_txt(pm->f2, pm->hx, pm->nx);
100:
101:     printf(" *** 1-D convolution     ***\n");
102:     conv1d(pm->gx, pm->fx, pm->hx, pm->nx);
103:
104:     printf(" *** Write Image data    ***\n");
105:     write_data_txt(pm->f3, pm->gx, pm->nx);
106:
107:     free(pm->fx);
108:     free(pm->hx);
109:     free(pm->gx);
110:     free(pm);
111: }
112:
113: void read_data_txt(char *fi, float *img, int size)
114: {
115:     int    i;
116:     char   buff[256];
117:     FILE   *fp;
118:
119:     /* open file and write data */
120:     if((fp = fopen(fi, "r")) == NULL) {
121:         fprintf( stderr," Error : file open [%s].\n", fi);
122:         exit(1);
123:     }
124:     for(i = 0 ; i < size ; i++) {
125:         fgets(buff, 256, fp);
126:         img[i] = (float)atof(buff);
127:     }
128:     fclose(fp);
129: }
130:
131: void write_data_txt(char *fi, float *img, int size)
132: {
133:     int    i;
134:     FILE   *fp;
135:
136:     /* open file and write data */
137:     if((fp = fopen(fi, "w")) == NULL) {
138:         fprintf( stderr," Error : file open [%s].\n", fi);
139:         exit(1);
140:     }
141:     for(i = 0 ; i < size ; i++) {
142:         fprintf(fp, "%f\n", img[i]);
143:     }
144:     fclose(fp);
145: }
146:
147: void conv1d(float *gx, float *fx, float *hx, int nx)
148: {
149:     int    i, j;
150:     float  *hx2;
```

プログラム【4-6】重畳積分（1次元）（2）

[P4-06convolution.c]

プログラム【4-6】 重畳積分（1次元）（3）

```
151:
152:    hx2 = (float *)malloc((unsigned long)2*nx*sizeof(float));
153:
154:    for(i = 0 ; i < nx/2 ; i++) {
155:        hx2[i] = hx2[nx+i] = hx[i+nx/2];
156:        hx2[i+nx/2] = hx2[i+3*nx/2] = hx[i];
157:    }
158:
159:    for(i = 0 ; i < nx ; i++) {
160:        gx[i] = 0;
161:        for(j = 0 ; j < nx ; j++) {
162:            gx[i] += fx[j]*hx2[i+nx-j];
163:        }
164:    }
165:
166:    free(hx2);
167: }
```

[P4-07convolution1d.c]

```c
 1: /* P4-07convolution1d.c */
 2:
 3: #include <stdio.h>
 4: #include <stdlib.h>
 5: #include <string.h>
 6:
 7: #define  PN  6      /* number of parameters + 1 */
 8:
 9: typedef struct {
10:     char   f1[50]; /* input  f(x,y) file name */
11:     char   f2[50]; /* input  h(x,y) file name */
12:     char   f3[50]; /* output g(x,y) file name */
13:     float  *fx;    /* f(x,y) data */
14:     float  *hx;    /* h(x,y) data */
15:     float  *gx;    /* g(x,y) data */
16:     int    nx;     /* number of width */
17:     int    ny;     /* number of height */
18: } Param;
19:
20: char *menu[PN] = {
21:     "1-D convolution (image)",
22:     "Input   f(x,y) file name <float> ",
23:     "Input   h(x,y) file name <float> ",
24:     "Output  g(x,y) file name <float> ",
25:     "Number of width            ",
26:     "Number of height           ",
27: };
28:
29: void read_data(char *, float *, int);
30: void write_data(char *, float *, int);
31: void conv1dy(float *, float *, float *, int, int);
32: void conv1d(float *, float *, float *, int);
33:
34: void usage(int argc, char **argv)
35: {
36:     int   i;
37:
38:     fprintf( stderr,"\nUSAGE:\n");
39:     fprintf( stderr,"\nNAME\n");
40:     fprintf( stderr,"\n  %s - %s\n", argv[0], menu[0]);
41:     fprintf( stderr,"\nSYNOPSIS\n");
42:     fprintf( stderr,"\n  %s [-h] parameters...\n", argv[0]);
43:     fprintf( stderr,"\nPARAMETERS\n");
44:     for(i = 1 ; i < PN ; i++)
45:       fprintf( stderr,"\n %3d. %s\n", i, menu[i]);
46:     fprintf( stderr,"\n");
47:     fprintf( stderr,"\nFLAGS\n");
48:     fprintf( stderr,"\n  -h  Print Usage (this comment).\n");
49:     fprintf( stderr,"\n");
50:     exit(1);
51: }
52:
53: void getparameter(int argc, char **argv, Param *pm)
54: {
55:     int   i;
56:     char  dat[256];
57:
58:     /* default parameter value */
59:     sprintf( pm->f1, "f0.img");
60:     sprintf( pm->f2, "h0.img");
61:     sprintf( pm->f3, "g0.img");
62:     pm->nx = 128;
63:     pm->ny = 128;
64:
65:     i = 0;
66:     if( argc == 1+i ) {
67:       fprintf( stdout, "\n%s\n\n", menu[i++] );
68:       fprintf( stdout, " %s [%s] :", menu[i++], pm->f1 );
69:       if(*gets(dat) != '\0')  strcpy(pm->f1, dat);
70:       fprintf( stdout, " %s [%s] :", menu[i++], pm->f2 );
71:       if(*gets(dat) != '\0')  strcpy(pm->f2, dat);
72:       fprintf( stdout, " %s [%s] :", menu[i++], pm->f3 );
73:       if(*gets(dat) != '\0')  strcpy(pm->f3, dat);
74:       fprintf( stdout, " %s [%d] :", menu[i++], pm->nx );
75:       if(*gets(dat) != '\0')  pm->nx = atoi(dat);
```

[P4-07convolution1d.c]

```
 76:        fprintf( stdout, " %s [%d] :", menu[i++], pm->ny );
 77:        if(*gets(dat) != '\0') pm->ny = atoi(dat);
 78:     }
 79:     else if ( argc == PN+i ) {
 80:        fprintf( stderr, "\n%s [%s]\n", argv[i++], menu[0] );
 81:        if((argc--) > 1) strcpy( pm->f1, argv[i++] );
 82:        if((argc--) > 1) strcpy( pm->f2, argv[i++] );
 83:        if((argc--) > 1) strcpy( pm->f3, argv[i++] );
 84:        if((argc--) > 1) pm->nx = atoi( argv[i++] );
 85:        if((argc--) > 1) pm->ny = atoi( argv[i++] );
 86:     }
 87:     else {
 88:        usage(argc, argv);
 89:     }
 90:
 91: }
 92:
 93: main(int argc, char *argv[] )
 94: {
 95:    Param   *pm;
 96:
 97:    pm = (Param *)malloc(sizeof(Param));
 98:    getparameter(argc, argv, pm);
 99:
100:    pm->fx = (float *)malloc((unsigned long)pm->nx*pm->ny*sizeof(float));
101:    pm->hx = (float *)malloc((unsigned long)pm->nx*pm->ny*sizeof(float));
102:    pm->gx = (float *)malloc((unsigned long)pm->nx*pm->ny*sizeof(float));
103:
104:    printf(" *** Read Image data   ***\n");
105:    read_data(pm->f1, pm->fx, pm->nx*pm->ny);
106:    read_data(pm->f2, pm->hx, pm->nx*pm->ny);
107:
108:    printf(" *** %s ***\n", menu[0]);
109:    conv1dy(pm->gx, pm->fx, pm->hx, pm->nx, pm->ny);
110:
111:    printf(" *** Write Image data   ***\n");
112:    write_data(pm->f3, pm->gx, pm->nx*pm->ny);
113:
114:    free(pm->fx);
115:    free(pm->hx);
116:    free(pm->gx);
117:    free(pm);
118: }
119:
120: void read_data(char *fi, float *img, int size)
121: {
122:    FILE   *fp;
123:
124:    /* open file and write data */
125:    if((fp = fopen(fi, "rb")) == NULL) {
126:       fprintf( stderr," Error : file open [%s].\n", fi);
127:       exit(1);
128:    }
129:    fread(img, sizeof(float), size, fp);
130:    fclose(fp);
131: }
132:
133: void write_data(char *fi, float *img, int size)
134: {
135:    FILE   *fp;
136:
137:    /* open file and write data */
138:    if((fp = fopen(fi, "wb")) == NULL) {
139:       fprintf( stderr," Error : file open [%s].\n", fi);
140:       exit(1);
141:    }
142:    fwrite(img, sizeof(float), size, fp);
143:    fclose(fp);
144: }
145:
146: void conv1dy(float *gx, float *fx, float *hx, int nx, int ny)
147: {
148:    int   i;
149:
150:    for(i = 0 ; i < ny ; i++) {
```

[P4-07convolution1d.c]

```
151:        conv1d(gx+i*nx, fx+i*nx, hx+i*nx, nx);
152:    }
153: }
154:
155: void conv1d(float *gx, float *fx, float *hx, int nx)
156: {
157:    int     i, j;
158:    float   *hx2;
159:
160:    hx2 = (float *)malloc((unsigned long)2*nx*sizeof(float));
161:
162:    for(i = 0 ; i < nx/2 ; i++) {
163:       hx2[i] = hx2[nx+i] = hx[i+nx/2];
164:       hx2[i+nx/2] = hx2[i+3*nx/2] = hx[i];
165:    }
166:
167:    for(i = 0 ; i < nx ; i++) {
168:       gx[i] = 0;
169:       for(j = 0 ; j < nx ; j++) {
170:          gx[i] += fx[j]*hx2[i+nx-j];
171:       }
172:    }
173:
174:    free(hx2);
175: }
```

プログラム【4-7】重畳積分（線線源）（3）

[P4-08convolution2d.c]

```c
 1: /* P4-08convolution2d.c */
 2:
 3: #include <stdio.h>
 4: #include <stdlib.h>
 5: #include <string.h>
 6:
 7: #define PN   6      /* number of parameters + 1 */
 8:
 9: typedef struct {
10:    char    f1[50];  /* input  f(x,y) file name */
11:    char    f2[50];  /* input  h(x,y) file name */
12:    char    f3[50];  /* output g(x,y) file name */
13:    float   *fxy;    /* f(x,y) data */
14:    float   *hxy;    /* h(x,y) data */
15:    float   *gxy;    /* g(x,y) data */
16:    int     nx;      /* number of width  */
17:    int     ny;      /* number of height */
18: } Param;
19:
20: char *menu[PN] = {
21:    "2-D convolution",
22:    "Input  f(x,y) file name <float> ",
23:    "Input  h(x,y) file name <float> ",
24:    "Output g(x,y) file name <float> ",
25:    "Number of width  ",
26:    "Number of height ",
27:    };
28:
29: void read_data(char *, float *, int);
30: void write_data(char *, float *, int);
31: void conv2d(float *, float *, float *, int, int);
32:
33: void usage(int argc, char **argv)
34: {
35:    int   i;
36:
37:    fprintf( stderr,"\nUSAGE:\n");
38:    fprintf( stderr,"\nNAME\n" );
39:    fprintf( stderr,"\n  %s - %s\n", argv[0], menu[0]);
40:    fprintf( stderr,"\nSYNOPSIS\n");
41:    fprintf( stderr,"\n  %s [-h] parameters...\n", argv[0]);
42:    fprintf( stderr,"\nPARAMETERS\n" );
43:    for(i = 1 ; i < PN ; i++)
44:      fprintf( stderr,"\n %3d. %s\n", i, menu[i]);
45:    fprintf( stderr,"\n");
46:    fprintf( stderr,"\nFLAGS\n" );
47:    fprintf( stderr,"\n  -h  Print Usage (this comment).\n");
48:    fprintf( stderr,"\n");
49:    exit(1);
50: }
51:
52: void getparameter(int argc, char **argv, Param *pm)
53: {
54:    int    i;
55:    char   dat[256];
56:
57:    /* default parameter value */
58:    sprintf( pm->f1, "f0.img");
59:    sprintf( pm->f2, "h0.img");
60:    sprintf( pm->f3, "g0.img");
61:    pm->nx = 128;
62:    pm->ny = 128;
63:
64:    i = 0;
65:    if( argc == 1+i ) {
66:      fprintf( stdout, "\n%s\n\n", menu[i++] );
67:      fprintf( stdout, "  %s [%s] :", menu[i++], pm->f1 );
68:      if(*gets(dat) != '\0')  strcpy(pm->f1, dat);
69:      fprintf( stdout, "  %s [%s] :", menu[i++], pm->f2 );
70:      if(*gets(dat) != '\0')  strcpy(pm->f2, dat);
71:      fprintf( stdout, "  %s [%s] :", menu[i++], pm->f3 );
72:      if(*gets(dat) != '\0')  strcpy(pm->f3, dat);
73:      fprintf( stdout, "  %s [%d] :", menu[i++], pm->nx );
74:      if(*gets(dat) != '\0')  pm->nx = atoi(dat);
75:      fprintf( stdout, "  %s [%d] :", menu[i++], pm->ny );
```

[P4-08convolution2d.c]

```
 76:          if(*gets(dat) != '\0')  pm->ny = atoi(dat);
 77:      }
 78:      else if ( argc == PN+i ) {
 79:          fprintf( stderr, "\n%s [%s]\n", argv[i++], menu[0] );
 80:          if((argc--) > 1) strcpy( pm->f1, argv[i++] );
 81:          if((argc--) > 1) strcpy( pm->f2, argv[i++] );
 82:          if((argc--) > 1) strcpy( pm->f3, argv[i++] );
 83:          if((argc--) > 1) pm->nx = atoi( argv[i++] );
 84:          if((argc--) > 1) pm->ny = atoi( argv[i++] );
 85:      }
 86:      else {
 87:          usage(argc, argv);
 88:      }
 89:
 90: }
 91:
 92: main(int argc, char *argv[] )
 93: {
 94:     Param    *pm;
 95:
 96:     pm = (Param *)malloc(sizeof(Param));
 97:     getparameter(argc, argv, pm);
 98:
 99:     pm->fxy = (float *)malloc((unsigned long)pm->nx*pm->ny*sizeof(float));
100:     pm->hxy = (float *)malloc((unsigned long)pm->nx*pm->ny*sizeof(float));
101:     pm->gxy = (float *)malloc((unsigned long)pm->nx*pm->ny*sizeof(float));
102:
103:     printf(" *** Read Image data    ***\n");
104:     read_data(pm->f1, pm->fxy, pm->nx*pm->ny);
105:     read_data(pm->f2, pm->hxy, pm->nx*pm->ny);
106:
107:     printf(" *** 2-D convolution    ***\n");
108:     conv2d(pm->gxy, pm->fxy, pm->hxy, pm->nx, pm->ny);
109:
110:     printf(" *** Write Image data   ***\n");
111:     write_data(pm->f3, pm->gxy, pm->nx*pm->ny);
112:
113:     free(pm->fxy);
114:     free(pm->hxy);
115:     free(pm->gxy);
116:     free(pm);
117: }
118:
119: void read_data(char *fi, float *img, int size)
120: {
121:     FILE    *fp;
122:
123:     /* open file and write data */
124:     if((fp = fopen(fi, "rb")) == NULL) {
125:         fprintf( stderr," Error : file open [%s].\n", fi);
126:         exit(1);
127:     }
128:     fread(img, sizeof(float), size, fp);
129:     fclose(fp);
130: }
131:
132: void write_data(char *fi, float *img, int size)
133: {
134:     FILE    *fp;
135:
136:     /* open file and write data */
137:     if((fp = fopen(fi, "wb")) == NULL) {
138:         fprintf( stderr," Error : file open [%s].\n", fi);
139:         exit(1);
140:     }
141:     fwrite(img, sizeof(float), size, fp);
142:     fclose(fp);
143: }
144:
145: void conv2d(float *gxy, float *fxy, float *hxy, int nx, int ny)
146: {
147:     int    i, j, m, n;
148:     float  *hxy2, buff;
149:
150:     // 重畳積分のため、縦横2倍にする
```

プログラム【4-8】重畳積分（点線源）（2）

[P4-08convolution2d.c]

```
151:     hxy2 = (float *)malloc((unsigned long)4*nx*ny*sizeof(float));
152:     // 縦横2倍にする画像を4分割で反転させる
153:     for(i = 0 ; i < ny/2 ; i++) {
154:       for(j = 0 ; j < nx/2 ; j++) {
155:         buff = hxy[i*nx+j];
156:         hxy[i*nx+j] = hxy[(i+ny/2)*nx+j+nx/2];
157:         hxy[(i+ny/2)*nx+j+nx/2] = buff;
158:         buff = hxy[i*nx+j+nx/2];
159:         hxy[i*nx+j+nx/2] = hxy[(i+ny/2)*nx+j];
160:         hxy[(i+ny/2)*nx+j] = buff;
161:       }
162:     }
163:     // 反転画像を縦横2倍画像の4カ所に当てはめる
164:     for(i = 0 ; i < ny ; i++) {
165:       for(j = 0 ; j < nx ; j++) {
166:         hxy2[i*nx*2+j] = hxy2[i*nx*2+j+nx] = hxy2[(i+ny)*nx*2+j] = hxy2[(i+ny)*nx*2+j+nx] = hxy[i*nx+j];
167:       }
168:     }
169:
170:     // 2次元重畳積分の実行
171:     for(i = 0 ; i < ny ; i++) {
172:       for(j = 0 ; j < nx ; j++) {
173:         gxy[i*nx+j] = 0;
174:         for(m = 0 ; m < ny ; m++) {
175:           for(n = 0 ; n < nx ; n++) {
176:             gxy[i*nx+j] += fxy[m*nx+n]*hxy2[(i+ny-m)*nx*2+j+nx-n];
177:           }
178:         }
179:       }
180:     }
181:
182:     free(hxy2);
183: }
```

プログラム【4-8】 重畳積分（点線源）（3）

第4章 画像再構成の基礎 —— 185

[P4-09average9.c]

```c
 1: /* P4-09average9.c */
 2:
 3: #include <stdio.h>
 4: #include <stdlib.h>
 5: #include <string.h>
 6:
 7: #define  PN  5      /* number of parameters + 1 */
 8:
 9: typedef struct {
10:    char    f1[50]; /* input file name */
11:    char    f2[50]; /* output file name */
12:    float   *img;   /* image data */
13:    int     nx;     /* number of matrix (x) */
14:    int     ny;     /* number of matrix (y) */
15: } Param;
16:
17: char *menu[PN] = {
18:    "Average 9 points",
19:    "Input  file name <float> ",
20:    "Output file name <float> ",
21:    "Number of matrix   (x)   ",
22:    "Number of matrix   (y)   ",
23: };
24:
25: void read_data(char *, float *, int);
26: void write_data(char *, float *, int);
27: void filter(float *, int, int);
28:
29: void usage(int argc, char **argv)
30: {
31:    int   i;
32:
33:    fprintf( stderr,"\nUSAGE:\n");
34:    fprintf( stderr,"\nNAME\n");
35:    fprintf( stderr,"\n  %s - %s\n", argv[0], menu[0]);
36:    fprintf( stderr,"\nSYNOPSIS\n");
37:    fprintf( stderr,"\n  %s [-h] parameters...\n", argv[0]);
38:    fprintf( stderr,"\nPARAMETERS\n");
39:    for(i = 1 ; i < PN ; i++)
40:      fprintf( stderr,"\n %3d. %s\n", i, menu[i]);
41:    fprintf( stderr,"\n");
42:    fprintf( stderr,"\nFLAGS\n");
43:    fprintf( stderr,"\n  -h  Print Usage (this comment).\n");
44:    fprintf( stderr,"\n");
45:    exit(1);
46: }
47:
48: void getparameter(int argc, char **argv, Param *pm)
49: {
50:    int   i;
51:    char  dat[256];
52:
53:    /* default parameter value */
54:    sprintf( pm->f1, "n0.img");
55:    sprintf( pm->f2, "n1.img");
56:    pm->nx = 128;
57:    pm->ny = 128;
58:    i = 0;
59:    if( argc == 1+i ) {
60:       fprintf( stdout, "\n%s\n\n", menu[i++] );
61:       fprintf( stdout, "  %s [%s] :", menu[i++], pm->f1 );
62:       if(*gets(dat) != '\0')   strcpy(pm->f1, dat);
63:       fprintf( stdout, "  %s [%s] :", menu[i++], pm->f2 );
64:       if(*gets(dat) != '\0')   strcpy(pm->f2, dat);
65:       fprintf( stdout, "  %s [%d] :", menu[i++], pm->nx );
66:       if(*gets(dat) != '\0')   pm->nx = atoi(dat);
67:       fprintf( stdout, "  %s [%d] :", menu[i++], pm->ny );
68:       if(*gets(dat) != '\0')   pm->ny = atoi(dat);
69:    }
70:    else if ( argc == PN+i ) {
71:       fprintf( stderr, "\n%s [%s]\n", argv[i++], menu[0] );
72:       if((argc--) > 1) strcpy( pm->f1, argv[i++] );
73:       if((argc--) > 1) strcpy( pm->f2, argv[i++] );
74:       if((argc--) > 1) pm->nx = atoi( argv[i++] );
75:       if((argc--) > 1) pm->ny = atoi( argv[i++] );
```

プログラム【4-9】 9点平均（1）

[P4-09average9.c]

```c
 76:     }
 77:     else {
 78:         usage(argc, argv);
 79:     }
 80: }
 81:
 82: main(int argc, char *argv[] )
 83: {
 84:     Param   *pm;
 85:
 86:     pm = (Param *)malloc(sizeof(Param));
 87:     getparameter(argc, argv, pm);
 88:
 89:     pm->img = (float *)malloc((unsigned long)pm->nx*pm->ny*sizeof(float));
 90:
 91:     printf(" *** Read Image data   ***¥n");
 92:     read_data(pm->f1, pm->img, pm->nx*pm->ny);
 93:
 94:     printf(" *** Calculation Filter   ***¥n");
 95:     filter(pm->img, pm->nx, pm->ny);
 96:
 97:     printf(" *** Write Image data   ***¥n");
 98:     write_data(pm->f2, pm->img, pm->nx*pm->ny);
 99:
100:     free(pm->img);
101:     free(pm);
102: }
103:
104: void filter(float *img, int nx, int ny)
105: {
106:     int     i, j;
107:     float   *sub;
108:
109:     sub = (float *)malloc((unsigned long)nx*ny*sizeof(float));
110:     for(i = 1 ; i < ny-1 ; i++)
111:         for(j = 1 ; j < nx-1 ; j++) {
112:             sub[i*nx+j] = img[(i-1)*nx+j-1]
113:                         + img[(i-1)*nx+j  ]
114:                         + img[(i-1)*nx+j+1]
115:                         + img[(i  )*nx+j-1]
116:                         + img[(i  )*nx+j  ]
117:                         + img[(i  )*nx+j+1]
118:                         + img[(i+1)*nx+j-1]
119:                         + img[(i+1)*nx+j  ]
120:                         + img[(i+1)*nx+j+1];
121:         }
122:     for(i = 1 ; i < ny-1 ; i++)
123:         for(j = 1 ; j < nx-1 ; j++)
124:             img[i*nx+j] = sub[i*nx+j]/9;
125:     free(sub);
126: }
127:
128: void read_data(char *fi, float *prj, int size)
129: {
130:     FILE    *fp;
131:     /* open file and read data */
132:     if((fp = fopen(fi, "rb")) == NULL) {
133:         fprintf( stderr," Error : file open [%s].¥n", fi);
134:         exit(1);
135:     }
136:     fread(prj, sizeof(float), size, fp);
137:     fclose(fp);
138: }
139:
140: void write_data(char *fi, float *prj, int size)
141: {
142:     FILE    *fp;
143:     /* open file and write data */
144:     if((fp = fopen(fi, "wb")) == NULL) {
145:         fprintf( stderr," Error : file open [%s].¥n", fi);
146:         exit(1);
147:     }
148:     fwrite(prj, sizeof(float), size, fp);
149:     fclose(fp);
150: }
```

プログラム【4-9】 9点平均(2)

第4章 画像再構成の基礎 —— 187

[P4-10filter.c]

プログラム【4-10】空間フィルタ（1）

```
 1: /*  P4-10filter.c  */
 2:
 3: #include <stdio.h>
 4: #include <stdlib.h>
 5: #include <string.h>
 6:
 7: #define  PN  6      /* number of parameters + 1 */
 8:
 9: typedef struct {
10:    char    f1[50]; /* input file name */
11:    char    f2[50]; /* output file name */
12:    float   *img;   /* image data */
13:    int     nx;     /* number of matrix (x) */
14:    int     ny;     /* number of matrix (y) */
15:    int     flt[9]; /* filter */
16:    int     fs;     /* sum of filter value */
17: } Param;
18:
19: char *menu[PN] = {
20:    "Filtering 9 points",
21:    "Input  file name <float> ",
22:    "Output file name <float> ",
23:    "Number of matrix  (x)     ",
24:    "Number of matrix  (y)     ",
25:    "Filter value              ",
26: };
27:
28: void read_data(char *, float *, int);
29: void write_data(char *, float *, int);
30: void filter(float *, int, int, int *, int);
31:
32: void usage(int argc, char **argv)
33: {
34:    int   i;
35:
36:    fprintf( stderr,"\nUSAGE:\n");
37:    fprintf( stderr,"\nNAME\n");
38:    fprintf( stderr,"\n  %s - %s\n", argv[0], menu[0]);
39:    fprintf( stderr,"\nSYNOPSIS\n");
40:    fprintf( stderr,"\n  %s [-h] parameters...\n", argv[0]);
41:    fprintf( stderr,"\nPARAMETERS\n");
42:    for(i = 1 ; i < PN ; i++)
43:       fprintf( stderr,"\n %3d. %s\n", i, menu[i]);
44:    fprintf( stderr,"\n");
45:    fprintf( stderr,"\nFLAGS\n");
46:    fprintf( stderr,"\n  -h  Print Usage (this comment).\n");
47:    fprintf( stderr,"\n");
48:    exit(1);
49: }
50:
51: void getparameter(int argc, char **argv, Param *pm)
52: {
53:    int   i, j;
54:    char  dat[256];
55:
56:    /* default parameter value */
57:    sprintf( pm->f1, "n0.img");
58:    sprintf( pm->f2, "n1.img");
59:    pm->nx = 128;
60:    pm->ny = 128;
61:    for (i = 0 ; i < 9 ; i++)
62:       pm->flt[i] = 1;
63:    pm->flt[4] = 2;
64:
65:    i = 0;
66:    if( argc == 1+i ) {
67:      fprintf( stdout, "\n%s\n\n", menu[i++] );
68:      fprintf( stdout, " %s [%s] :", menu[i++], pm->f1 );
69:      if(*gets(dat) != '\0')   strcpy(pm->f1, dat);
70:      fprintf( stdout, " %s [%s] :", menu[i++], pm->f2 );
71:      if(*gets(dat) != '\0')   strcpy(pm->f2, dat);
72:      fprintf( stdout, " %s [%d] :", menu[i++], pm->nx );
73:      if(*gets(dat) != '\0')   pm->nx = atoi(dat);
74:      fprintf( stdout, " %s [%d] :", menu[i++], pm->ny );
75:      if(*gets(dat) != '\0')   pm->ny = atoi(dat);
```

[P4-10filter.c]

```
 76:          fprintf( stdout, " %s :\n", menu[i++]);
 77:          for( j = 0 ; j < 9 ; j++ ) {
 78:              fprintf( stdout, "         flt[%d] = [%d] :", j, pm->flt[j]);
 79:              if(*gets(dat) != '\0')  pm->flt[j] = atoi(dat);
 80:          }
 81:      }
 82:      else if ( argc == PN+i ) {
 83:          fprintf( stderr, "\n%s [%s]\n", argv[i++], menu[0] );
 84:          if((argc--) > 1) strcpy( pm->f1, argv[i++] );
 85:          if((argc--) > 1) strcpy( pm->f2, argv[i++] );
 86:          if((argc--) > 1) pm->nx = atoi( argv[i++] );
 87:          if((argc--) > 1) pm->ny = atoi( argv[i++] );
 88:          for(j = 0 ; j < 9 ; j++)
 89:              if((argc--) > 1) pm->flt[j] = atoi( argv[i++] );
 90:      }
 91:      else {
 92:          usage(argc, argv);
 93:      }
 94:
 95:      pm->fs = pm->flt[0];
 96:      for(i = 1 ; i < 9 ; i++)
 97:          pm->fs += pm->flt[i];
 98:      if(pm->fs == 0)  pm->fs = 1;
 99:
100: }
101:
102: main(int argc, char *argv[] )
103: {
104:      Param    *pm;
105:
106:      pm = (Param *)malloc(sizeof(Param));
107:      getparameter(argc, argv, pm);
108:
109:      pm->img = (float *)malloc((unsigned long)pm->nx*pm->ny*sizeof(float));
110:
111:      printf(" *** Read Image data    ***\n");
112:      read_data(pm->f1, pm->img, pm->nx*pm->ny);
113:
114:      printf(" *** Calculation Filter ***\n");
115:      filter(pm->img, pm->nx, pm->ny, pm->flt, pm->fs);
116:
117:      printf(" *** Write Image data   ***\n");
118:      write_data(pm->f2, pm->img, pm->nx*pm->ny);
119:
120:      free(pm->img);
121:      free(pm);
122: }
123:
124: void filter(float *img, int nx, int ny, int *flt, int fs)
125: {
126:      int      i, j;
127:      float    *sub;
128:
129:      sub = (float *)malloc((unsigned long)nx*ny*sizeof(float));
130:      for(i = 1 ; i < ny-1 ; i++)
131:        for(j = 1 ; j < nx-1 ; j++) {
132:          sub[i*nx+j] = flt[0]*img[(i-1)*nx+j-1]
133:                      + flt[1]*img[(i-1)*nx+j  ]
134:                      + flt[2]*img[(i-1)*nx+j+1]
135:                      + flt[3]*img[(i  )*nx+j-1]
136:                      + flt[4]*img[(i  )*nx+j  ]
137:                      + flt[5]*img[(i  )*nx+j+1]
138:                      + flt[6]*img[(i+1)*nx+j-1]
139:                      + flt[7]*img[(i+1)*nx+j  ]
140:                      + flt[8]*img[(i+1)*nx+j+1];
141:        }
142:      for(i = 1 ; i < ny-1 ; i++)
143:        for(j = 1 ; j < nx-1 ; j++)
144:          img[i*nx+j] = sub[i*nx+j]/fs;
145:
146:      free(sub);
147: }
148:
149: void read_data(char *fi, float *prj, int size)
150: {
```

[P4-10filter.c]

```c
151:     FILE    *fp;
152:
153:     /* open file and read data */
154:     if((fp = fopen(fi, "rb")) == NULL) {
155:         fprintf( stderr," Error : file open [%s].\n", fi);
156:         exit(1);
157:     }
158:     fread(prj, sizeof(float), size, fp);
159:     fclose(fp);
160: }
161:
162: void write_data(char *fi, float *prj, int size)
163: {
164:     FILE    *fp;
165:
166:     /* open file and write data */
167:     if((fp = fopen(fi, "wb")) == NULL) {
168:         fprintf( stderr," Error : file open [%s].\n", fi);
169:         exit(1);
170:     }
171:     fwrite(prj, sizeof(float), size, fp);
172:     fclose(fp);
173: }
```

プログラム【4-10】空間フィルタ（3）

[P4-11median.c]

```c
 1: /* P4-11median.c */
 2:
 3: #include <stdio.h>
 4: #include <stdlib.h>
 5: #include <string.h>
 6:
 7: #define  PN  5       /* number of parameters + 1 */
 8:
 9: typedef struct {
10:    char   f1[50]; /* input file name */
11:    char   f2[50]; /* output file name */
12:    float  *img;   /* image data */
13:    int    nx;     /* number of matrix (x) */
14:    int    ny;     /* number of matrix (y) */
15: } Param;
16:
17: char *menu[PN] = {
18:    "Median filter",
19:    "Input  file name <float> ",
20:    "Output file name <float> ",
21:    "Number of matrix  (x)    ",
22:    "Number of matrix  (y)    ",
23: };
24:
25: void read_data(char *, float *, int);
26: void write_data(char *, float *, int);
27: void median_filter(float *, int, int);
28:
29: void usage(int argc, char **argv)
30: {
31:    int  i;
32:
33:    fprintf( stderr,"\nUSAGE:\n");
34:    fprintf( stderr,"\nNAME\n");
35:    fprintf( stderr,"\n  %s - %s\n", argv[0], menu[0]);
36:    fprintf( stderr,"\nSYNOPSIS\n");
37:    fprintf( stderr,"\n  %s [-h] parameters...\n", argv[0]);
38:    fprintf( stderr,"\nPARAMETERS\n");
39:    for(i = 1 ; i < PN ; i++)
40:      fprintf( stderr,"\n %3d. %s\n", i, menu[i]);
41:    fprintf( stderr,"\n");
42:    fprintf( stderr,"\nFLAGS\n");
43:    fprintf( stderr,"\n  -h  Print Usage (this comment).\n");
44:    fprintf( stderr,"\n");
45:    exit(1);
46: }
47:
48: void getparameter(int argc, char **argv, Param *pm)
49: {
50:    int  i;
51:    char  dat[256];
52:
53:    /* default parameter value */
54:    sprintf( pm->f1, "n0.img");
55:    sprintf( pm->f2, "n1.img");
56:    pm->nx = 128;
57:    pm->ny = 128;
58:
59:    i = 0;
60:    if( argc == 1+i ) {
61:       fprintf( stdout, "\n%s\n\n", menu[i++] );
62:       fprintf( stdout, " %s [%s] :", menu[i++], pm->f1 );
63:       if(*gets(dat) != '\0')  strcpy(pm->f1, dat);
64:       fprintf( stdout, " %s [%s] :", menu[i++], pm->f2 );
65:       if(*gets(dat) != '\0')  strcpy(pm->f2, dat);
66:       fprintf( stdout, " %s [%d] :", menu[i++], pm->nx );
67:       if(*gets(dat) != '\0')  pm->nx = atoi(dat);
68:       fprintf( stdout, " %s [%d] :", menu[i++], pm->ny );
69:       if(*gets(dat) != '\0')  pm->ny = atoi(dat);
70:    }
71:    else if ( argc == PN+i ) {
72:       fprintf( stderr, "\n%s [%s]\n", argv[i++], menu[0] );
73:       if((argc--) > 1) strcpy( pm->f1, argv[i++] );
74:       if((argc--) > 1) strcpy( pm->f2, argv[i++] );
75:       if((argc--) > 1) pm->nx = atoi( argv[i++] );
```

[P4-11median.c]

```
 76:            if((argc--) > 1) pm->ny = atoi( argv[i++] );
 77:        }
 78:        else {
 79:            usage(argc, argv);
 80:        }
 81:
 82: }
 83:
 84: main(int argc, char *argv[] )
 85: {
 86:     Param   *pm;
 87:
 88:     pm = (Param *)malloc(sizeof(Param));
 89:     getparameter(argc, argv, pm);
 90:
 91:     pm->img = (float *)malloc((unsigned long)pm->nx*pm->ny*sizeof(float));
 92:
 93:     printf(" *** Read Image data     ***¥n");
 94:     read_data(pm->f1, pm->img, pm->nx*pm->ny);
 95:
 96:     printf(" *** Calculation Median filter   ***¥n");
 97:     median_filter(pm->img, pm->nx, pm->ny);
 98:
 99:     printf(" *** Write Image data    ***¥n");
100:     write_data(pm->f2, pm->img, pm->nx*pm->ny);
101:
102:     free(pm->img);
103:     free(pm);
104: }
105:
106: int compare(const void *e1, const void *e2)
107: {
108:     if(*(float *)e1 < *(float *)e2)  return -1;
109:     if(*(float *)e1 > *(float *)e2)  return 1;
110:     return 0;
111: }
112:
113: void median_filter(float *img, int nx, int ny)
114: {
115:     int     i, j, x, y;
116:     float   *sub, fil[9];
117:
118:     sub = (float *)malloc((unsigned long)nx*ny*sizeof(float));
119:     for(i = 0 ; i < nx*ny ; i++)
120:         sub[i] = 0;
121:     for(i = 1 ; i < ny-1 ; i++) {
122:         for(j = 1 ; j < nx-1 ; j++) {
123:             for(y = 0 ; y < 3 ; y++)
124:                 for(x = 0 ; x < 3 ; x++)
125:                     fil[y*3+x] = img[(i+y-1)*nx+j+x-1];
126:             qsort(fil, 9, 4, compare);
127:             sub[i*nx+j] = fil[5];
128:         }
129:     }
130:     for(i = 0 ; i < ny ; i++)
131:         for(j = 0 ; j < nx ; j++)
132:             img[i*nx+j] = sub[i*nx+j];
133:
134:     free(sub);
135: }
136:
137: void read_data(char *fi, float *prj, int size)
138: {
139:     FILE    *fp;
140:
141:     /* open file and read data */
142:     if((fp = fopen(fi, "rb")) == NULL) {
143:         fprintf( stderr," Error : file open [%s].¥n", fi);
144:         exit(1);
145:     }
146:     fread(prj, sizeof(float), size, fp);
147:     fclose(fp);
148: }
149:
150: void write_data(char *fi, float *prj, int size)
```

[P4-11median.c]

```
151: {
152:     FILE    *fp;
153: 
154:     /* open file and write data */
155:     if((fp = fopen(fi, "wb")) == NULL) {
156:         fprintf( stderr," Error : file open [%s].\n", fi);
157:         exit(1);
158:     }
159:     fwrite(prj, sizeof(float), size, fp);
160:     fclose(fp);
161: }
```

[P4-12fourier1d.c]

```c
 1: /* P4-12fourier1d.c */
 2:
 3: #include <stdio.h>
 4: #include <stdlib.h>
 5: #include <string.h>
 6: #include <math.h>
 7:
 8: #define   PN   7      /* number of parameters + 1 */
 9: #define   PI   3.14159265358979
10:
11: typedef struct {
12:     char   f1[50];  /* input real part file name */
13:     char   f2[50];  /* input imaginary part file name */
14:     char   f3[50];  /* output real part file name */
15:     char   f4[50];  /* output imaginary part file name */
16:     float  *fr;     /* real part data */
17:     float  *fi;     /* imaginary part data */
18:     int    nx;      /* number of data */
19:     int    ir;      /* forward or inverse */
20: } Param;
21:
22: char *menu[PN] = {
23:     "1-D fourier transform",
24:     "Input  real       part file name <txt> ",
25:     "Input  imaginary  part file name <txt> ",
26:     "Output real       part file name <txt> ",
27:     "Output imaginary  part file name <txt> ",
28:     "Number of data                          ",
29:     "Forward(1) or Inverse(-1)",
30: };
31:
32: void read_data_txt(char *, float *, int);
33: void write_data_txt(char *, float *, int);
34: void fourier1d(int, float *, float *, int);
35:
36: void usage(int argc, char **argv)
37: {
38:     int   i;
39:
40:     fprintf( stderr,"\nUSAGE:\n");
41:     fprintf( stderr,"\nNAME\n");
42:     fprintf( stderr,"\n  %s - %s\n", argv[0], menu[0]);
43:     fprintf( stderr,"\nSYNOPSIS\n");
44:     fprintf( stderr,"\n  %s [-h] parameters...\n", argv[0]);
45:     fprintf( stderr,"\nPARAMETERS\n");
46:     for(i = 1 ; i < PN ; i++)
47:         fprintf( stderr,"\n %3d. %s\n", i, menu[i]);
48:     fprintf( stderr,"\n");
49:     fprintf( stderr,"\nFLAGS\n");
50:     fprintf( stderr,"\n  -h  Print Usage (this comment).\n");
51:     fprintf( stderr,"\n");
52:     exit(1);
53: }
54:
55: void getparameter(int argc, char **argv, Param *pm)
56: {
57:     int   i;
58:     char  dat[256];
59:
60:     /* default parameter value */
61:     sprintf( pm->f1, "n0r.txt");
62:     sprintf( pm->f2, "n0i.txt");
63:     sprintf( pm->f3, "n1r.txt");
64:     sprintf( pm->f4, "n1i.txt");
65:     pm->nx = 32;
66:     pm->ir = 1;
67:
68:     i = 0;
69:     if( argc == 1+i ) {
70:         fprintf( stdout, "\n%s\n\n", menu[i++] );
71:         fprintf( stdout, " %s [%s] :", menu[i++], pm->f1 );
72:         if(*gets(dat) != '\0')  strcpy(pm->f1, dat);
73:         fprintf( stdout, " %s [%s] :", menu[i++], pm->f2 );
74:         if(*gets(dat) != '\0')  strcpy(pm->f2, dat);
75:         fprintf( stdout, " %s [%s] :", menu[i++], pm->f3 );
```

[P4-12fourier1d.c]

```
 76:         if(*gets(dat) != '\0')   strcpy(pm->f3, dat);
 77:         fprintf( stdout, " %s [%s] :", menu[i++], pm->f4 );
 78:         if(*gets(dat) != '\0')   strcpy(pm->f4, dat);
 79:         fprintf( stdout, " %s [%d] :", menu[i++], pm->nx );
 80:         if(*gets(dat) != '\0')   pm->nx = atoi(dat);
 81:         fprintf( stdout, " %s [%i] :", menu[i++], pm->ir );
 82:         if(*gets(dat) != '\0')   pm->ir = atoi(dat);
 83:     }
 84:     else if ( argc == PN+i ) {
 85:         fprintf( stderr, "\n%s [%s]\n", argv[i++], menu[0] );
 86:         if((argc--) > 1) strcpy( pm->f1, argv[i++] );
 87:         if((argc--) > 1) strcpy( pm->f2, argv[i++] );
 88:         if((argc--) > 1) strcpy( pm->f3, argv[i++] );
 89:         if((argc--) > 1) strcpy( pm->f4, argv[i++] );
 90:         if((argc--) > 1) pm->nx = atoi( argv[i++] );
 91:         if((argc--) > 1) pm->ir = atoi( argv[i++] );
 92:     }
 93:     else {
 94:         usage(argc, argv);
 95:     }
 96:
 97: }
 98:
 99: main(int argc, char *argv[] )
100: {
101:     Param    *pm;
102:
103:     pm = (Param *)malloc(sizeof(Param));
104:     getparameter(argc, argv, pm);
105:
106:     pm->fr = (float *)malloc((unsigned long)pm->nx*sizeof(float));
107:     pm->fi = (float *)malloc((unsigned long)pm->nx*sizeof(float));
108:
109:     printf(" *** Read Image data    ***\n");
110:     read_data_txt(pm->f1, pm->fr, pm->nx);
111:     read_data_txt(pm->f2, pm->fi, pm->nx);
112:
113:     printf(" *** 1-D fourier transform    ***\n");
114:     fourier1d(pm->ir, pm->fr, pm->fi, pm->nx);
115:
116:     printf(" *** Write Image data    ***\n");
117:     write_data_txt(pm->f3, pm->fr, pm->nx);
118:     write_data_txt(pm->f4, pm->fi, pm->nx);
119:
120:     free(pm->fr);
121:     free(pm->fi);
122:     free(pm);
123: }
124:
125: void read_data_txt(char *fi, float *img, int size)
126: {
127:     int     i;
128:     char    buff[256];
129:     FILE    *fp;
130:
131:     /* open file and write data */
132:     if((fp = fopen(fi, "r")) == NULL) {
133:         fprintf( stderr," Error : file open [%s].\n", fi);
134:         exit(1);
135:     }
136:     for(i = 0 ; i < size ; i++) {
137:         fgets(buff, 256, fp);
138:         img[i] = (float)atof(buff);
139:     }
140:     fclose(fp);
141: }
142:
143: void write_data_txt(char *fi, float *img, int size)
144: {
145:     int     i;
146:     FILE    *fp;
147:
148:     /* open file and write data */
149:     if((fp = fopen(fi, "w")) == NULL) {
150:         fprintf( stderr," Error : file open [%s].\n", fi);
```

[P4-12fourier1d.c]

```
151:        exit(1);
152:    }
153:    for(i = 0 ; i < size ; i++) {
154:        fprintf(fp, "%f\n", img[i]);
155:    }
156:    fclose(fp);
157: }
158:
159: void fourier1d(int ir, float *fr, float *fi, int nx)
160: {
161:    int     i, j, n = 1;
162:    float   *gr, *gi;
163:    double  u, x;
164:
165:    gr = (float *)malloc((unsigned long)nx*sizeof(float));
166:    gi = (float *)malloc((unsigned long)nx*sizeof(float));
167:
168:    for(i = 0 ; i < nx ; i++) {
169:        u = i-nx/2;
170:        gr[i] = gi[i] = 0;
171:        for(j = 0 ; j < nx ; j++) {
172:            x = j-nx/2;
173:            gr[i] += (float) ( fr[j]*cos(2*PI*u*x/nx)+ir*fi[j]*sin(2*PI*u*x/nx));
174:            gi[i] += (float) (-ir*fr[j]*sin(2*PI*u*x/nx)+fi[j]*cos(2*PI*u*x/nx));
175:        }
176:    }
177:
178:    if(ir == -1)  n = nx;  // 逆変換はデータ数で割る
179:    for(i = 0 ; i < nx ; i++) {
180:        fr[i] = gr[i]/n;
181:        fi[i] = gi[i]/n;
182:    }
183:
184:    free(gr);
185:    free(gi);
186: }
```

[P4-13fourier2d.c]

```c
 1: /* P4-13fourier2d.c */
 2:
 3: #include <stdio.h>
 4: #include <stdlib.h>
 5: #include <string.h>
 6: #include <math.h>
 7:
 8: #define  PN  8      /* number of parameters + 1 */
 9: #define  PI  3.14159265358979
10:
11: typedef struct {
12:     char    f1[50];  /* input real part file name */
13:     char    f2[50];  /* input imaginary part file name */
14:     char    f3[50];  /* output real part file name */
15:     char    f4[50];  /* output imaginary part file name */
16:     float   *fr;     /* real part data */
17:     float   *fi;     /* imaginary part data */
18:     int     nx;      /* number of width */
19:     int     ny;      /* number of height */
20:     int     ir;      /* forward or inverse */
21: } Param;
22:
23: char *menu[PN] = {
24:     "2-D fourier transform",
25:     "Input  real      part file name <float> ",
26:     "Input  imaginary part file name <float> ",
27:     "Output real      part file name <float> ",
28:     "Output imaginary part file name <float> ",
29:     "Number of width                         ",
30:     "Number of height                        ",
31:     "Forward(1) or Inverse(-1)",
32: };
33:
34: void read_data(char *, float *, int);
35: void write_data(char *, float *, int);
36: void fourier2d(int, float *, float *, int, int);
37:
38: void usage(int argc, char **argv)
39: {
40:     int   i;
41:
42:     fprintf( stderr,"\nUSAGE:\n");
43:     fprintf( stderr,"\nNAME\n");
44:     fprintf( stderr,"\n  %s - %s\n", argv[0], menu[0]);
45:     fprintf( stderr,"\nSYNOPSIS\n");
46:     fprintf( stderr,"\n  %s [-h] parameters...\n", argv[0]);
47:     fprintf( stderr,"\nPARAMETERS\n");
48:     for(i = 1 ; i < PN ; i++)
49:       fprintf( stderr,"\n %3d. %s\n", i, menu[i]);
50:     fprintf( stderr,"\n");
51:     fprintf( stderr,"\nFLAGS\n");
52:     fprintf( stderr,"\n  -h  Print Usage (this comment).\n");
53:     fprintf( stderr,"\n");
54:     exit(1);
55: }
56:
57: void getparameter(int argc, char **argv, Param *pm)
58: {
59:     int   i;
60:     char  dat[256];
61:
62:     /* default parameter value */
63:     sprintf( pm->f1, "n0r.img");
64:     sprintf( pm->f2, "0_image");
65:     sprintf( pm->f3, "n1r.img");
66:     sprintf( pm->f4, "n1i.img");
67:     pm->nx = 128;
68:     pm->ny = 128;
69:     pm->ir = 1;
70:
71:     i = 0;
72:     if( argc == 1+i ) {
73:        fprintf( stdout, "\n%s\n\n", menu[i++] );
74:        fprintf( stdout, " %s [%s] :", menu[i++], pm->f1 );
75:        if(*gets(dat) != '\0')  strcpy(pm->f1, dat);
```

[P4-13fourier2d.c]

```
 76:         fprintf( stdout, " %s [%s] :", menu[i++], pm->f2 );
 77:         if(*gets(dat) != '\0')   strcpy(pm->f2, dat);
 78:         fprintf( stdout, " %s [%s] :", menu[i++], pm->f3 );
 79:         if(*gets(dat) != '\0')   strcpy(pm->f3, dat);
 80:         fprintf( stdout, " %s [%s] :", menu[i++], pm->f4 );
 81:         if(*gets(dat) != '\0')   strcpy(pm->f4, dat);
 82:         fprintf( stdout, " %s [%d] :", menu[i++], pm->nx );
 83:         if(*gets(dat) != '\0')   pm->nx = atoi(dat);
 84:         fprintf( stdout, " %s [%d] :", menu[i++], pm->ny );
 85:         if(*gets(dat) != '\0')   pm->ny = atoi(dat);
 86:         fprintf( stdout, " %s [%i] :", menu[i++], pm->ir );
 87:         if(*gets(dat) != '\0')   pm->ir = atoi(dat);
 88:     }
 89:     else if ( argc == PN+i ) {
 90:         fprintf( stderr, "\n%s [%s]\n", argv[i++], menu[0] );
 91:         if((argc--) > 1) strcpy( pm->f1, argv[i++] );
 92:         if((argc--) > 1) strcpy( pm->f2, argv[i++] );
 93:         if((argc--) > 1) strcpy( pm->f3, argv[i++] );
 94:         if((argc--) > 1) strcpy( pm->f4, argv[i++] );
 95:         if((argc--) > 1) pm->nx = atoi( argv[i++] );
 96:         if((argc--) > 1) pm->ny = atoi( argv[i++] );
 97:         if((argc--) > 1) pm->ir = atoi( argv[i++] );
 98:     }
 99:     else {
100:         usage(argc, argv);
101:     }
102:
103: }
104:
105: main(int argc, char *argv[] )
106: {
107:     int     i;
108:     Param   *pm;
109:
110:     pm = (Param *)malloc(sizeof(Param));
111:     getparameter(argc, argv, pm);
112:
113:     pm->fr = (float *)malloc((unsigned long)pm->nx*pm->ny*sizeof(float));
114:     pm->fi = (float *)malloc((unsigned long)pm->nx*pm->ny*sizeof(float));
115:
116:     printf(" *** Read Image data    ***\n");
117:     read_data(pm->f1, pm->fr, pm->nx*pm->ny);
118:     if(strcmp(pm->f2, "0_image"))
119:         read_data(pm->f2, pm->fi, pm->nx*pm->ny);
120:     else {
121:         for(i = 0 ; i < pm->nx*pm->ny ; i++)
122:             pm->fi[i] = 0;
123:     }
124:
125:     printf(" *** 2-D fourier transform    ***\n");
126:     fourier2d(pm->ir, pm->fr, pm->fi, pm->nx, pm->ny);
127:
128:     printf(" *** Write Image data    ***\n");
129:     write_data(pm->f3, pm->fr, pm->nx*pm->ny);
130:     write_data(pm->f4, pm->fi, pm->nx*pm->ny);
131:
132:     free(pm->fr);
133:     free(pm->fi);
134:     free(pm);
135: }
136:
137: void read_data(char *fi, float *img, int size)
138: {
139:     FILE    *fp;
140:
141:     /* open file and write data */
142:     if((fp = fopen(fi, "rb")) == NULL) {
143:         fprintf( stderr," Error : file open [%s].\n", fi);
144:         exit(1);
145:     }
146:     fread(img, sizeof(float), size, fp);
147:     fclose(fp);
148: }
149:
150: void write_data(char *fi, float *img, int size)
```

プログラム【4-13】 2次元フーリエ変換 (2)

[P4-13fourier2d.c]

```
151: {
152:     FILE    *fp;
153:
154:     /* open file and write data */
155:     if((fp = fopen(fi, "wb")) == NULL) {
156:         fprintf( stderr," Error : file open [%s].\n", fi);
157:         exit(1);
158:     }
159:     fwrite(img, sizeof(float), size, fp);
160:     fclose(fp);
161: }
162:
163: void fourier2d(int ir, float *fr, float *fi, int nx, int ny)
164: {
165:     int     i, j, k, m, n = 1;
166:     float   *gr, *gi;
167:     double  u, v, x, y;
168:
169:     gr = (float *)malloc((unsigned long)nx*ny*sizeof(float));
170:     gi = (float *)malloc((unsigned long)nx*ny*sizeof(float));
171:
172:     for(i = 0 ; i < ny ; i++) {
173:         fprintf( stderr, "\r    calculation [%3d/%3d]", i+1, ny);
174:         v = ny/2-i;
175:         for(j = 0 ; j < nx ; j++) {
176:             u = j-nx/2;
177:             gr[i*nx+j] = gi[i*nx+j] = 0;
178:             for(k = 0 ; k < ny ; k++) {
179:                 y = ny/2-k;
180:                 for(m = 0 ; m < nx ; m++) {
181:                     x = m-nx/2;
182:                     gr[i*nx+j] += (float)( fr[k*nx+m]*cos(2*PI*(u*x/nx+v*y/ny))+ir*fi[k*nx+m]*sin(2*PI*(u*x/nx+v*y/ny)));
183:                     gi[i*nx+j] += (float)(-ir*fr[k*nx+m]*sin(2*PI*(u*x/nx+v*y/ny))+fi[k*nx+m]*cos(2*PI*(u*x/nx+v*y/ny)));
184:                 }
185:             }
186:         }
187:     }
188:     fprintf( stderr, "\n");
189:
190:     if(ir == -1)  n = nx*ny;  // 逆変換はデータ数で割る
191:     for(i = 0 ; i < nx*ny ; i++) {
192:         fr[i] = gr[i]/n;
193:         fi[i] = gi[i]/n;
194:     }
195:
196:     free(gr);
197:     free(gi);
198: }
```

[P4-14fourier2d1d.c]

```c
 1: /* P4-14fourier2d1d.c */
 2:
 3: #include <stdio.h>
 4: #include <stdlib.h>
 5: #include <string.h>
 6: #include <math.h>
 7:
 8: #define  PN  8         /* number of parameters + 1 */
 9: #define  PI  3.14159265358979
10:
11: typedef struct {
12:     char    f1[50];   /* input real part file name */
13:     char    f2[50];   /* input imaginary part file name */
14:     char    f3[50];   /* output real part file name */
15:     char    f4[50];   /* output imaginary part file name */
16:     float   *fr;      /* real part data */
17:     float   *fi;      /* imaginary part data */
18:     int     nx;       /* number of width */
19:     int     ny;       /* number of height */
20:     int     ir;       /* forward or inverse */
21: } Param;
22:
23: char *menu[PN] = {
24:     "2-D fourier transform",
25:     "Input  real       part file name <float>",
26:     "Input  imaginary  part file name <float>",
27:     "Output real       part file name <float>",
28:     "Output imaginary  part file name <float>",
29:     "Number of width           ",
30:     "Number of height          ",
31:     "Forward(1) or Inverse(-1)",
32: };
33:
34: void read_data(char *, float *, int);
35: void write_data(char *, float *, int);
36: void fourier2d1d(int, float *, float *, int, int);
37:
38: void usage(int argc, char **argv)
39: {
40:     int   i;
41:     fprintf( stderr,"\nUSAGE:\n");
42:     fprintf( stderr,"\nNAME\n");
43:     fprintf( stderr,"\n  %s - %s\n", argv[0], menu[0]);
44:     fprintf( stderr,"\nSYNOPSIS\n");
45:     fprintf( stderr,"\n  %s [-h] parameters...\n", argv[0]);
46:     fprintf( stderr,"\nPARAMETERS\n");
47:     for(i = 1 ; i < PN ; i++)
48:         fprintf( stderr,"\n %3d. %s\n", i, menu[i]);
49:     fprintf( stderr,"\n");
50:     fprintf( stderr,"\nFLAGS\n");
51:     fprintf( stderr,"\n  -h  Print Usage (this comment).\n");
52:     fprintf( stderr,"\n");
53:     exit(1);
54: }
55:
56: void getparameter(int argc, char **argv, Param *pm)
57: {
58:     int   i;
59:     char  dat[256];
60:
61:     /* default parameter value */
62:     sprintf( pm->f1, "n0r.img");
63:     sprintf( pm->f2, "0_image");
64:     sprintf( pm->f3, "n1r.img");
65:     sprintf( pm->f4, "n1i.img");
66:     pm->nx = 128;
67:     pm->ny = 128;
68:     pm->ir = 1;
69:     i = 0;
70:     if( argc == 1+i ) {
71:         fprintf( stdout, "\n%s\n\n", menu[i++] );
72:         fprintf( stdout, " %s [%s] :", menu[i++], pm->f1 );
73:         if(*gets(dat) != '\0')  strcpy(pm->f1, dat);
74:         fprintf( stdout, " %s [%s] :", menu[i++], pm->f2 );
75:         if(*gets(dat) != '\0')  strcpy(pm->f2, dat);
```

[P4-14fourier2d1d.c]

```
 76:        fprintf( stdout, " %s [%s] :", menu[i++], pm->f3 );
 77:        if(*gets(dat) != '\0')   strcpy(pm->f3, dat);
 78:        fprintf( stdout, " %s [%s] :", menu[i++], pm->f4 );
 79:        if(*gets(dat) != '\0')   strcpy(pm->f4, dat);
 80:        fprintf( stdout, " %s [%d] :", menu[i++], pm->nx );
 81:        if(*gets(dat) != '\0')   pm->nx = atoi(dat);
 82:        fprintf( stdout, " %s [%d] :", menu[i++], pm->ny );
 83:        if(*gets(dat) != '\0')   pm->ny = atoi(dat);
 84:        fprintf( stdout, " %s [%i] :", menu[i++], pm->ir );
 85:        if(*gets(dat) != '\0')   pm->ir = atoi(dat);
 86:    }
 87:    else if ( argc == PN+i ) {
 88:        fprintf( stderr, "\n%s [%s]\n", argv[i++], menu[0] );
 89:        if((argc--) > 1) strcpy( pm->f1, argv[i++] );
 90:        if((argc--) > 1) strcpy( pm->f2, argv[i++] );
 91:        if((argc--) > 1) strcpy( pm->f3, argv[i++] );
 92:        if((argc--) > 1) strcpy( pm->f4, argv[i++] );
 93:        if((argc--) > 1) pm->nx = atoi( argv[i++] );
 94:        if((argc--) > 1) pm->ny = atoi( argv[i++] );
 95:        if((argc--) > 1) pm->ir = atoi( argv[i++] );
 96:    }
 97:    else {
 98:        usage(argc, argv);
 99:    }
100: }
101:
102: main(int argc, char *argv[] )
103: {
104:     int     i;
105:     Param   *pm;
106:
107:     pm = (Param *)malloc(sizeof(Param));
108:     getparameter(argc, argv, pm);
109:
110:     pm->fr = (float *)malloc((unsigned long)pm->nx*pm->ny*sizeof(float));
111:     pm->fi = (float *)malloc((unsigned long)pm->nx*pm->ny*sizeof(float));
112:
113:     printf(" *** Read Image data    ***\n");
114:     read_data(pm->f1, pm->fr, pm->nx*pm->ny);
115:     if(strcmp(pm->f2, "0_image"))
116:         read_data(pm->f2, pm->fi, pm->nx*pm->ny);
117:     else {
118:         for(i = 0 ; i < pm->nx*pm->ny ; i++)
119:             pm->fi[i] = 0;
120:     }
121:     printf(" *** 2-D fourier transform   ***\n");
122:     fourier2d1d(pm->ir, pm->fr, pm->fi, pm->nx, pm->ny);
123:
124:     printf(" *** Write Image data   ***\n");
125:     write_data(pm->f3, pm->fr, pm->nx*pm->ny);
126:     write_data(pm->f4, pm->fi, pm->nx*pm->ny);
127:
128:     free(pm->fr);
129:     free(pm->fi);
130:     free(pm);
131: }
132:
133: void read_data(char *fi, float *img, int size)
134: {
135:     FILE   *fp;
136:     /* open file and write data */
137:     if((fp = fopen(fi, "rb")) == NULL) {
138:         fprintf( stderr," Error : file open [%s].\n", fi);
139:         exit(1);
140:     }
141:     fread(img, sizeof(float), size, fp);
142:     fclose(fp);
143: }
144:
145: void write_data(char *fi, float *img, int size)
146: {
147:     FILE   *fp;
148:     /* open file and write data */
149:     if((fp = fopen(fi, "wb")) == NULL) {
150:         fprintf( stderr," Error : file open [%s].\n", fi);
```

[P4-14fourier2d1d.c]

プログラム【4-14】 2次元フーリエ変換（1次元を2方向）（3）

```
151:        exit(1);
152:      }
153:      fwrite(img, sizeof(float), size, fp);
154:      fclose(fp);
155: }
156:
157: void fourier1d(int ir, float *fr, float *fi, int nx)
158: {
159:    int    i, j, n = 1;
160:    float  *gr, *gi;
161:    double u, x;
162:
163:    gr = (float *)malloc((unsigned long)nx*sizeof(float));
164:    gi = (float *)malloc((unsigned long)nx*sizeof(float));
165:    for(i = 0 ; i < nx ; i++) {
166:       u = i-nx/2;
167:       gr[i] = gi[i] = 0;
168:       for(j = 0 ; j < nx ; j++) {
169:          x = j-nx/2;
170:          gr[i] += (float)( fr[j]*cos(2*PI*u*x/nx)+ir*fi[j]*sin(2*PI*u*x/nx));
171:          gi[i] += (float)(-ir*fr[j]*sin(2*PI*u*x/nx)+fi[j]*cos(2*PI*u*x/nx));
172:       }
173:    }
174:    if(ir == -1)  n = nx; // 逆変換はデータ数で割る
175:    for(i = 0 ; i < nx ; i++) {
176:       fr[i] = gr[i]/n;
177:       fi[i] = gi[i]/n;
178:    }
179:    free(gr);
180:    free(gi);
181: }
182:
183: void fourier2d1d(int ir, float *fr, float *fi, int nx, int ny)
184: {
185:    int    i, j;
186:    float  *gr, *gi;
187:
188:    // x方向のフーリエ変換
189:    gr = (float *)malloc((unsigned long)nx*sizeof(float));
190:    gi = (float *)malloc((unsigned long)nx*sizeof(float));
191:    for(i = 0 ; i < ny ; i++) {
192:       fprintf( stderr, "\r   calculation -x- [%3d/%3d]", i+1, ny);
193:       for(j = 0 ; j < nx ; j++) {
194:          gr[j] = fr[i*nx+j];
195:          gi[j] = fi[i*nx+j];
196:       }
197:       fourier1d(ir, gr, gi, nx);
198:       for(j = 0 ; j < nx ; j++) {
199:          fr[i*nx+j] = gr[j];
200:          fi[i*nx+j] = gi[j];
201:       }
202:    }
203:    fprintf( stderr, "\n");
204:    free(gr);
205:    free(gi);
206:
207:    // y方向のフーリエ変換
208:    gr = (float *)malloc((unsigned long)ny*sizeof(float));
209:    gi = (float *)malloc((unsigned long)ny*sizeof(float));
210:    for(j = 0 ; j < nx ; j++) {
211:       fprintf( stderr, "\r   calculation -y- [%3d/%3d]", j+1, nx);
212:       for(i = 0 ; i < ny ; i++) {
213:          gr[i] = fr[i*nx+j];
214:          gi[i] = fi[i*nx+j];
215:       }
216:       fourier1d(ir, gr, gi, ny);
217:       for(i = 0 ; i < ny ; i++) {
218:          fr[i*nx+j] = gr[i];
219:          fi[i*nx+j] = gi[i];
220:       }
221:    }
222:    fprintf( stderr, "\n");
223:    free(gr);
224:    free(gi);
225: }
```

[P4-15fft.c]

```c
 1: /*  P4-15fft.c  */
 2:
 3: /* --- プログラムの説明 ---
 4:    1次元フーリエ変換用の関数
 5: このプログラムを使うときは5つの配列を用意しておく
 6: xr[nx]     ：1次元フーリエ変換用の実部データ
 7: xi[nx]     ：1次元フーリエ変換用の虚部データ
 8: si[nx/2]   ：フーリエ変換で使うサインデータ
 9: co[nx/2]   ：フーリエ変換で使うコサインデータ
10: brv[nx]    ：フーリエ変換で使うバタフライ演算データ
11:
12: nx         ：1次元フーリエ変換のデータ数（2のベキ乗）
13:
14: 関数：
15: void FFTInit(int nx, float *si, float *co, unsigned short *brv)
16:    フーリエ変換に必要なサインとコサインとバタフライ演算データを作成する関数
17:    FFT関数を使う前に1度使用して必要なデータを作成する
18:
19: void FFT(int ir, int nx, float *xr, float *xi, float *si, float *co, unsigned short *brv)
20:    1次元フーリエ変換を実行する関数
21:
22: void fft2d(int ir, float *fr, float *fi, int nx, int ny)
23:    2次元フーリエ変換を実行する関数
24: */
25:
26: #include <stdlib.h>
27: #include <math.h>
28: #define   PI  3.14159265358979
29:
30: void bitrev(int nx, float *xr, float *xi, unsigned short *brv)
31: // バタフライ演算の入れ替え
32: // int    nx;     データ数
33: // float  *xr;    実部のデータ    xr[nx]
34: // float  *xi;    虚部のデータ    xi[nx]
35: // unsigned short *brv;   交換用のデータ    brv[nx]
36: {
37:     int    i, j;
38:     float  a, b;
39:     for(i = 0; i < nx; i++){
40:         j = brv[i];
41:         if(i < j){
42:             a = xr[i];
43:             b = xi[i];
44:             xr[i] = xr[j];
45:             xi[i] = xi[j];
46:             xr[j] = a;
47:             xi[j] = b;
48:         }
49:     }
50: }
51:
52:
53: void FFT(int ir, int nx, float *xr, float *xi, float *si, float *co, unsigned short *brv)
54: // 1次元フーリエ変換
55: // int    ir;   順変換(1)と逆変換(-1)
56: // int    nx;   1次元FFTのデータ数
57: // float  *xr;    実部のデータ           xr[nx]
58: // float  *xi;    虚部のデータ           xi[nx]
59: // float  *si;    FFT用のサインデータ    si[nx/2]
60: // float  *co;    FFT用のコサインデータ  co[nx/2]
61: // unsigned short *brv;   FFT用の入れ替えデータ brv[nx]
62: {
63:     int    i, j, n1, n2=nx, j3, j4, k, l, ll, d=1, g;
64:     float  a, b, c, s;
65:
66:     for(l = 1; l <= nx/2; l *= 2, d += d) {
67:         g  = 0;
68:         ll = n2;
69:         n2 /= 2;
70:         for(k = 1; k <= n2; k++) {
71:             n1 = k-ll;
72:             c  = co[g];
73:             s  = -ir*si[g];
74:             g += d;
75:             for(j = ll; j <= nx; j += ll) {
```

[P4-15fft.c]

```
 76:                    j3 = j+n1-1;
 77:                    j4 = j3+n2;
 78:                    a  = xr[j3]-xr[j4];
 79:                    b  = xi[j3]-xi[j4];
 80:                    xr[j3] += xr[j4];   xi[j3] += xi[j4];
 81:                    xr[j4] =  c*a+s*b;  xi[j4] =  c*b-s*a;
 82:                }
 83:            }
 84:        }
 85:
 86:        bitrev(nx, xr, xi, brv);
 87:        if(ir == -1)
 88:            for(i = 0; i < nx; i++) {
 89:                xr[i] /= nx;
 90:                xi[i] /= nx;
 91:            }
 92: }
 93:
 94: int br(int nx, unsigned nn)
 95: // 交換データ作成用関数
 96: // int      nx;    データ数
 97: // unsigned nn;    交換前のデータ番号
 98: {
 99:     unsigned       r,c;
100:     r=0;
101:     for(c = 1; c <= (unsigned)nx/2; c <<= 1) {
102:         r <<= 1;
103:         if((nn&c) != 0)
104:             r++;
105:     }
106:     return(r);
107: }
108:
109: void FFTInit(int nx, float *si, float *co, unsigned short *brv)
110: // FFT用のデータ作成用の関数
111: // int      nx;    FFTのデータ数
112: // float    *si;   サインデータ用配列    si[nx/2]
113: // float    *co;   コサインデータ用配列  co[nx/2]
114: // unsigned short *brv;  交換データ用配列 brv[nx]
115: {
116:     double   d=2.0*PI/nx;
117:     int      i;
118:     int      br(int, unsigned);
119:     for(i = 0; i < nx/4; i++) {
120:         si[i] = (float)sin(d*i);
121:         co[i+nx/4] = -si[i];
122:     }
123:     for(i = nx/4; i < nx/2; i++) {
124:         si[i] = (float)sin(d*i);
125:         co[i-nx/4] = si[i];
126:     }
127:     for(i = 0; i < nx; i++)
128:         brv[i] = br(nx, (unsigned)i);
129: }
130:
131: void fft2d(int ir, float *fr, float *fi, int nx, int ny)
132: // 2次元フーリエ変換
133: // int      ir;    順変換(1)と逆変換(-1)
134: // float    *fr;   2次元FFTの実部のデータ fr[nx*ny]
135: // float    *fi;   2次元FFTの虚部のデータ fi[nx*ny]
136: // int      nx;    x方向のデータ数
137: // int      ny;    y方向のデータ数
138: {
139:     int    i, j;
140:     float  *gr, *gi, *si, *co;
141:     unsigned short *br;
142:
143:     // x方向のフーリエ変換
144:     gr = (float *)malloc((unsigned long)nx*sizeof(float));
145:     gi = (float *)malloc((unsigned long)nx*sizeof(float));
146:     si = (float *)malloc((unsigned long)nx/2*sizeof(float));
147:     co = (float *)malloc((unsigned long)nx/2*sizeof(float));
148:     br = (unsigned short *)malloc((unsigned long)nx*sizeof(unsigned short));
149:     FFTInit(nx, si, co, br);
150:     for(i = 0 ; i < ny ; i++) {
```

[P4-15fft.c]

```
151:        for(j = 0 ; j < nx/2 ; j++) {
152:            gr[j] = fr[i*nx+j+nx/2];
153:            gr[j+nx/2] = fr[i*nx+j];
154:            gi[j] = fi[i*nx+j+nx/2];
155:            gi[j+nx/2] = fi[i*nx+j];
156:        }
157:        FFT(ir, nx, gr, gi, si, co, br);
158:        for(j = 0 ; j < nx/2 ; j++) {
159:            fr[i*nx+j+nx/2] = gr[j];
160:            fr[i*nx+j] = gr[j+nx/2];
161:            fi[i*nx+j+nx/2] = gi[j];
162:            fi[i*nx+j] = gi[j+nx/2];
163:        }
164:    }
165:    free(gr);
166:    free(gi);
167:    free(si);
168:    free(co);
169:    free(br);
170:
171:    // y方向のフーリエ変換
172:    gr = (float *)malloc((unsigned long)ny*sizeof(float));
173:    gi = (float *)malloc((unsigned long)ny*sizeof(float));
174:    si = (float *)malloc((unsigned long)ny/2*sizeof(float));
175:    co = (float *)malloc((unsigned long)ny/2*sizeof(float));
176:    br = (unsigned short *)malloc((unsigned long)ny*sizeof(unsigned short));
177:    FFTInit(ny, si, co, br);
178:    for(j = 0 ; j < nx ; j++) {
179:        for(i = 0 ; i < ny/2 ; i++) {
180:            gr[i] = fr[(i+ny/2)*nx+j];
181:            gr[i+ny/2] = fr[i*nx+j];
182:            gi[i] = fi[(i+ny/2)*nx+j];
183:            gi[i+ny/2] = fi[i*nx+j];
184:        }
185:        FFT(ir, ny, gr, gi, si, co, br);
186:        for(i = 0 ; i < ny/2 ; i++) {
187:            fr[(i+ny/2)*nx+j] = gr[i];
188:            fr[i*nx+j] = gr[i+ny/2];
189:            fi[(i+ny/2)*nx+j] = gi[i];
190:            fi[i*nx+j] = gi[i+ny/2];
191:        }
192:    }
193:    free(gr);
194:    free(gi);
195:    free(si);
196:    free(co);
197:    free(br);
198: }
```

プログラム【4-15】 高速フーリエ変換（FFT）(3)

[P4-16fft2d.c]

```c
 1: /* P4-16fft2d.c */
 2:
 3: #include <stdio.h>
 4: #include <stdlib.h>
 5: #include <string.h>
 6: #include <math.h>
 7:
 8: #define  PN  8        /* number of parameters + 1 */
 9: #define  PI  3.14159265358979
10:
11: typedef struct {
12:     char    f1[50];  /* input real part file name */
13:     char    f2[50];  /* input imaginary part file name */
14:     char    f3[50];  /* output real part file name */
15:     char    f4[50];  /* output imaginary part file name */
16:     float   *fr;     /* real part data */
17:     float   *fi;     /* imaginary part data */
18:     int     nx;      /* number of width */
19:     int     ny;      /* number of height */
20:     int     ir;      /* forward or inverse */
21: } Param;
22:
23: char *menu[PN] = {
24:     "2-D fourier transform",
25:     "Input  real       part file name <float> ",
26:     "Input  imaginary  part file name <float> ",
27:     "Output real       part file name <float> ",
28:     "Output imaginary  part file name <float> ",
29:     "Number of width              ",
30:     "Number of height             ",
31:     "Forward(1) or Inverse(-1)",
32: };
33:
34: void read_data(char *, float *, int);
35: void write_data(char *, float *, int);
36: void fft2d(int, float *, float *, int, int);
37: void FFTInit(int, float *, float *, unsigned short *);
38: void FFT(int, int, float *, float *, float *, float *, unsigned short *);
39:
40: void usage(int argc, char **argv)
41: {
42:     int   i;
43:
44:     fprintf( stderr,"\nUSAGE:\n");
45:     fprintf( stderr,"\nNAME\n");
46:     fprintf( stderr,"\n  %s - %s\n", argv[0], menu[0]);
47:     fprintf( stderr,"\nSYNOPSIS\n");
48:     fprintf( stderr,"\n  %s [-h] parameters...\n", argv[0]);
49:     fprintf( stderr,"\nPARAMETERS\n");
50:     for(i = 1 ; i < PN ; i++)
51:         fprintf( stderr,"\n %3d. %s\n", i, menu[i]);
52:     fprintf( stderr,"\n");
53:     fprintf( stderr,"\nFLAGS\n");
54:     fprintf( stderr,"\n  -h  Print Usage (this comment).\n");
55:     fprintf( stderr,"\n");
56:     exit(1);
57: }
58:
59: void getparameter(int argc, char **argv, Param *pm)
60: {
61:     int   i;
62:     char  dat[256];
63:
64:     /* default parameter value */
65:     sprintf( pm->f1, "n0r.img");
66:     sprintf( pm->f2, "0_image");
67:     sprintf( pm->f3, "n1r.img");
68:     sprintf( pm->f4, "n1i.img");
69:     pm->nx = 128;
70:     pm->ny = 128;
71:     pm->ir = 1;
72:
73:     i = 0;
74:     if( argc == 1+i ) {
75:         fprintf( stdout, "\n%s\n\n", menu[i++] );
```

[P4-16fft2d.c]

```
 76:            fprintf( stdout, " %s [%s] :", menu[i++], pm->f1 );
 77:            if(*gets(dat) != '\0')   strcpy(pm->f1, dat);
 78:            fprintf( stdout, " %s [%s] :", menu[i++], pm->f2 );
 79:            if(*gets(dat) != '\0')   strcpy(pm->f2, dat);
 80:            fprintf( stdout, " %s [%s] :", menu[i++], pm->f3 );
 81:            if(*gets(dat) != '\0')   strcpy(pm->f3, dat);
 82:            fprintf( stdout, " %s [%s] :", menu[i++], pm->f4 );
 83:            if(*gets(dat) != '\0')   strcpy(pm->f4, dat);
 84:            fprintf( stdout, " %s [%d] :", menu[i++], pm->nx );
 85:            if(*gets(dat) != '\0')   pm->nx = atoi(dat);
 86:            fprintf( stdout, " %s [%d] :", menu[i++], pm->ny );
 87:            if(*gets(dat) != '\0')   pm->ny = atoi(dat);
 88:            fprintf( stdout, " %s [%i] :", menu[i++], pm->ir );
 89:            if(*gets(dat) != '\0')   pm->ir = atoi(dat);
 90:        }
 91:        else if ( argc == PN+i ) {
 92:            fprintf( stderr, "\n%s [%s]\n", argv[i++], menu[0] );
 93:            if((argc--) > 1) strcpy( pm->f1, argv[i++] );
 94:            if((argc--) > 1) strcpy( pm->f2, argv[i++] );
 95:            if((argc--) > 1) strcpy( pm->f3, argv[i++] );
 96:            if((argc--) > 1) strcpy( pm->f4, argv[i++] );
 97:            if((argc--) > 1) pm->nx = atoi( argv[i++] );
 98:            if((argc--) > 1) pm->ny = atoi( argv[i++] );
 99:            if((argc--) > 1) pm->ir = atoi( argv[i++] );
100:        }
101:        else {
102:            usage(argc, argv);
103:        }
104:
105: }
106:
107: main(int argc, char *argv[] )
108: {
109:     int     i;
110:     Param   *pm;
111:
112:     pm = (Param *)malloc(sizeof(Param));
113:     getparameter(argc, argv, pm);
114:
115:     pm->fr = (float *)malloc((unsigned long)pm->nx*pm->ny*sizeof(float));
116:     pm->fi = (float *)malloc((unsigned long)pm->nx*pm->ny*sizeof(float));
117:
118:     printf(" *** Read Image data    ***\n");
119:     read_data(pm->f1, pm->fr, pm->nx*pm->ny);
120:     if(strcmp(pm->f2, "0_image"))
121:         read_data(pm->f2, pm->fi, pm->nx*pm->ny);
122:     else {
123:         for(i = 0 ; i < pm->nx*pm->ny ; i++)
124:             pm->fi[i] = 0;
125:     }
126:
127:     printf(" *** 2-D fourier transform   ***\n");
128:     fft2d(pm->ir, pm->fr, pm->fi, pm->nx, pm->ny);
129:
130:     printf(" *** Write Image data    ***\n");
131:     write_data(pm->f3, pm->fr, pm->nx*pm->ny);
132:     write_data(pm->f4, pm->fi, pm->nx*pm->ny);
133:
134:     free(pm->fr);
135:     free(pm->fi);
136:     free(pm);
137: }
138:
139: void read_data(char *fi, float *img, int size)
140: {
141:     FILE    *fp;
142:
143:     /* open file and write data */
144:     if((fp = fopen(fi, "rb")) == NULL) {
145:         fprintf( stderr," Error : file open [%s].\n", fi);
146:         exit(1);
147:     }
148:     fread(img, sizeof(float), size, fp);
149:     fclose(fp);
150: }
```

[P4-16fft2d.c]

```
151:
152: void write_data(char *fi, float *img, int size)
153: {
154:     FILE    *fp;
155:
156:     /* open file and write data */
157:     if((fp = fopen(fi, "wb")) == NULL) {
158:         fprintf( stderr," Error : file open [%s].\n", fi);
159:         exit(1);
160:     }
161:     fwrite(img, sizeof(float), size, fp);
162:     fclose(fp);
163: }
```

[P4-17spectrum.c]

```c
 1: /* P4-17spectrum.c  */
 2:
 3: #include <stdio.h>
 4: #include <stdlib.h>
 5: #include <string.h>
 6: #include <math.h>
 7:
 8: #define  PN  6       /* number of parameters + 1 */
 9: #define  PI  3.14159265358979
10:
11: typedef struct {
12:     char    f1[50]; /* input real       file name */
13:     char    f2[50]; /* input imaginary file name */
14:     char    f3[50]; /* output file name */
15:     float   *img;   /* real image */
16:     float   *imi;   /* imaginary image */
17:     float   *spt;   /* spectrum */
18:     int     nx;     /* number of matrix (x) */
19:     int     ny;     /* number of matrix (y) */
20: } Param;
21:
22: char *menu[PN] = {
23:     "Power spectrum of image",
24:     "Input real       file name <float> ",
25:     "Input imaginary file name <float> ",
26:     "Output file name          <float> ",
27:     "Number of matrix  (x)             ",
28:     "Number of matrix  (y)             ",
29: };
30:
31: void read_data(char *, float *, int);
32: void write_data_ascii(char *, float *, int);
33: void spectrum(float *, float *, float *, int, int);
34:
35: void usage(int argc, char **argv)
36: {
37:     int   i;
38:
39:     fprintf( stderr,"\nUSAGE:\n");
40:     fprintf( stderr,"\nNAME\n");
41:     fprintf( stderr,"\n  %s - %s\n", argv[0], menu[0]);
42:     fprintf( stderr,"\nSYNOPSIS\n");
43:     fprintf( stderr,"\n  %s [-h] parameters...\n", argv[0]);
44:     fprintf( stderr,"\nPARAMETERS\n");
45:     for(i = 1 ; i < PN ; i++)
46:         fprintf( stderr,"\n %3d. %s\n", i, menu[i]);
47:     fprintf( stderr,"\n");
48:     fprintf( stderr,"\nFLAGS\n");
49:     fprintf( stderr,"\n  -h  Print Usage (this comment).\n");
50:     fprintf( stderr,"\n");
51:     exit(1);
52: }
53:
54: void getparameter(int argc, char **argv, Param *pm)
55: {
56:     int   i;
57:     char  dat[256];
58:
59:     /* default parameter value */
60:     sprintf( pm->f1, "n1r.img");
61:     sprintf( pm->f2, "n1i.img");
62:     sprintf( pm->f3, "s0.txt");
63:     pm->nx = 128;
64:     pm->ny = 128;
65:
66:     i = 0;
67:     if( argc == 1+i ) {
68:         fprintf( stdout, "\n%s\n\n", menu[i++] );
69:         fprintf( stdout, " %s [%s] :", menu[i++], pm->f1 );
70:         if(*gets(dat) != '\0')   strcpy(pm->f1, dat);
71:         fprintf( stdout, " %s [%s] :", menu[i++], pm->f2 );
72:         if(*gets(dat) != '\0')   strcpy(pm->f2, dat);
73:         fprintf( stdout, " %s [%s] :", menu[i++], pm->f3 );
74:         if(*gets(dat) != '\0')   strcpy(pm->f3, dat);
75:         fprintf( stdout, " %s [%i] :", menu[i++], pm->nx );
```

[P4-17spectrum.c]

```
 76:         if(*gets(dat) != '\0')  pm->nx = atoi(dat);
 77:         fprintf( stdout, " %s [%i] :", menu[i++], pm->ny );
 78:         if(*gets(dat) != '\0')  pm->ny = atoi(dat);
 79:      }
 80:      else if ( argc == PN+i ) {
 81:         fprintf( stderr, "\n%s [%s]\n", argv[i++], menu[0] );
 82:         if((argc--) > 1) strcpy( pm->f1, argv[i++] );
 83:         if((argc--) > 1) strcpy( pm->f2, argv[i++] );
 84:         if((argc--) > 1) strcpy( pm->f3, argv[i++] );
 85:         if((argc--) > 1) pm->nx = atoi( argv[i++] );
 86:         if((argc--) > 1) pm->ny = atoi( argv[i++] );
 87:      }
 88:      else {
 89:         usage(argc, argv);
 90:      }
 91: }
 92:
 93: main(int argc, char *argv[] )
 94: {
 95:      Param    *pm;
 96:
 97:      pm = (Param *)malloc(sizeof(Param));
 98:      getparameter(argc, argv, pm);
 99:
100:      pm->img = (float *)malloc((unsigned long)pm->nx*pm->ny*sizeof(float));
101:      pm->imi = (float *)malloc((unsigned long)pm->nx*pm->ny*sizeof(float));
102:      pm->spt = (float *)malloc((unsigned long)pm->nx/2*sizeof(float));
103:
104:      printf(" *** Read Image data    ***\n");
105:      read_data(pm->f1, pm->img, pm->nx*pm->ny);
106:      read_data(pm->f2, pm->imi, pm->nx*pm->ny);
107:
108:      printf(" *** Calculation spectrum   ***\n");
109:      spectrum(pm->spt, pm->img, pm->imi, pm->nx, pm->ny);
110:
111:      printf(" *** Write Spectrum data    ***\n");
112:      write_data_ascii(pm->f3, pm->spt, pm->nx/2);
113:
114:      free(pm->img);
115:      free(pm->imi);
116:      free(pm->spt);
117:      free(pm);
118: }
119:
120: void read_data(char *fi, float *prj, int size)
121: {
122:      FILE    *fp;
123:
124:      /* open file and read data */
125:      if(NULL == (fp = fopen(fi, "rb"))) {
126:         fprintf( stderr," Error : file open [%s].\n", fi);
127:         exit(1);
128:      }
129:      fread(prj, sizeof(float), size, fp);
130:      fclose(fp);
131: }
132:
133: void write_data_ascii(char *fi, float *prj, int size)
134: {
135:      int     i;
136:      FILE    *fp;
137:
138:      /* open file and write data */
139:      if(NULL == (fp = fopen(fi, "w"))) {
140:         fprintf( stderr," Error : file open [%s].\n", fi);
141:         exit(1);
142:      }
143:      for(i = 0 ; i < size ; i++) {
144:         fprintf(fp, "%f\n", prj[i]);
145:      }
146:      fclose(fp);
147: }
148:
149: void spectrum(float *spt, float *img, float *imi, int nx, int ny)
150: {
```

[P4-17spectrum.c]

```
151:    int     i, j, ix, iy, *n;
152:    double  x, y, t, dx, dy, re, im;
153:
154:    n = (int *)malloc((unsigned long)nx*sizeof(int));
155:    for(i = 0 ; i < nx/2 ; i++) {
156:       spt[i] = 0;
157:       n[i] = 0;
158:    }
159:    for(i = 0 ; i < nx/2 ; i++) {
160:       for(j = 0 ; j < ny ; j++) {
161:          t = 2*j*PI/ny;
162:          x = i*cos(t);
163:          y = i*sin(t);
164:          ix = (int)(x+nx/2);
165:          dx = x+nx/2-ix;
166:          iy = (int)(ny/2-y);
167:          dy = ny/2-y-iy;
168:          if(ix < 0 || ix > nx-2 || iy < 0 || iy > ny-2) continue;
169:          re = (1-dy)*(1-dx)*img[iy*nx+ix]+(1-dy)*dx*img[iy*nx+ix+1]
170:             +dy*(1-dx)*img[(iy+1)*nx+ix]+dy*dx*img[(iy+1)*nx+ix+1];
171:          im = (1-dy)*(1-dx)*imi[iy*nx+ix]+(1-dy)*dx*imi[iy*nx+ix+1]
172:             +dy*(1-dx)*imi[(iy+1)*nx+ix]+dy*dx*imi[(iy+1)*nx+ix+1];
173:          spt[i] += (float)(re*re+im*im);
174:          n[i]++;
175:       }
176:    }
177:    for(i = 0 ; i < nx/2 ; i++)
178:       if(n[i] != 0)
179:          spt[i] /= n[i];
180:    free(n);
181: }
```

プログラム【4-17】 スペクトルの計算（3）

第4章 画像再構成の基礎 —— 211

プログラム【4-18】バタワースフィルタ（1）

[P4-18butterworth.c]

```c
  1: /*  P4-18butterworth.c  */
  2:
  3: #include <stdio.h>
  4: #include <stdlib.h>
  5: #include <string.h>
  6: #include <math.h>
  7:
  8: #define  PN  7
  9:
 10: typedef struct {
 11:    char     f1[50];  /* input file name */
 12:    char     f2[50];  /* output file name */
 13:    float    *img;    /* real image */
 14:    float    *imi;    /* imaginary image */
 15:    int      nx;      /* number of matrix (x) */
 16:    int      ny;      /* number of matrix (y) */
 17:    double   ct;      /* cutoff of butterworth */
 18:    int      od;      /* order of butterworth */
 19: } Param;
 20:
 21: char *menu[PN] = {
 22:    "Butterworth filter",
 23:    "Input  file name <float> ",
 24:    "Output file name <float> ",
 25:    "Number of matrix   (x)     ",
 26:    "Number of matrix   (y)     ",
 27:    "Cutoff of Butterworth      ",
 28:    "Order  of Butterworth      ",
 29: };
 30:
 31: void read_data(char *, float *, int);
 32: void write_data(char *, float *, int);
 33: void butterworth(float *, int, int, double, int);
 34: void fft2d(int, float *, float *, int, int);
 35: void FFTInit(int, float *, float *, unsigned short *);
 36: void FFT(int, int, float *, float *, float *, float *, unsigned short *);
 37:
 38: void usage(int argc, char **argv)
 39: {
 40:    int   i;
 41:
 42:    fprintf( stderr,"\nUSAGE:\n");
 43:    fprintf( stderr,"\nNAME\n");
 44:    fprintf( stderr,"\n   %s - %s\n", argv[0], menu[0]);
 45:    fprintf( stderr,"\nSYNOPSIS\n");
 46:    fprintf( stderr,"\n   %s [-h] parameters...\n", argv[0]);
 47:    fprintf( stderr,"\nPARAMETERS\n");
 48:    for(i = 1 ; i < PN ; i++)
 49:      fprintf( stderr,"\n %3d. %s\n", i, menu[i]);
 50:    fprintf( stderr,"\n");
 51:    fprintf( stderr,"\nFLAGS\n");
 52:    fprintf( stderr,"\n   -h  Print Usage (this comment).\n");
 53:    fprintf( stderr,"\n");
 54:    exit(1);
 55: }
 56:
 57: void getparameter(int argc, char **argv, Param *pm)
 58: {
 59:    int   i;
 60:    char  dat[256];
 61:
 62:    /* default parameter value */
 63:    sprintf( pm->f1, "n0.img");
 64:    sprintf( pm->f2, "n1.img");
 65:    pm->nx = 128;
 66:    pm->ny = 128;
 67:    pm->ct = 0.25;
 68:    pm->od = 4;
 69:
 70:    i = 0;
 71:    if( argc == 1+i ) {
 72:       fprintf( stdout, "\n%s\n\n", menu[i++] );
 73:       fprintf( stdout, "  %s [%s] :", menu[i++], pm->f1 );
 74:       if(*gets(dat) != '\0')  strcpy(pm->f1, dat);
 75:       fprintf( stdout, "  %s [%s] :", menu[i++], pm->f2 );
```

[P4-18butterworth.c]

```
 76:         if(*gets(dat) != '\0')  strcpy(pm->f2, dat);
 77:         fprintf( stdout, " %s [%i] :", menu[i++], pm->nx );
 78:         if(*gets(dat) != '\0')  pm->nx = atoi(dat);
 79:         fprintf( stdout, " %s [%i] :", menu[i++], pm->ny );
 80:         if(*gets(dat) != '\0')  pm->ny = atoi(dat);
 81:         fprintf( stdout, " %s [%5.2f] :", menu[i++], pm->ct );
 82:         if(*gets(dat) != '\0')  pm->ct = atof(dat);
 83:         fprintf( stdout, " %s [%5i] :", menu[i++], pm->od );
 84:         if(*gets(dat) != '\0')  pm->od = atoi(dat);
 85:     }
 86:     else if ( argc == PN+i ) {
 87:         fprintf( stderr, "\n%s [%s]\n", argv[i++], menu[0] );
 88:         if((argc--) > 1) strcpy( pm->f1, argv[i++] );
 89:         if((argc--) > 1) strcpy( pm->f2, argv[i++] );
 90:         if((argc--) > 1) pm->nx = atoi( argv[i++] );
 91:         if((argc--) > 1) pm->ny = atoi( argv[i++] );
 92:         if((argc--) > 1) pm->ct = atof( argv[i++] );
 93:         if((argc--) > 1) pm->od = atoi( argv[i++] );
 94:     }
 95:     else {
 96:         usage(argc, argv);
 97:     }
 98: }
 99:
100: main(int argc, char *argv[] )
101: {
102:     int     i;
103:     Param   *pm;
104:
105:     pm = (Param *)malloc(sizeof(Param));
106:     getparameter(argc, argv, pm);
107:
108:     pm->img = (float *)malloc((unsigned long)pm->nx*pm->ny*sizeof(float));
109:     pm->imi = (float *)malloc((unsigned long)pm->nx*pm->ny*sizeof(float));
110:
111:     printf(" *** Read Image data    ***\n");
112:     read_data(pm->f1, pm->img, pm->nx*pm->ny);
113:     for(i = 0 ; i < pm->nx*pm->ny ; i++)
114:         pm->imi[i] = 0;
115:
116:     printf(" *** 2-D fourier transform    ***\n");
117:     fft2d(1, pm->img, pm->imi, pm->nx, pm->ny);
118:
119:     printf(" *** Butterworth filtering    ***\n");
120:     butterworth(pm->img, pm->nx, pm->ny, pm->ct, pm->od);
121:     butterworth(pm->imi, pm->nx, pm->ny, pm->ct, pm->od);
122:
123:     printf(" *** 2-D inverse fourier transform    ***\n");
124:     fft2d(-1, pm->img, pm->imi, pm->nx, pm->ny);
125:
126:     printf(" *** Write Image data   ***\n");
127:     write_data(pm->f2, pm->img, pm->nx*pm->ny);
128:
129:     free(pm->img);
130:     free(pm->imi);
131:     free(pm);
132: }
133:
134: void read_data(char *fi, float *prj, int size)
135: {
136:     FILE    *fp;
137:
138:     /* open file and read data */
139:     if((fp = fopen(fi, "rb")) == NULL) {
140:         fprintf( stderr," Error : file open [%s].\n", fi);
141:         exit(1);
142:     }
143:     fread(prj, sizeof(float), size, fp);
144:     fclose(fp);
145: }
146:
147: void write_data(char *fi, float *prj, int size)
148: {
149:     FILE    *fp;
150:
```

プログラム【4-18】バタワースフィルタ(2)

[P4-18butterworth.c]

```
151:    /* open file and write data */
152:    if((fp = fopen(fi, "wb")) == NULL) {
153:        fprintf( stderr," Error : file open [%s].\n", fi);
154:        exit(1);
155:    }
156:    fwrite(prj, sizeof(float), size, fp);
157:    fclose(fp);
158: }
159:
160: void butterworth(float *img, int nx, int ny, double ct, int od)
161: {
162:    int    i, j;
163:    float  *flt;
164:    double fx, fy, u;
165:
166:    flt = (float *)malloc((unsigned long)nx*ny*sizeof(float));
167:    for(i = 0 ; i < ny ; i++) {
168:        fy = 1.0*(ny/2-i)/ny;
169:        for(j = 0 ; j < nx ; j++) {
170:            fx = 1.0*(j-nx/2)/nx;
171:            u = sqrt(fx*fx+fy*fy);
172:            flt[i*nx+j] = (float)(1./(1.+pow(u/ct, 2.0*od)));
173:            img[i*nx+j] *= flt[i*nx+j];
174:        }
175:    }
176:    write_data("filter.img", flt, nx*ny);
177:    free(flt);
178: }
```

[P4-19deconvolution.c]

```c
 1: /* P4-19deconvolution.c */
 2:
 3: #include <stdio.h>
 4: #include <stdlib.h>
 5: #include <string.h>
 6: #include <math.h>
 7:
 8: #define  PN  6      /* number of parameters + 1 */
 9: #define  PI  3.14159265358979
10:
11: typedef struct {
12:     char    f1[50];  /* input   image file name */
13:     char    f2[50];  /* input   psf   file name */
14:     char    f3[50];  /* output  image file name */
15:     float   *img;    /* image real data */
16:     float   *imi;    /* image imaginary data */
17:     float   *psf;    /* psf   real data */
18:     float   *psi;    /* psf   imaginary data */
19:     int     nx;      /* number of width */
20:     int     ny;      /* number of height */
21: } Param;
22:
23: char *menu[PN] = {
24:     "2-D deconvolution",
25:     "Input  image file name <float> ",
26:     "Input  psf   file name <float> ",
27:     "Output image file name <float> ",
28:     "Number of width              ",
29:     "Number of height             ",
30: };
31:
32: void read_data(char *, float *, int);
33: void write_data(char *, float *, int);
34: void fft2d(int, float *, float *, int, int);
35: void FFTInit(int, float *, float *, unsigned short *);
36: void FFT(int, int, float *, float *, float *, float *, unsigned short *);
37: void inverse(float *, float *, int);
38: void deconv(float *, float *, float *, float *, int);
39:
40: void usage(int argc, char **argv)
41: {
42:     int  i;
43:
44:     fprintf( stderr,"\nUSAGE:\n");
45:     fprintf( stderr,"\nNAME\n");
46:     fprintf( stderr,"\n  %s - %s\n", argv[0], menu[0]);
47:     fprintf( stderr,"\nSYNOPSIS\n");
48:     fprintf( stderr,"\n  %s [-h] parameters...\n", argv[0]);
49:     fprintf( stderr,"\nPARAMETERS\n");
50:     for( i = 1 ; i < PN ; i++)
51:         fprintf( stderr,"\n %3d. %s\n", i, menu[i]);
52:     fprintf( stderr,"\n");
53:     fprintf( stderr,"\nFLAGS\n");
54:     fprintf( stderr,"\n  -h  Print Usage (this comment).\n");
55:     fprintf( stderr,"\n");
56:     exit(1);
57: }
58:
59: void getparameter(int argc, char **argv, Param *pm)
60: {
61:     int  i;
62:     char dat[256];
63:
64:     /* default parameter value */
65:     sprintf( pm->f1, "n0.img");
66:     sprintf( pm->f2, "psf.img");
67:     sprintf( pm->f3, "n1.img");
68:     pm->nx = 128;
69:     pm->ny = 128;
70:
71:     i = 0;
72:     if( argc == 1+i ) {
73:         fprintf( stdout, "\n%s\n\n", menu[i++] );
74:         fprintf( stdout, " %s [%s] :", menu[i++], pm->f1 );
75:         if(*gets(dat) != '\0')  strcpy(pm->f1, dat);
```

[P4-19deconvolution.c]

```
 76:            fprintf( stdout, " %s [%s] :", menu[i++], pm->f2 );
 77:            if(*gets(dat) != '\0')  strcpy(pm->f2, dat);
 78:            fprintf( stdout, " %s [%s] :", menu[i++], pm->f3 );
 79:            if(*gets(dat) != '\0')  strcpy(pm->f3, dat);
 80:            fprintf( stdout, " %s [%d] :", menu[i++], pm->nx );
 81:            if(*gets(dat) != '\0')  pm->nx = atoi(dat);
 82:            fprintf( stdout, " %s [%d] :", menu[i++], pm->ny );
 83:            if(*gets(dat) != '\0')  pm->ny = atoi(dat);
 84:        }
 85:        else if ( argc == PN+i ) {
 86:            fprintf( stderr, "\n%s [%s]\n", argv[i++], menu[0] );
 87:            if((argc--) > 1) strcpy( pm->f1, argv[i++] );
 88:            if((argc--) > 1) strcpy( pm->f2, argv[i++] );
 89:            if((argc--) > 1) strcpy( pm->f3, argv[i++] );
 90:            if((argc--) > 1) pm->nx = atoi( argv[i++] );
 91:            if((argc--) > 1) pm->ny = atoi( argv[i++] );
 92:        }
 93:        else {
 94:            usage(argc, argv);
 95:        }
 96:
 97: }
 98:
 99: main(int argc, char *argv[] )
100: {
101:     int     i;
102:     Param   *pm;
103:
104:     pm = (Param *)malloc(sizeof(Param));
105:     getparameter(argc, argv, pm);
106:
107:     pm->img = (float *)malloc((unsigned long)pm->nx*pm->ny*sizeof(float));
108:     pm->imi = (float *)malloc((unsigned long)pm->nx*pm->ny*sizeof(float));
109:     pm->psf = (float *)malloc((unsigned long)pm->nx*pm->ny*sizeof(float));
110:     pm->psi = (float *)malloc((unsigned long)pm->nx*pm->ny*sizeof(float));
111:
112:     printf(" *** Read Image data   ***\n");
113:     read_data(pm->f1, pm->img, pm->nx*pm->ny);
114:     read_data(pm->f2, pm->psf, pm->nx*pm->ny);
115:     for(i = 0 ; i < pm->nx*pm->ny ; i++)
116:         pm->imi[i] = pm->psi[i] = 0;
117:
118:     printf(" *** %s ***\n", menu[0]);
119:     fft2d(1, pm->img, pm->imi, pm->nx, pm->ny);
120:     fft2d(1, pm->psf, pm->psi, pm->nx, pm->ny);
121:
122:     // psfの逆数計算
123:     inverse(pm->psf, pm->psi, pm->nx*pm->ny);
124:     write_data("d0.img", pm->psf, pm->nx*pm->ny);
125:
126:     // 画像とpsfの逆数の掛け算
127:     deconv(pm->img, pm->imi, pm->psf, pm->psi, pm->nx*pm->ny);
128:
129:     fft2d(-1, pm->img, pm->imi, pm->nx, pm->ny);
130:
131:     printf(" *** Write Image data   ***\n");
132:     write_data(pm->f3, pm->img, pm->nx*pm->ny);
133:
134:     free(pm->img);
135:     free(pm->imi);
136:     free(pm->psf);
137:     free(pm->psi);
138:     free(pm);
139: }
140:
141: void read_data(char *fi, float *img, int size)
142: {
143:     FILE   *fp;
144:
145:     /* open file and write data */
146:     if((fp = fopen(fi, "rb")) == NULL) {
147:         fprintf( stderr," Error : file open [%s].\n", fi);
148:         exit(1);
149:     }
150:     fread(img, sizeof(float), size, fp);
```

[P4-19deconvolution.c]

```
151:        fclose(fp);
152: }
153:
154: void write_data(char *fi, float *img, int size)
155: {
156:     FILE    *fp;
157:
158:     /* open file and write data */
159:     if((fp = fopen(fi, "wb")) == NULL) {
160:         fprintf( stderr," Error : file open [%s].\n", fi);
161:         exit(1);
162:     }
163:     fwrite(img, sizeof(float), size, fp);
164:     fclose(fp);
165: }
166:
167: void inverse(float *pre, float *pim, int n)
168: // 逆数の計算
169: {
170:     int     i;
171:     double  pa;
172:
173:     for(i = 0 ; i < n ; i++) {
174:         if((pa = pre[i]*pre[i]+pim[i]*pim[i]) > 1e-10) {
175:             pre[i] = (float)(pre[i]/pa);
176:             pim[i] = (float)(-pim[i]/pa);
177:         }
178:         else {
179:             pre[i] = pim[i] = 1;
180:         }
181:     }
182: }
183:
184: void deconv(float *fre, float *fim, float *hre, float *him, int n)
185: // 複素数の掛け算
186: {
187:     int   i;
188:     float gre, gim;
189:
190:     for(i = 0 ; i < n ; i++) {
191:         gre = fre[i]*hre[i]-fim[i]*him[i];
192:         gim = fre[i]*him[i]+fim[i]*hre[i];
193:         fre[i] = gre;
194:         fim[i] = gim;
195:     }
196: }
```

第4章 画像再構成の基礎 —— 217

[P4-20deconvolution_w.c]

プログラム【4-20】 デコンボリューションと窓関数（1）

```c
 1: /* P4-20deconvolution_w.c */
 2:
 3: #include <stdio.h>
 4: #include <stdlib.h>
 5: #include <string.h>
 6: #include <math.h>
 7:
 8: #define  PN  6      /* number of parameters + 1 */
 9: #define  PI  3.14159265358979
10:
11: typedef struct {
12:     char    f1[50]; /* input   image file name */
13:     char    f2[50]; /* input   psf   file name */
14:     char    f3[50]; /* output  image file name */
15:     float   *img;   /* image real data */
16:     float   *imi;   /* image imaginary data */
17:     float   *psf;   /* psf   real data */
18:     float   *psi;   /* psf   imaginary data */
19:     int     nx;     /* number of width  */
20:     int     ny;     /* number of height */
21: } Param;
22:
23: char *menu[PN] = {
24:     "2-D deconvolution",
25:     "Input  image file name <float> ",
26:     "Input  psf   file name <float> ",
27:     "Output image file name <float> ",
28:     "Number of width             ",
29:     "Number of height            ",
30: };
31:
32: void read_data(char *, float *, int);
33: void write_data(char *, float *, int);
34: void fft2d(int, float *, float *, int, int);
35: void FFTInit(int, float *, float *, unsigned short *);
36: void FFT(int, int, float *, float *, float *, float *, unsigned short *);
37: void inverse(float *, float *, int);
38: void window(float *, float *, int, int);
39: void deconv(float *, float *, float *, float *, int);
40:
41: void usage(int argc, char **argv)
42: {
43:     int     i;
44:
45:     fprintf( stderr,"\nUSAGE:\n");
46:     fprintf( stderr,"\nNAME\n");
47:     fprintf( stderr,"\n  %s - %s\n", argv[0], menu[0]);
48:     fprintf( stderr,"\nSYNOPSIS\n");
49:     fprintf( stderr,"\n  %s [-h] parameters...\n", argv[0]);
50:     fprintf( stderr,"\nPARAMETERS\n");
51:     for(i = 1 ; i < PN ; i++)
52:         fprintf( stderr,"\n %3d. %s\n", i, menu[i]);
53:     fprintf( stderr,"\n");
54:     fprintf( stderr,"\nFLAGS\n");
55:     fprintf( stderr,"\n  -h  Print Usage (this comment).\n");
56:     fprintf( stderr,"\n");
57:     exit(1);
58: }
59:
60: void getparameter(int argc, char **argv, Param *pm)
61: {
62:     int     i;
63:     char    dat[256];
64:
65:     /* default parameter value */
66:     sprintf( pm->f1, "n0.img");
67:     sprintf( pm->f2, "psf.img");
68:     sprintf( pm->f3, "n1.img");
69:     pm->nx = 128;
70:     pm->ny = 128;
71:
72:     i = 0;
73:     if( argc == 1+i ) {
74:         fprintf( stdout, "\n%s\n\n", menu[i++] );
75:         fprintf( stdout, "  %s [%s] :", menu[i++], pm->f1 );
```

[P4-20deconvolution_w.c]

```
 76:         if(*gets(dat) != '\0')   strcpy(pm->f1, dat);
 77:         fprintf( stdout, " %s [%s] :", menu[i++], pm->f2 );
 78:         if(*gets(dat) != '\0')   strcpy(pm->f2, dat);
 79:         fprintf( stdout, " %s [%s] :", menu[i++], pm->f3 );
 80:         if(*gets(dat) != '\0')   strcpy(pm->f3, dat);
 81:         fprintf( stdout, " %s [%d] :", menu[i++], pm->nx );
 82:         if(*gets(dat) != '\0')   pm->nx = atoi(dat);
 83:         fprintf( stdout, " %s [%d] :", menu[i++], pm->ny );
 84:         if(*gets(dat) != '\0')   pm->ny = atoi(dat);
 85:     }
 86:     else if ( argc == PN+i ) {
 87:         fprintf( stderr, "\n%s [%s]\n", argv[i++], menu[0] );
 88:         if((argc--) > 1) strcpy( pm->f1, argv[i++] );
 89:         if((argc--) > 1) strcpy( pm->f2, argv[i++] );
 90:         if((argc--) > 1) strcpy( pm->f3, argv[i++] );
 91:         if((argc--) > 1) pm->nx = atoi( argv[i++] );
 92:         if((argc--) > 1) pm->ny = atoi( argv[i++] );
 93:     }
 94:     else {
 95:         usage(argc, argv);
 96:     }
 97:
 98: }
 99:
100: main(int argc, char *argv[] )
101: {
102:     int     i;
103:     Param   *pm;
104:
105:     pm = (Param *)malloc(sizeof(Param));
106:     getparameter(argc, argv, pm);
107:
108:     pm->img = (float *)malloc((unsigned long)pm->nx*pm->ny*sizeof(float));
109:     pm->imi = (float *)malloc((unsigned long)pm->nx*pm->ny*sizeof(float));
110:     pm->psf = (float *)malloc((unsigned long)pm->nx*pm->ny*sizeof(float));
111:     pm->psi = (float *)malloc((unsigned long)pm->nx*pm->ny*sizeof(float));
112:
113:     printf(" *** Read Image data   ***\n");
114:     read_data(pm->f1, pm->img, pm->nx*pm->ny);
115:     read_data(pm->f2, pm->psf, pm->nx*pm->ny);
116:     for(i = 0 ; i < pm->nx*pm->ny ; i++)
117:         pm->imi[i] = pm->psi[i] = 0;
118:
119:     printf(" *** %s ***\n", menu[0]);
120:     fft2d(1, pm->img, pm->imi, pm->nx, pm->ny);
121:     fft2d(1, pm->psf, pm->psi, pm->nx, pm->ny);
122:
123:     // psfの逆数計算
124:     inverse(pm->psf, pm->psi, pm->nx*pm->ny);
125:     // ハニング窓関数
126:     window(pm->psf, pm->psi, pm->nx, pm->ny);
127:     write_data("d1.img", pm->psf, pm->nx*pm->ny);
128:
129:     // 画像とpsfの逆数の掛け算
130:     deconv(pm->img, pm->imi, pm->psf, pm->psi, pm->nx*pm->ny);
131:
132:     fft2d(-1, pm->img, pm->imi, pm->nx, pm->ny);
133:
134:     printf(" *** Write Image data  ***\n");
135:     write_data(pm->f3, pm->img, pm->nx*pm->ny);
136:
137:     free(pm->img);
138:     free(pm->imi);
139:     free(pm->psf);
140:     free(pm->psi);
141:     free(pm);
142: }
143:
144: void read_data(char *fi, float *img, int size)
145: {
146:     FILE    *fp;
147:
148:     /* open file and write data */
149:     if((fp = fopen(fi, "rb")) == NULL) {
150:         fprintf( stderr," Error : file open [%s].\n", fi);
```

[P4-20deconvolution_w.c]

```
151:            exit(1);
152:        }
153:        fread(img, sizeof(float), size, fp);
154:        fclose(fp);
155: }
156:
157: void write_data(char *fi, float *img, int size)
158: {
159:     FILE    *fp;
160:
161:     /* open file and write data */
162:     if((fp = fopen(fi, "wb")) == NULL) {
163:         fprintf( stderr," Error : file open [%s].\n", fi);
164:         exit(1);
165:     }
166:     fwrite(img, sizeof(float), size, fp);
167:     fclose(fp);
168: }
169:
170: void inverse(float *pre, float *pim, int n)
171: // 逆数の計算
172: {
173:     int     i;
174:     double  pa;
175:
176:     for(i = 0 ; i < n ; i++) {
177:         if((pa = pre[i]*pre[i]+pim[i]*pim[i]) > 1e-10) {
178:             pre[i] = (float)(pre[i]/pa);
179:             pim[i] = (float)(-pim[i]/pa);
180:         }
181:         else {
182:             pre[i] = pim[i] = 1;
183:         }
184:     }
185: }
186:
187: void window(float *pre, float *pim, int nx, int ny)
188: // ハニング窓関数（高周波数の端の値を調節している: 7/16）
189: {
190:     int     i, j;
191:     double  u, v, w, win;
192:
193:     for(i = 0 ; i < ny ; i++) {
194:         v = ny/2-i;
195:         for(j = 0 ; j < nx ; j++) {
196:             u = j-nx/2;
197:             w = sqrt(u*u+v*v);
198:             if(w > nx/2*7./16.) {
199:                 win = 0;
200:             }
201:             else {
202:                 win = 0.5*(1.+cos(PI*w/nx*16./7.));
203:             }
204:             pre[i*nx+j] *= (float)win;
205:             pim[i*nx+j] *= (float)win;
206:         }
207:     }
208: }
209:
210: void deconv(float *fre, float *fim, float *hre, float *him, int n)
211: // 複素数の掛け算
212: {
213:     int     i;
214:     float   gre, gim;
215:
216:     for(i = 0 ; i < n ; i++) {
217:         gre = fre[i]*hre[i]-fim[i]*him[i];
218:         gim = fre[i]*him[i]+fim[i]*hre[i];
219:         fre[i] = gre;
220:         fim[i] = gim;
221:     }
222: }
```

[P4-21correlation_f.c]

```c
 1: /* P4-21correlation_f.c */
 2:
 3: #include <stdio.h>
 4: #include <stdlib.h>
 5: #include <string.h>
 6: #include <math.h>
 7:
 8: #define  PN  6       /* number of parameters + 1 */
 9: #define  PI  3.14159265358979
10:
11: typedef struct {
12:     char    f1[50];  /* input  f(x,y) file name */
13:     char    f2[50];  /* input  g(x,y) file name */
14:     char    f3[50];  /* output r(x,y) file name */
15:     float   *fre;    /* f(x,y) real data */
16:     float   *fim;    /* f(x,y) imaginary data */
17:     float   *gre;    /* g(x,y) real data */
18:     float   *gim;    /* g(x,y) imaginary data */
19:     int     nx;      /* number of width */
20:     int     ny;      /* number of height */
21: } Param;
22:
23: char *menu[PN] = {
24:     "2-D correlation (Fourier space)",
25:     "Input  f(x,y) file name <float> ",
26:     "Input  g(x,y) file name <float> ",
27:     "Output r(x,y) file name <float> ",
28:     "Number of width                 ",
29:     "Number of height                ",
30: };
31:
32: void read_data(char *, float *, int);
33: void write_data(char *, float *, int);
34: void fft2d(int, float *, float *, int, int);
35: void FFTInit(int, float *, float *, unsigned short *);
36: void FFT(int, int, float *, float *, float *, float *, unsigned short *);
37: void correlation_f(float *, float *, float *, float *, int);
38:
39: void usage(int argc, char **argv)
40: {
41:     int   i;
42:
43:     fprintf( stderr,"\nUSAGE:\n");
44:     fprintf( stderr,"\nNAME\n");
45:     fprintf( stderr,"\n  %s - %s\n", argv[0], menu[0]);
46:     fprintf( stderr,"\nSYNOPSIS\n");
47:     fprintf( stderr,"\n  %s [-h] parameters...\n", argv[0]);
48:     fprintf( stderr,"\nPARAMETERS\n");
49:     for(i = 1 ; i < PN ; i++)
50:         fprintf( stderr,"\n %3d. %s\n", i, menu[i]);
51:     fprintf( stderr,"\n");
52:     fprintf( stderr,"\nFLAGS\n");
53:     fprintf( stderr,"\n  -h  Print Usage (this comment).\n");
54:     fprintf( stderr,"\n");
55:     exit(1);
56: }
57:
58: void getparameter(int argc, char **argv, Param *pm)
59: {
60:     int   i;
61:     char  dat[256];
62:
63:     /* default parameter value */
64:     sprintf( pm->f1, "f0.img");
65:     sprintf( pm->f2, "g0.img");
66:     sprintf( pm->f3, "r0.img");
67:     pm->nx = 128;
68:     pm->ny = 128;
69:
70:     i = 0;
71:     if( argc == 1+i ) {
72:       fprintf( stdout, "\n%s\n", menu[i++] );
73:       fprintf( stdout, "  %s [%s] :", menu[i++], pm->f1 );
74:       if(*gets(dat) != '\0')  strcpy(pm->f1, dat);
75:       fprintf( stdout, "  %s [%s] :", menu[i++], pm->f2 );
```

[P4-21correlation_f.c]

```
 76:          if(*gets(dat) != '\0')   strcpy(pm->f2, dat);
 77:          fprintf( stdout, " %s [%s] :", menu[i++], pm->f3 );
 78:          if(*gets(dat) != '\0')   strcpy(pm->f3, dat);
 79:          fprintf( stdout, " %s [%d] :", menu[i++], pm->nx );
 80:          if(*gets(dat) != '\0')   pm->nx = atoi(dat);
 81:          fprintf( stdout, " %s [%d] :", menu[i++], pm->ny );
 82:          if(*gets(dat) != '\0')   pm->ny = atoi(dat);
 83:      }
 84:      else if ( argc == PN+i ) {
 85:          fprintf( stderr, "\n%s [%s]\n", argv[i++], menu[0] );
 86:          if((argc--) > 1) strcpy( pm->f1, argv[i++] );
 87:          if((argc--) > 1) strcpy( pm->f2, argv[i++] );
 88:          if((argc--) > 1) strcpy( pm->f3, argv[i++] );
 89:          if((argc--) > 1) pm->nx = atoi( argv[i++] );
 90:          if((argc--) > 1) pm->ny = atoi( argv[i++] );
 91:      }
 92:      else {
 93:          usage(argc, argv);
 94:      }
 95:
 96: }
 97:
 98: main(int argc, char *argv[] )
 99: {
100:      int     i;
101:      Param   *pm;
102:
103:      pm = (Param *)malloc(sizeof(Param));
104:      getparameter(argc, argv, pm);
105:
106:      pm->fre = (float *)malloc((unsigned long)pm->nx*pm->ny*sizeof(float));
107:      pm->fim = (float *)malloc((unsigned long)pm->nx*pm->ny*sizeof(float));
108:      pm->gre = (float *)malloc((unsigned long)pm->nx*pm->ny*sizeof(float));
109:      pm->gim = (float *)malloc((unsigned long)pm->nx*pm->ny*sizeof(float));
110:
111:      printf(" *** Read Image data   ***\n");
112:      read_data(pm->f1, pm->fre, pm->nx*pm->ny);
113:      read_data(pm->f2, pm->gre, pm->nx*pm->ny);
114:      for(i = 0 ; i < pm->nx*pm->ny ; i++)
115:          pm->fim[i] = pm->gim[i] = 0;
116:
117:      printf(" *** %s ***\n", menu[0]);
118:      fft2d(1, pm->fre, pm->fim, pm->nx, pm->ny);
119:      fft2d(1, pm->gre, pm->gim, pm->nx, pm->ny);
120:      correlation_f(pm->fre, pm->fim, pm->gre, pm->gim, pm->nx*pm->ny);
121:      fft2d(-1, pm->fre, pm->fim, pm->nx, pm->ny);
122:
123:      printf(" *** Write Image data   ***\n");
124:      write_data(pm->f3, pm->fre, pm->nx*pm->ny);
125:
126:      free(pm->fre);
127:      free(pm->fim);
128:      free(pm->gre);
129:      free(pm->gim);
130:      free(pm);
131: }
132:
133: void read_data(char *fi, float *img, int size)
134: {
135:      FILE    *fp;
136:
137:      /* open file and write data */
138:      if((fp = fopen(fi, "rb")) == NULL) {
139:          fprintf( stderr," Error : file open [%s].\n", fi);
140:          exit(1);
141:      }
142:      fread(img, sizeof(float), size, fp);
143:      fclose(fp);
144: }
145:
146: void write_data(char *fi, float *img, int size)
147: {
148:      FILE    *fp;
149:
150:      /* open file and write data */
```

[P4-21correlation_f.c]

```
151:    if((fp = fopen(fi, "wb")) == NULL) {
152:        fprintf( stderr," Error : file open [%s].\n", fi);
153:        exit(1);
154:    }
155:    fwrite(img, sizeof(float), size, fp);
156:    fclose(fp);
157: }
158:
159: void correlation_f(float *fre, float *fim, float *gre, float *gim, int n)
160: {
161:    int   i;
162:    float rre, rim;
163:
164:    for(i = 0 ; i < n ; i++) {
165:        rre = fre[i]*gre[i]+fim[i]*gim[i];
166:        rim = fim[i]*gre[i]-fre[i]*gim[i];
167:        fre[i] = rre;
168:        fim[i] = rim;
169:    }
170: }
```

プログラム【4-21】 相関関数（周波数空間）（3）

[P4-22correlation_r.c]

プログラム【4-22】相関関数（実空間）（1）

```c
  1: /* P4-22correlation_r.c */
  2:
  3: #include <stdio.h>
  4: #include <stdlib.h>
  5: #include <string.h>
  6:
  7: #define  PN   6      /* number of parameters + 1 */
  8:
  9: typedef struct {
 10:    char    f1[50]; /* input  f(x,y) file name */
 11:    char    f2[50]; /* input  g(x,y) file name */
 12:    char    f3[50]; /* output r(x,y) file name */
 13:    float   *fxy;   /* f(x,y) data */
 14:    float   *gxy;   /* g(x,y) data */
 15:    float   *rxy;   /* r(x,y) data */
 16:    int     nx;     /* number of width  */
 17:    int     ny;     /* number of height */
 18: } Param;
 19:
 20: char *menu[PN] = {
 21:    "2-D correlation (Real space)",
 22:    "Input  f(x,y) file name <float> ",
 23:    "Input  g(x,y) file name <float> ",
 24:    "Output r(x,y) file name <float> ",
 25:    "Number of width            ",
 26:    "Number of height           ",
 27: };
 28:
 29: void read_data(char *, float *, int);
 30: void write_data(char *, float *, int);
 31: void correlation_r(float *, float *, float *, int, int);
 32:
 33: void usage(int argc, char **argv)
 34: {
 35:    int   i;
 36:
 37:    fprintf( stderr,"\nUSAGE:\n");
 38:    fprintf( stderr,"\nNAME\n");
 39:    fprintf( stderr,"\n  %s - %s\n", argv[0], menu[0]);
 40:    fprintf( stderr,"\nSYNOPSIS\n");
 41:    fprintf( stderr,"\n  %s [-h] parameters...\n", argv[0]);
 42:    fprintf( stderr,"\nPARAMETERS\n");
 43:    for(i = 1 ; i < PN ; i++)
 44:       fprintf( stderr,"\n %3d. %s\n", i, menu[i]);
 45:    fprintf( stderr,"\n");
 46:    fprintf( stderr,"\nFLAGS\n");
 47:    fprintf( stderr,"\n  -h  Print Usage (this comment).\n");
 48:    fprintf( stderr,"\n");
 49:    exit(1);
 50: }
 51:
 52: void getparameter(int argc, char **argv, Param *pm)
 53: {
 54:    int   i;
 55:    char  dat[256];
 56:
 57:    /* default parameter value */
 58:    sprintf( pm->f1, "f0.img");
 59:    sprintf( pm->f2, "g0.img");
 60:    sprintf( pm->f3, "r0.img");
 61:    pm->nx = 128;
 62:    pm->ny = 128;
 63:
 64:    i = 0;
 65:    if( argc == 1+i ) {
 66:       fprintf( stdout, "\n%s\n\n", menu[i++] );
 67:       fprintf( stdout, "  %s [%s] :", menu[i++], pm->f1 );
 68:       if(*gets(dat) != '\0')  strcpy(pm->f1, dat);
 69:       fprintf( stdout, "  %s [%s] :", menu[i++], pm->f2 );
 70:       if(*gets(dat) != '\0')  strcpy(pm->f2, dat);
 71:       fprintf( stdout, "  %s [%s] :", menu[i++], pm->f3 );
 72:       if(*gets(dat) != '\0')  strcpy(pm->f3, dat);
 73:       fprintf( stdout, "  %s [%d] :", menu[i++], pm->nx );
 74:       if(*gets(dat) != '\0')  pm->nx = atoi(dat);
 75:       fprintf( stdout, "  %s [%d] :", menu[i++], pm->ny );
```

[P4-22correlation_r.c]

```
 76:         if(*gets(dat) != '\0')   pm->ny = atoi(dat);
 77:     }
 78:     else if ( argc == PN+i ) {
 79:         fprintf( stderr, "\n%s [%s]\n", argv[i++], menu[0] );
 80:         if((argc--) > 1) strcpy( pm->f1, argv[i++] );
 81:         if((argc--) > 1) strcpy( pm->f2, argv[i++] );
 82:         if((argc--) > 1) strcpy( pm->f3, argv[i++] );
 83:         if((argc--) > 1) pm->nx = atoi( argv[i++] );
 84:         if((argc--) > 1) pm->ny = atoi( argv[i++] );
 85:     }
 86:     else {
 87:         usage(argc, argv);
 88:     }
 89:
 90: }
 91:
 92: main(int argc, char *argv[] )
 93: {
 94:     Param   *pm;
 95:
 96:     pm = (Param *)malloc(sizeof(Param));
 97:     getparameter(argc, argv, pm);
 98:
 99:     pm->fxy = (float *)malloc((unsigned long)pm->nx*pm->ny*sizeof(float));
100:     pm->gxy = (float *)malloc((unsigned long)pm->nx*pm->ny*sizeof(float));
101:     pm->rxy = (float *)malloc((unsigned long)pm->nx*pm->ny*sizeof(float));
102:
103:     printf(" *** Read Image data    ***\n");
104:     read_data(pm->f1, pm->fxy, pm->nx*pm->ny);
105:     read_data(pm->f2, pm->gxy, pm->nx*pm->ny);
106:
107:     printf(" *** %s ***\n", menu[0]);
108:     correlation_r(pm->rxy, pm->fxy, pm->gxy, pm->nx, pm->ny);
109:
110:     printf(" *** Write Image data   ***\n");
111:     write_data(pm->f3, pm->rxy, pm->nx*pm->ny);
112:
113:     free(pm->fxy);
114:     free(pm->gxy);
115:     free(pm->rxy);
116:     free(pm);
117: }
118:
119: void read_data(char *fi, float *img, int size)
120: {
121:     FILE    *fp;
122:
123:     /* open file and write data */
124:     if((fp = fopen(fi, "rb")) == NULL) {
125:         fprintf( stderr," Error : file open [%s].\n", fi);
126:         exit(1);
127:     }
128:     fread(img, sizeof(float), size, fp);
129:     fclose(fp);
130: }
131:
132: void write_data(char *fi, float *img, int size)
133: {
134:     FILE    *fp;
135:
136:     /* open file and write data */
137:     if((fp = fopen(fi, "wb")) == NULL) {
138:         fprintf( stderr," Error : file open [%s].\n", fi);
139:         exit(1);
140:     }
141:     fwrite(img, sizeof(float), size, fp);
142:     fclose(fp);
143: }
144:
145: void correlation_r(float *rxy, float *fxy, float *gxy, int nx, int ny)
146: {
147:     int    i, j, m, n;
148:     float  *gxy2, buff;
149:
150:     // 相互相関のため、縦横2倍にする
```

[P4-22correlation_r.c]

```
151:    gxy2 = (float *)malloc((unsigned long)4*nx*ny*sizeof(float));
152:    // 縦横2倍にする画像を4分割で反転させる
153:    for(i = 0 ; i < ny/2 ; i++) {
154:        for(j = 0 ; j < nx/2 ; j++) {
155:            buff = gxy[i*nx+j];
156:            gxy[i*nx+j] = gxy[(i+ny/2)*nx+j+nx/2];
157:            gxy[(i+ny/2)*nx+j+nx/2] = buff;
158:            buff = gxy[i*nx+j+nx/2];
159:            gxy[i*nx+j+nx/2] = gxy[(i+ny/2)*nx+j];
160:            gxy[(i+ny/2)*nx+j] = buff;
161:        }
162:    }
163:    // 反転画像を縦横2倍画像の4カ所に当てはめる
164:    for(i = 0 ; i < ny ; i++) {
165:        for(j = 0 ; j < nx ; j++) {
166:            gxy2[i*nx*2+j] = gxy2[i*nx*2+j+nx] = gxy2[(i+ny)*nx*2+j] = gxy2[(i+ny)*nx*2+j+nx] = gxy[i*nx+j];
167:        }
168:    }
169:
170:    // 2次元相互相関の実行
171:    for(i = 0 ; i < ny ; i++) {
172:        for(j = 0 ; j < nx ; j++) {
173:            rxy[i*nx+j] = 0;
174:            for(m = 0 ; m < ny ; m++) {
175:                for(n = 0 ; n < nx ; n++) {
176:                    rxy[i*nx+j] += fxy[m*nx+n]*gxy2[(i+m)*nx*2+j+n];
177:                }
178:            }
179:        }
180:    }
181:
182:    free(gxy2);
183: }
```

[P4-23amphase.c]

```c
1:  /* P4-23amphese.c */
2:
3:  #include <stdio.h>
4:  #include <stdlib.h>
5:  #include <string.h>
6:  #include <math.h>
7:
8:  #define  PN  6         /* number of parameters + 1 */
9:  #define  PI  3.14159265358979
10:
11: typedef struct {
12:     char    f1[50];   /* input real part file name */
13:     char    f2[50];   /* output real part file name */
14:     char    f3[50];   /* output imaginary part file name */
15:     float   *fr;      /* real part data */
16:     float   *fi;      /* imaginary part data */
17:     int     nx;       /* number of width */
18:     int     ny;       /* number of height */
19: } Param;
20:
21: char *menu[PN] = {
22:     "Amplitude and Phase image",
23:     "Input    image      file name <float> ",
24:     "Output amplitude file name <float> ",
25:     "Output phase      file name <float> ",
26:     "Number of width                    ",
27:     "Number of height                   ",
28: };
29:
30: void read_data(char *, float *, int);
31: void write_data(char *, float *, int);
32: void fft2d(int, float *, float *, int, int);
33: void FFTInit(int, float *, float *, unsigned short *);
34: void FFT(int, int, float *, float *, float *, float *, unsigned short *);
35: void amphase(float *, float *, int);
36:
37: void usage(int argc, char **argv)
38: {
39:     int   i;
40:
41:     fprintf( stderr,"\nUSAGE:\n");
42:     fprintf( stderr,"\nNAME\n");
43:     fprintf( stderr,"\n   %s - %s\n", argv[0], menu[0]);
44:     fprintf( stderr,"\nSYNOPSIS\n");
45:     fprintf( stderr,"\n   %s [-h] parameters...\n", argv[0]);
46:     fprintf( stderr,"\nPARAMETERS\n");
47:     for(i = 1 ; i < PN ; i++)
48:         fprintf( stderr,"\n %3d. %s\n", i, menu[i]);
49:     fprintf( stderr,"\n");
50:     fprintf( stderr,"\nFLAGS\n");
51:     fprintf( stderr,"\n   -h  Print Usage (this comment).\n");
52:     fprintf( stderr,"\n");
53:     exit(1);
54: }
55:
56: void getparameter(int argc, char **argv, Param *pm)
57: {
58:     int   i;
59:     char  dat[256];
60:
61:     /* default parameter value */
62:     sprintf( pm->f1, "n0.img");
63:     sprintf( pm->f2, "n1a.img");
64:     sprintf( pm->f3, "n1p.img");
65:     pm->nx = 128;
66:     pm->ny = 128;
67:
68:     i = 0;
69:     if( argc == 1+i ) {
70:         fprintf( stdout, "\n%s\n\n", menu[i++] );
71:         fprintf( stdout, " %s [%s] :", menu[i++], pm->f1 );
72:         if(*gets(dat) != '\0')  strcpy(pm->f1, dat);
73:         fprintf( stdout, " %s [%s] :", menu[i++], pm->f2 );
74:         if(*gets(dat) != '\0')  strcpy(pm->f2, dat);
75:         fprintf( stdout, " %s [%s] :", menu[i++], pm->f3 );
```

プログラム【4-23】 振幅と位相(周波数空間)(1)

[P4-23amphase.c]

```
 76:         if(*gets(dat) != '\0')   strcpy(pm->f3, dat);
 77:         fprintf( stdout, " %s [%d] :", menu[i++], pm->nx );
 78:         if(*gets(dat) != '\0')   pm->nx = atoi(dat);
 79:         fprintf( stdout, " %s [%d] :", menu[i++], pm->ny );
 80:         if(*gets(dat) != '\0')   pm->ny = atoi(dat);
 81:     }
 82:     else if ( argc == PN+i ) {
 83:         fprintf( stderr, "\n%s [%s]\n", argv[i++], menu[0] );
 84:         if((argc--) > 1) strcpy( pm->f1, argv[i++] );
 85:         if((argc--) > 1) strcpy( pm->f2, argv[i++] );
 86:         if((argc--) > 1) strcpy( pm->f3, argv[i++] );
 87:         if((argc--) > 1) pm->nx = atoi( argv[i++] );
 88:         if((argc--) > 1) pm->ny = atoi( argv[i++] );
 89:     }
 90:     else {
 91:         usage(argc, argv);
 92:     }
 93:
 94: }
 95:
 96: main(int argc, char *argv[] )
 97: {
 98:     int      i;
 99:     Param    *pm;
100:
101:     pm = (Param *)malloc(sizeof(Param));
102:     getparameter(argc, argv, pm);
103:
104:     pm->fr = (float *)malloc((unsigned long)pm->nx*pm->ny*sizeof(float));
105:     pm->fi = (float *)malloc((unsigned long)pm->nx*pm->ny*sizeof(float));
106:
107:     printf(" *** Read Image data    ***\n");
108:     read_data(pm->f1, pm->fr, pm->nx*pm->ny);
109:     for(i = 0 ; i < pm->nx*pm->ny ; i++)
110:         pm->fi[i] = 0;
111:
112:     printf(" *** %s ***\n", menu[0]);
113:     fft2d(1, pm->fr, pm->fi, pm->nx, pm->ny);
114:     amphase(pm->fr, pm->fi, pm->nx*pm->ny);
115:
116:     printf(" *** Write Image data    ***\n");
117:     write_data(pm->f2, pm->fr, pm->nx*pm->ny);
118:     write_data(pm->f3, pm->fi, pm->nx*pm->ny);
119:
120:     free(pm->fr);
121:     free(pm->fi);
122:     free(pm);
123: }
124:
125: void read_data(char *fi, float *img, int size)
126: {
127:     FILE    *fp;
128:
129:     /* open file and write data */
130:     if((fp = fopen(fi, "rb")) == NULL) {
131:         fprintf( stderr," Error : file open [%s].\n", fi);
132:         exit(1);
133:     }
134:     fread(img, sizeof(float), size, fp);
135:     fclose(fp);
136: }
137:
138: void write_data(char *fi, float *img, int size)
139: {
140:     FILE    *fp;
141:
142:     /* open file and write data */
143:     if((fp = fopen(fi, "wb")) == NULL) {
144:         fprintf( stderr," Error : file open [%s].\n", fi);
145:         exit(1);
146:     }
147:     fwrite(img, sizeof(float), size, fp);
148:     fclose(fp);
149: }
150:
```

[P4-23amphase.c]

```c
151: void amphase(float *xr, float *xi, int n)
152: {
153:     int     i;
154:     double  a;
155:
156:     for (i = 0; i < n ; i++) {
157:         a = sqrt((double)(xr[i]*xr[i] + xi[i]*xi[i]));
158:         xi[i] = (float)atan2((double)xr[i], (double)xi[i]);
159:         xr[i] = (float)a;
160:     }
161: }
162:
```

プログラム【4-23】振幅と位相(周波数空間)(3)

[P4-24amphasimg.c]

プログラム【4-24】振幅画像と位相画像（1）

```c
 1: /* P4-24amphesimg.c */
 2:
 3: #include <stdio.h>
 4: #include <stdlib.h>
 5: #include <string.h>
 6: #include <math.h>
 7:
 8: #define  PN  7         /* number of parameters + 1 */
 9: #define  PI  3.14159265358979
10:
11: typedef struct {
12:     char    f1[50]; /* input real part file name */
13:     char    f2[50]; /* output real part file name */
14:     char    f3[50]; /* output imaginary part file name */
15:     float   *fr;    /* real part data */
16:     float   *fi;    /* imaginary part data */
17:     float   *ar;    /* amplitude data (real) */
18:     float   *ai;    /* amplitude data (imaginary) */
19:     float   *pr;    /* phase data (real) */
20:     float   *pi;    /* phase data (imaginary) */
21:     int     nx;     /* number of width */
22:     int     ny;     /* number of height */
23:     double  th;     /* threshold */
24: } Param;
25:
26: char *menu[PN] = {
27:     "Amplitude and Phase image (Real space)",
28:     "Input   image       file name <float> ",
29:     "Output amplitude file name <float> ",
30:     "Output phase      file name <float> ",
31:     "Number of width                     ",
32:     "Number of height                    ",
33:     "Threshold                           ",
34: };
35:
36: void read_data(char *, float *, int);
37: void write_data(char *, float *, int);
38: void fft2d(int, float *, float *, int, int);
39: void FFTInit(int, float *, float *, unsigned short *);
40: void FFT(int, int, float *, float *, float *, float *, unsigned short *);
41: void amplitude(float *, float *, float *, float *, int);
42: void phase(float *, float *, float *, float *, int, double);
43:
44: void usage(int argc, char **argv)
45: {
46:     int   i;
47:
48:     fprintf( stderr,"\nUSAGE:\n");
49:     fprintf( stderr,"\nNAME\n");
50:     fprintf( stderr,"\n  %s - %s\n", argv[0], menu[0]);
51:     fprintf( stderr,"\nSYNOPSIS\n");
52:     fprintf( stderr,"\n  %s [-h] parameters...\n", argv[0]);
53:     fprintf( stderr,"\nPARAMETERS\n");
54:     for(i = 1 ; i < PN ; i++)
55:         fprintf( stderr,"\n %3d. %s\n", i, menu[i]);
56:     fprintf( stderr,"\n");
57:     fprintf( stderr,"\nFLAGS\n");
58:     fprintf( stderr,"\n  -h  Print Usage (this comment).\n");
59:     fprintf( stderr,"\n");
60:     exit(1);
61: }
62:
63: void getparameter(int argc, char **argv, Param *pm)
64: {
65:     int   i;
66:     char  dat[256];
67:
68:     /* default parameter value */
69:     sprintf( pm->f1, "n0.img");
70:     sprintf( pm->f2, "n1a.img");
71:     sprintf( pm->f3, "n1p.img");
72:     pm->nx = 128;
73:     pm->ny = 128;
74:     pm->th = 0.01;
75:
```

[P4-24amphasimg.c]

```c
 76:        i = 0;
 77:        if( argc == 1+i ) {
 78:            fprintf( stdout, "\n%s\n\n", menu[i++] );
 79:            fprintf( stdout, " %s [%s] :", menu[i++], pm->f1 );
 80:            if(*gets(dat) != '\0')   strcpy(pm->f1, dat);
 81:            fprintf( stdout, " %s [%s] :", menu[i++], pm->f2 );
 82:            if(*gets(dat) != '\0')   strcpy(pm->f2, dat);
 83:            fprintf( stdout, " %s [%s] :", menu[i++], pm->f3 );
 84:            if(*gets(dat) != '\0')   strcpy(pm->f3, dat);
 85:            fprintf( stdout, " %s [%d] :", menu[i++], pm->nx );
 86:            if(*gets(dat) != '\0')   pm->nx = atoi(dat);
 87:            fprintf( stdout, " %s [%d] :", menu[i++], pm->ny );
 88:            if(*gets(dat) != '\0')   pm->ny = atoi(dat);
 89:            fprintf( stdout, " %s [%f] :", menu[i++], pm->th );
 90:            if(*gets(dat) != '\0')   pm->th = atof(dat);
 91:        }
 92:        else if ( argc == PN+i ) {
 93:            fprintf( stderr, "\n%s [%s]\n", argv[i++], menu[0] );
 94:            if((argc--) > 1) strcpy( pm->f1, argv[i++] );
 95:            if((argc--) > 1) strcpy( pm->f2, argv[i++] );
 96:            if((argc--) > 1) strcpy( pm->f3, argv[i++] );
 97:            if((argc--) > 1) pm->nx = atoi( argv[i++] );
 98:            if((argc--) > 1) pm->ny = atoi( argv[i++] );
 99:            if((argc--) > 1) pm->th = atof( argv[i++] );
100:        }
101:        else {
102:            usage(argc, argv);
103:        }
104:
105: }
106:
107: main(int argc, char *argv[] )
108: {
109:     int     i;
110:     Param   *pm;
111:
112:     pm = (Param *)malloc(sizeof(Param));
113:     getparameter(argc, argv, pm);
114:
115:     pm->fr = (float *)malloc((unsigned long)pm->nx*pm->ny*sizeof(float));
116:     pm->fi = (float *)malloc((unsigned long)pm->nx*pm->ny*sizeof(float));
117:     pm->ar = (float *)malloc((unsigned long)pm->nx*pm->ny*sizeof(float));
118:     pm->ai = (float *)malloc((unsigned long)pm->nx*pm->ny*sizeof(float));
119:     pm->pr = (float *)malloc((unsigned long)pm->nx*pm->ny*sizeof(float));
120:     pm->pi = (float *)malloc((unsigned long)pm->nx*pm->ny*sizeof(float));
121:
122:     printf(" *** Read Image data   ***\n");
123:     read_data(pm->f1, pm->fr, pm->nx*pm->ny);
124:     for(i = 0 ; i < pm->nx*pm->ny ; i++)
125:         pm->fi[i] = 0;
126:
127:     printf(" *** %s ***\n", menu[0]);
128:     fft2d(1, pm->fr, pm->fi, pm->nx, pm->ny);
129:
130:     // 振幅画像の計算
131:     amplitude(pm->ar, pm->ai, pm->fr, pm->fi, pm->nx*pm->ny);
132:
133:     // 位相画像の計算
134:     phase(pm->pr, pm->pi, pm->fr, pm->fi, pm->nx*pm->ny, pm->th);
135:
136:     fft2d(-1, pm->ar, pm->ai, pm->nx, pm->ny);
137:     fft2d(-1, pm->pr, pm->pi, pm->nx, pm->ny);
138:
139:     printf(" *** Write Image data   ***\n");
140:     write_data(pm->f2, pm->ar, pm->nx*pm->ny);
141:     write_data(pm->f3, pm->pr, pm->nx*pm->ny);
142:
143:     free(pm->fr);
144:     free(pm->fi);
145:     free(pm->ar);
146:     free(pm->ai);
147:     free(pm->pr);
148:     free(pm->pi);
149:     free(pm);
150: }
```

プログラム【4-24】 振幅画像と位相画像(2)

第4章 画像再構成の基礎 —— 231

[P4-24amphasimg.c]

プログラム【4-24】振幅画像と位相画像（3）

```
151:
152: void read_data(char *fi, float *img, int size)
153: {
154:     FILE    *fp;
155:
156:     /* open file and write data */
157:     if((fp = fopen(fi, "rb")) == NULL) {
158:         fprintf( stderr," Error : file open [%s].\n", fi);
159:         exit(1);
160:     }
161:     fread(img, sizeof(float), size, fp);
162:     fclose(fp);
163: }
164:
165: void write_data(char *fi, float *img, int size)
166: {
167:     FILE    *fp;
168:
169:     /* open file and write data */
170:     if((fp = fopen(fi, "wb")) == NULL) {
171:         fprintf( stderr," Error : file open [%s].\n", fi);
172:         exit(1);
173:     }
174:     fwrite(img, sizeof(float), size, fp);
175:     fclose(fp);
176: }
177:
178: void amplitude(float *ar, float *ai, float *xr, float *xi, int n)
179: {
180:     int     i;
181:
182:     for (i = 0; i < n ; i++) {
183:         ar[i] = (float)sqrt((double)(xr[i]*xr[i] + xi[i]*xi[i]));
184:         ai[i] = 0;
185:     }
186: }
187:
188: void phase(float *pr, float *pi, float *xr, float *xi, int n, double th)
189: {
190:     int     i;
191:     double  a;
192:
193:     for (i = 0; i < n ; i++) {
194:         a = sqrt((double)(xr[i]*xr[i] + xi[i]*xi[i]));
195:         if(a < th) {
196:             pr[i] = pi[i] = 0;
197:         }
198:         else {
199:             pr[i] = (float)(xr[i]/a);
200:             pi[i] = (float)(xi[i]/a);
201:         }
202:     }
203: }
```

[P4-25estimate_r.c]

```c
1: /* P4-25estimate_r.c */
2:
3: #include <stdio.h>
4: #include <stdlib.h>
5: #include <string.h>
6: #include <math.h>
7:
8: #define N 128
9: #define PI 3.14159265358979
10:
11: void    read_data(char [],float [][N],int); //ファイルからデータを読む
12: void    write_data(char [],float [][N],int); //ファイルにデータを書く
13: void    swap_2D(float[][N],float[][N]); //2次元画像の入れ替え
14: void    dft_2D(int,float[][N],float[][N]); //2次元フーリエ変換
15: void    dft(int,float[],float[]); //1次元フーリエ変換
16: void    phase(float[][N],float[][N],float); //位相画像
17: void    corr(float[][N],float[][N],float[][N],float[][N]); //位相相関
18: void    rotation(float[][N],float[][N],float); //線形補間による画像の回転
19: float   max_data(float[][N]); //最大値
20:
21: main()
22: {
23:     FILE    *fp1;
24:     char    file_in1[50], file_in2[50];
25:     float   imr1[N][N]={0.0}, imi1[N][N]={0.0}, imr2[N][N]={0.0};
26:     float   imr3[N][N]={0.0}, imi3[N][N]={0.0};//配列の初期化
27:     float   th = (float)0.01;//位相画像の閾値
28:     int     i, j, ir, k;
29:     float   deg, r_angle=(float)2.0;//参照画像の回転角度ステップ
30:
31:     //プログラム題名の表示
32:     printf("プログラム名：位相相関\n");
33:     printf("\t2つの画像の位相画像を利用して相関を計算する\n\n");
34:
35:     printf("観測（平行回転後）画像のファイル名:");
36:     scanf("%s",file_in1);
37:     printf("参照（平行回転前）画像のファイル名:");
38:     scanf("%s",file_in2);
39:
40:     if((fp1=fopen("corr.txt","w"))==NULL) {
41:         fprintf(stderr,"fle open error [%s]\n","corr.txt");
42:         exit(1);
43:     }
44:
45:     fprintf(fp1,"k\tcorr\n");
46:
47:     read_data(file_in1,imr1,N*N);
48:     read_data(file_in2,imr2,N*N);
49:
50:     //観測画像の位相画像
51:     swap_2D(imr1, imi1);
52:     ir = 1;
53:     dft_2D(ir, imr1, imi1);
54:
55:     //画像の位相成分（F(u,v)/|F(u,v)| > th；高周波成分の強調）
56:     phase(imr1, imi1, th);
57:     write_data("phase_org.img", imr1, N*N);
58:
59:     //参照画像の回転と位相画像
60:     for (k = 0; k < 20; k++) {
61:         deg = k*r_angle;
62:         rotation(imr2, imr3, deg);
63:
64:         for(i = 0; i < N; i++) {
65:             for(j = 0; j < N; j++) {
66:                 imi3[i][j]=0.0;
67:             }
68:         }
69:
70:         swap_2D(imr3, imi3);
71:
72:         ir = 1;
73:
74:         dft_2D(ir, imr3, imi3);
75:
```

第4章 画像再構成の基礎 —— 233

[P4-25estimate_r.c]

プログラム【4-25】フーリエ位相相関法（回転角推定）（2）

```
 76:         phase(imr3, imi3, th);
 77:
 78:         //観測画像と参照画像の位相相関
 79:         corr(imr1, imi1, imr3, imi3);
 80:
 81:         //フーリエ逆変換
 82:         ir = -1;
 83:         dft_2D(ir, imr3, imi3);
 84:
 85:         swap_2D(imr3, imi3);
 86:
 87:         max_data(imr3);
 88:         printf("k = %d\tmax = %f\n", k, max_data(imr3));
 89:         fprintf(fp1,"%d\t%f\n", k, max_data(imr3));
 90:     }
 91: }
 92:
 93: //位相画像
 94: void phase(float a[][N], float b[][N], float r)
 95: {
 96:     float  amp;
 97:     int    i, j;
 98:
 99:     for(i = 0; i<N; i++) {
100:         for(j = 0; j<N; j++) {
101:             amp = (float)sqrt((double)(a[i][j]*a[i][j] + b[i][j]*b[i][j]));
102:             if(amp < r) {
103:                 a[i][j] = 0.0;
104:                 b[i][j] = 0.0;
105:             }
106:             else
107:                 a[i][j] /= amp;
108:                 b[i][j] /= amp;
109:         }
110:     }
111: }
112:
113: //フーリエ位相相関 ( x1 + iy1 と x2 + iy2 の共役複素数 x2 - iy2 の掛け算)
114: void corr(float x1[][N], float y1[][N], float x2[][N], float y2[][N])
115: {
116:     int    i, j;
117:     float  c[N][N]={0.0}, d[N][N]={0.0};
118:
119:     for(i = 0; i<N; i++) {
120:         for(j = 0; j<N; j++) {
121:             c[i][j] = x1[i][j]*x2[i][j] + y1[i][j]*y2[i][j];
122:             d[i][j] = -x1[i][j]*y2[i][j] + y1[i][j]*x2[i][j];
123:         }
124:     }
125:
126:     for(i = 0; i<N; i++) {
127:         for(j = 0; j<N; j++) {
128:             x2[i][j] = c[i][j];
129:             y2[i][j] = d[i][j];
130:         }
131:     }
132: }
133:
134: //線形補間による画像の回転（反時計回り）
135: void rotation(float image_in[][N], float image_out[][N], float iv)
136: {
137:     int    i, j, x, y, jx, iy;
138:     float  x0, y0, x1, y1, s, t;
139:     double r;
140:     float  co, si;
141:
142:     for (i = 0; i < N; i++) {
143:         for (j = 0; j < N; j++) {
144:             image_out[i][j] = 0.0;
145:         }
146:     }
147:
148:     r=iv*2*PI/360.0;
149:
150:     co = (float)cos(r);
```

[P4-25estimate_r.c]

```
151:        si = (float)sin(r);
152:        for (i = 0; i < N; i++) {   //回転後の配列
153:           y = N/2 - i;    //回転後のy座標
154:           for (j = 0; j < N; j++) {
155:              x = j - N/2;
156:
157:              s = (x*co + y*si);    //回転前のx座標
158:              t = (-x*si + y*co);   //回転前のy座標
159:
160:              jx = (int)(s + N/2); //回転前の配列
161:              x0 = s + N/2 - jx;
162:              x1 = 1 - x0;
163:              iy = (int)(N/2 - t);
164:              y0 = N/2 - t - iy;
165:              y1 = 1 - y0;
166:
167:              if(jx<0||jx>N-2||iy<0||iy>N-2)
168:              continue;
169:
170:              //線形補間
171:              image_out[i][j] = y1*x1*image_in[iy][jx] + y0*x1*image_in[iy+1][jx] +
172:                 y1*x0*image_in[iy][jx+1] + y0*x0*image_in[iy+1][jx+1];
173:           }
174:        }
175: }
176:
177: //相関の最大値を算出
178: float max_data(float img[][N])
179: {
180:     int   i, j;
181:     float max = 0.0;
182:
183:     for (i = 0; i < N; i++) {
184:        for (j = 0; j < N; j++) {
185:           if(img[i][j] > max) max = img[i][j];
186:        }
187:     }
188:     return max;
189: }
190:
191: //2次元画像の入れ替え
192: void swap_2D(float imr[][N], float imi[][N])
193: {
194: //画像の（第1，4象限）と（第2，3象限）の入れ替え
195:
196:     int   i, j, i2, j2;
197:     float temp;
198:
199:     for(i=0;i<N;i++){
200:        for(j=0;j<N/2;j++){
201:           j2=j+N/2;// 画像中心からj離れた位置を算出
202:
203:           temp     =imr[i][j];// 実数部についての計算
204:           imr[i][j] =imr[i][j2];
205:           imr[i][j2]=temp;
206:
207:           temp     =imi[i][j];// 虚数部についての計算
208:           imi[i][j] =imi[i][j2];
209:           imi[i][j2]=temp;
210:
211:        }
212:     }
213:
214:     //画像の（第1，2象限）と（第3，4象限）の入れ替え
215:     for(j=0;j<N;j++){
216:        for(i=0;i<N/2;i++){
217:           i2=i+N/2;// 画像中心からj離れた位置を算出
218:
219:           temp     =imr[i][j];// 実数部についての計算
220:           imr[i][j] =imr[i2][j];
221:           imr[i2][j]=temp;
222:
223:           temp     =imi[i][j];//虚数部についての計算
224:           imi[i][j] =imi[i2][j];
225:           imi[i2][j]=temp;
```

[P4-25estimate_r.c]

```
226:        }
227:     }
228: }
229:
230: //2次元フーリエ変換
231: void dft_2D(int ir, float imr[][N], float imi[][N])
232: {
233:
234:     float   a1[N]={0.0}, b1[N]={0.0};
235:     int     i, j;
236:
237:     for(i = 0; i<N; i++) {
238:        for(j = 0; j<N; j++) {
239:           a1[j] = imr[i][j];
240:           b1[j] = imi[i][j];
241:        }
242:           dft(ir,a1,b1);//関数に配列の先頭アドレスを渡す
243:
244:        for(j = 0; j<N; j++) {
245:           imr[i][j] = a1[j];
246:           imi[i][j] = b1[j];
247:        }
248:     }
249:
250:     for(j = 0; j<N; j++) {
251:        for(i = 0; i<N; i++) {
252:           a1[i] = imr[i][j];
253:           b1[i] = imi[i][j];
254:        }
255:
256:           dft(ir,a1,b1);
257:        for(i = 0; i<N; i++) {
258:           imr[i][j] = a1[i];
259:           imi[i][j] = b1[i];
260:        }
261:     }
262: }
263:
264: //1次元フーリエ変換
265: void dft(int ir, float a[], float b[])
266: {
267:     float   fr[N]={0.0}, fi[N]={0.0};
268:     int     u, x, n;
269:
270:     if(ir == 1) n = 1;
271:     else
272:        n = N;
273:
274:     for(u = 0; u<N; u++) {
275:        for(x = 0; x<N; x++) {
276:           fr[u] += (float)(a[x]*cos(2*PI*u*x/N) + ir* b[x]*sin(2*PI*u*x/N));
277:           fi[u] += (float)(-ir*a[x]*sin(2*PI*u*x/N) + b[x]*cos(2*PI*u*x/N));
278:        }
279:     }
280:
281:     for(x = 0; x<N; x++) {
282:        a[x] = fr[x]/n;
283:        b[x] = fi[x]/n;
284:     }
285: }
286:
287: void read_data(char fi[], float a[][N], int size)
288: {
289:     FILE    *fp;
290:
291:     // open file and read data
292:     if((fp=fopen(fi,"rb"))==NULL) {
293:        fprintf( stderr," Error : file open [%s].¥n", fi);
294:        exit(1);
295:     }
296:     fread(a, sizeof(float), size, fp);
297:     fclose(fp);
298: }
299:
300: void write_data(char fi[], float a[][N], int size)
```

プログラム【4-25】 フーリエ位相相関法（回転角推定）（4）

[P4-25estimate_r.c]

```
301: {
302:     FILE    *fp;
303:
304:     // open file and write data
305:     if((fp=fopen(fi,"wb"))==NULL) {
306:         fprintf( stderr," Error : file open [%s].\n", fi);
307:         exit(1);
308:     }
309:     fwrite(a, sizeof(float), size, fp);
310:     fclose(fp);
311: }
```

[P4-26estimate_mr.c]

```
 1: /* P4-26estimate_mr.c */
 2:
 3: #include <stdio.h>
 4: #include <stdlib.h>
 5: #include <string.h>
 6: #include <math.h>
 7:
 8: #define  PN  7        /* number of parameters + 1 */
 9: #define  PI  3.14159265358979
10:
11: typedef struct {
12:     char    f1[50];  /* input real part file name */
13:     char    f2[50];  /* output real part file name */
14:     char    f3[50];  /* output imaginary part file name */
15:     float   *f0r;    /* original    image data */
16:     float   *f1r;    /* move&rotate image data */
17:     int     nx;      /* number of width */
18:     int     ny;      /* number of height */
19:     int     dp;      /* a decimal place (rotation) */
20:     double  th;      /* threshold */
21: } Param;
22:
23: char *menu[PN] = {
24:     "Estimate movement and rotation",
25:     "Input original      image file name <float> ",
26:     "Input move & rotate image file name <float> ",
27:     "Number of width                 ",
28:     "Number of height                ",
29:     "A decimal place (rotation)      ",
30:     "Threshold                       ",
31: };
32:
33: void   read_data(char *, float *, int);
34: void   write_data(char *, float *, int);
35: void   fft2d(int, float *, float *, int, int);
36: void   FFTInit(int, float *, float *, unsigned short *);
37: void   FFT(int, int, float *, float *, float *, float *, unsigned short *);
38: void   phase(float *, float *, float *, float *, int, double);
39: void   correlation_f(float *, float *,float *, float *, float *, float *, int);
40: void   rotate(float *, float *, int, int, double);
41: double calc_ang(float *, float *, int, int, int, double);
42: void   calc_move(float *, float *, int, int, double, double);
43:
44: void usage(int argc, char **argv)
45: {
46:     int  i;
47:
48:     fprintf( stderr,"\nUSAGE:\n");
49:     fprintf( stderr,"\nNAME\n");
50:     fprintf( stderr,"\n  %s - %s\n", argv[0], menu[0]);
51:     fprintf( stderr,"\nSYNOPSIS\n");
52:     fprintf( stderr,"\n  %s [-h] parameters...\n", argv[0]);
53:     fprintf( stderr,"\nPARAMETERS\n");
54:     for(i = 1 ; i < PN ; i++)
55:       fprintf( stderr,"\n %3d. %s\n", i, menu[i]);
56:     fprintf( stderr,"\n");
57:     fprintf( stderr,"\nFLAGS\n");
58:     fprintf( stderr,"\n  -h  Print Usage (this comment).\n");
59:     fprintf( stderr,"\n");
60:     exit(1);
61: }
62:
63: void getparameter(int argc, char **argv, Param *pm)
64: {
65:     int  i;
66:     char dat[256];
67:
68:     /* default parameter value */
69:     sprintf( pm->f1, "n0.img");
70:     sprintf( pm->f2, "n1.img");
71:     pm->nx = 128;
72:     pm->ny = 128;
73:     pm->dp = 1;
74:     pm->th = 0.01;
75:
```

[P4-26estimate_mr.c]

```
 76:     i = 0;
 77:     if( argc == 1+i ) {
 78:         fprintf( stdout, "\n%s\n\n", menu[i++] );
 79:         fprintf( stdout, " %s [%s] :", menu[i++], pm->f1 );
 80:         if(*gets(dat) != '\0')  strcpy(pm->f1, dat);
 81:         fprintf( stdout, " %s [%s] :", menu[i++], pm->f2 );
 82:         if(*gets(dat) != '\0')  strcpy(pm->f2, dat);
 83:         fprintf( stdout, " %s [%d] :", menu[i++], pm->nx );
 84:         if(*gets(dat) != '\0')  pm->nx = atoi(dat);
 85:         fprintf( stdout, " %s [%d] :", menu[i++], pm->ny );
 86:         if(*gets(dat) != '\0')  pm->ny = atoi(dat);
 87:         fprintf( stdout, " %s [%d] :", menu[i++], pm->dp );
 88:         if(*gets(dat) != '\0')  pm->dp = atoi(dat);
 89:         fprintf( stdout, " %s [%f] :", menu[i++], pm->th );
 90:         if(*gets(dat) != '\0')  pm->th = atof(dat);
 91:     }
 92:     else if ( argc == PN+i ) {
 93:         fprintf( stderr, "\n%s [%s]\n", argv[i++], menu[0] );
 94:         if((argc--) > 1) strcpy( pm->f1, argv[i++] );
 95:         if((argc--) > 1) strcpy( pm->f2, argv[i++] );
 96:         if((argc--) > 1) pm->nx = atoi( argv[i++] );
 97:         if((argc--) > 1) pm->ny = atoi( argv[i++] );
 98:         if((argc--) > 1) pm->dp = atoi( argv[i++] );
 99:         if((argc--) > 1) pm->th = atof( argv[i++] );
100:     }
101:     else {
102:         usage(argc, argv);
103:     }
104:
105: }
106:
107: main(int argc, char *argv[] )
108: {
109:     double  ang;
110:     Param   *pm;
111:
112:     pm = (Param *)malloc(sizeof(Param));
113:     getparameter(argc, argv, pm);
114:
115:     pm->f0r = (float *)malloc((unsigned long)pm->nx*pm->ny*sizeof(float));
116:     pm->f1r = (float *)malloc((unsigned long)pm->nx*pm->ny*sizeof(float));
117:
118:     printf(" *** Read Image data    ***\n");
119:     read_data(pm->f1, pm->f0r, pm->nx*pm->ny);
120:     read_data(pm->f2, pm->f1r, pm->nx*pm->ny);
121:
122:     printf(" *** %s ***\n", menu[0]);
123:     ang = calc_ang(pm->f0r, pm->f1r, pm->nx, pm->ny, pm->dp, pm->th);
124:
125:     calc_move(pm->f0r, pm->f1r, pm->nx, pm->ny, pm->th, ang);
126:
127:     free(pm->f0r);
128:     free(pm->f1r);
129:     free(pm);
130: }
131:
132: void read_data(char *fi, float *img, int size)
133: {
134:     FILE    *fp;
135:
136:     /* open file and write data */
137:     if((fp = fopen(fi, "rb")) == NULL) {
138:         fprintf( stderr," Error : file open [%s].\n", fi);
139:         exit(1);
140:     }
141:     fread(img, sizeof(float), size, fp);
142:     fclose(fp);
143: }
144:
145: void write_data(char *fi, float *img, int size)
146: {
147:     FILE    *fp;
148:
149:     /* open file and write data */
150:     if((fp = fopen(fi, "wb")) == NULL) {
```

プログラム【4-26】 フーリエ位相相関法（回転角と移動量推定）(2)

[P4-26estimate_mr.c]

```
151:        fprintf( stderr," Error : file open [%s].\n", fi);
152:        exit(1);
153:    }
154:    fwrite(img, sizeof(float), size, fp);
155:    fclose(fp);
156: }
157:
158: void phase(float *pr, float *pi, float *xr, float *xi, int n, double th)
159: {
160:    int     i;
161:    double  a;
162:
163:    for (i = 0; i < n ; i++) {
164:        a = sqrt((double)(xr[i]*xr[i] + xi[i]*xi[i]));
165:        if(a < th) {
166:            pr[i] = pi[i] = 0;
167:        }
168:        else {
169:            pr[i] = (float)(xr[i]/a);
170:            pi[i] = (float)(xi[i]/a);
171:        }
172:    }
173: }
174:
175: void correlation_f(float *rre, float *rim, float *fre, float *fim, float *gre, float *gim,
     int n)
176: {
177:    int    i;
178:
179:    for(i = 0 ; i < n ; i++) {
180:        rre[i] = fre[i]*gre[i]+fim[i]*gim[i];
181:        rim[i] = fim[i]*gre[i]-fre[i]*gim[i];
182:    }
183: }
184:
185: void rotate(float *rot, float *img, int nx, int ny, double th)
186: {
187:    int     i, j, i0, i1, j0, j1;
188:    double  x0, y0, si, co;
189:
190:    for(i = 0 ; i < nx*ny ; i++)
191:        rot[i] = 0;
192:
193:    si = sin(th*PI/180.);
194:    co = cos(th*PI/180.);
195:
196:    for(i = 0 ; i < ny ; i++) {
197:        for(j = 0 ; j < nx ; j++) {
198:            x0 = (j-nx/2)*co-(ny/2-i)*si+nx/2;  // 回転（x方向）
199:            j0 = (int)x0;
200:            j1 = j0+1;
201:            if(j0 < 0 || j1 > nx-1) continue;
202:            y0 = ny/2-(j-nx/2)*si-(ny/2-i)*co;  // 回転（y方向）
203:            i0 = (int)y0;
204:            i1 = i0+1;
205:            if(i0 < 0 || i1 > ny-1) continue;
206:            rot[i*nx+j] = (float)((j1-x0)*(i1-y0)*img[i0*nx+j0]
207:                        + (x0-j0)*(i1-y0)*img[i0*nx+j1]
208:                        + (j1-x0)*(y0-i0)*img[i1*nx+j0]
209:                        + (x0-j0)*(y0-i0)*img[i1*nx+j1]);
210:        }
211:    }
212: }
213:
214: float max_value(float *img, int nx, int ny, int *x, int *y)
215: {
216:    int     i, j;
217:    float   max;
218:
219:    max = img[0];
220:    *x = *y = 0;
221:    for(i = 0 ; i < ny ; i++) {
222:        for(j = 0 ; j < nx ; j++) {
223:            if(img[i*nx+j] > max) {
224:                max = img[i*nx+j];
```

[P4-26estimate_mr.c]

```
225:            *x = j;
226:            *y = i;
227:          }
228:        }
229:      }
230:      return  max;
231: }
232:
233: double max_ang(float *f0r, float *p1r, float *p1i, int nx, int ny, double t, double ang,
        double th, float *max)
234: {
235:    int    i, x, y;
236:    float  m;
237:    float  *f1r, *f1i, *p0r, *p0i;
238:
239:    f1r = (float *)malloc((unsigned long)nx*ny*sizeof(float));
240:    f1i = (float *)malloc((unsigned long)nx*ny*sizeof(float));
241:    p0r = (float *)malloc((unsigned long)nx*ny*sizeof(float));
242:    p0i = (float *)malloc((unsigned long)nx*ny*sizeof(float));
243:
244:    rotate(f1r, f0r, nx, ny, t);
245:    for(i = 0 ; i < nx*ny ; i++)
246:        f1i[i] = 0;
247:    fft2d(1, f1r, f1i, nx, ny);
248:    phase(p0r, p0i, f1r, f1i, nx*ny, th);
249:    correlation_f(f1r, f1i, p1r, p1i, p0r, p0i, nx*ny);
250:    fft2d(-1, f1r, f1i, nx, ny);
251:    m = max_value(f1r, nx, ny, &x, &y);
252:    if(m > *max) {
253:        *max = m;
254:        ang = t;
255:    }
256:    free(f1r);
257:    free(f1i);
258:    free(p0r);
259:    free(p0i);
260:    return  ang;
261: }
262:
263: double calc_ang(float *f0r, float *f1r, int nx, int ny, int dp, double th)
264: {
265:    int     i, k, x, y;
266:    float   max;
267:    float   *f1i, *f2r, *f2i, *p0r, *p0i, *p1r, *p1i;
268:    double  t, ang, st, dt;
269:
270:    f1i = (float *)malloc((unsigned long)nx*ny*sizeof(float));
271:    f2r = (float *)malloc((unsigned long)nx*ny*sizeof(float));
272:    f2i = (float *)malloc((unsigned long)nx*ny*sizeof(float));
273:    p0r = (float *)malloc((unsigned long)nx*ny*sizeof(float));
274:    p0i = (float *)malloc((unsigned long)nx*ny*sizeof(float));
275:    p1r = (float *)malloc((unsigned long)nx*ny*sizeof(float));
276:    p1i = (float *)malloc((unsigned long)nx*ny*sizeof(float));
277:
278:    for(i = 0 ; i < nx*ny ; i++) {
279:        f2r[i] = f0r[i];
280:        f2i[i] = f1i[i] = 0;
281:    }
282:
283:    fft2d(1, f2r, f2i, nx, ny);
284:    fft2d(1, f1r, f1i, nx, ny);
285:    // 位相画像の計算
286:    phase(p0r, p0i, f2r, f2i, nx*ny, th);
287:    phase(p1r, p1i, f1r, f1i, nx*ny, th);
288:
289:    correlation_f(f2r, f2i, p1r, p1i, p0r, p0i, nx*ny);
290:    fft2d(-1, f2r, f2i, nx, ny);
291:    max = max_value(f2r, nx, ny, &x, &y);
292:    ang = 0;
293:    free(f2r);
294:    free(f2i);
295:    printf(" Ang = %f, max=%f¥n", ang, max);
296:
297:    for(t = 1 ; t < 360. ; t+=10) {
298:        ang = max_ang(f0r, p1r, p1i, nx, ny, t, ang, th, &max);
```

[P4-26estimate_mr.c]

```
299:     }
300:     printf(" Ang = %f, max=%f\n", ang, max);
301:
302:     dt = 10;
303:     for(k = -1 ; k < dp ; k++) {
304:        st = ang;
305:        dt *= 0.1;
306:        for(t = st-dt*10 ; t < st+dt*10 ; t+=dt) {
307:           ang = max_ang(f0r, p1r, p1i, nx, ny, t, ang, th, &max);
308:        }
309:     printf(" Ang = %f, max=%f\n", ang, max);
310:     }
311:
312:     if(ang > 180.) ang -= 360;
313:     printf("\nAngle    [ %f degree ] \n", ang);
314:
315:     fft2d(-1, f1r, f1i, nx, ny);
316:
317:     free(f1i);
318:     free(p0r);
319:     free(p0i);
320:     free(p1r);
321:     free(p1i);
322:
323:     return  ang;
324: }
325:
326: void calc_move(float *f0r, float *f1r, int nx, int ny, double th, double ang)
327: {
328:     int    i, x, y;
329:     float  max;
330:     float  *f1i, *f2r, *f2i, *p0r, *p0i, *p1r, *p1i;
331:
332:     f1i = (float *)malloc((unsigned long)nx*ny*sizeof(float));
333:     f2r = (float *)malloc((unsigned long)nx*ny*sizeof(float));
334:     f2i = (float *)malloc((unsigned long)nx*ny*sizeof(float));
335:     p0r = (float *)malloc((unsigned long)nx*ny*sizeof(float));
336:     p0i = (float *)malloc((unsigned long)nx*ny*sizeof(float));
337:     p1r = (float *)malloc((unsigned long)nx*ny*sizeof(float));
338:     p1i = (float *)malloc((unsigned long)nx*ny*sizeof(float));
339:
340:     for(i = 0 ; i < nx*ny ; i++) {
341:        f2i[i] = f1i[i] = 0;
342:     }
343:
344:     fft2d(1, f1r, f1i, nx, ny);
345:     phase(p1r, p1i, f1r, f1i, nx*ny, th);
346:
347:     rotate(f2r, f0r, nx, ny, ang);
348:
349:     fft2d(1, f2r, f2i, nx, ny);
350:     phase(p0r, p0i, f2r, f2i, nx*ny, th);
351:
352:     correlation_f(f2r, f2i, p1r, p1i, p0r, p0i, nx*ny);
353:
354:     fft2d(-1, f2r, f2i, nx, ny);
355:     max = max_value(f2r, nx, ny, &x, &y);
356:
357:     printf("Movement [ %d, %d ] (%d, %d)\n", x-nx/2, ny/2-y, x, y);
358:
359:     free(f1i);
360:     free(f2r);
361:     free(f2i);
362:     free(p0r);
363:     free(p0i);
364:     free(p1r);
365:     free(p1i);
366: }
```

プログラム【4-26】 フーリエ位相相関法（回転角と移動量推定）(5)

[P4-27uniformity.c]

```c
 1: /* P4-27uniformity.c */
 2:
 3: #include <stdio.h>
 4: #include <stdlib.h>
 5: #include <string.h>
 6:
 7: #define  PN  4      /* number of parameters + 1 */
 8:
 9: typedef struct {
10:    char   f1[50]; /* input real part file name */
11:    float  *img;   /* image data */
12:    int    nx;     /* number of width  */
13:    int    ny;     /* number of height */
14: } Param;
15:
16: char *menu[PN] = {
17:    "Integral uniformity and differential uniformity",
18:    "Input original     image file name <float>",
19:    "Number of width                    ",
20:    "Number of height                   ",
21: };
22:
23: void read_data(char *, float *, int);
24: void integral_uniformity(float *, int, int);
25: void differential_uniformity(float *, int, int);
26:
27: void usage(int argc, char **argv)
28: {
29:    int   i;
30:
31:    fprintf( stderr,"\nUSAGE:\n");
32:    fprintf( stderr,"\nNAME\n");
33:    fprintf( stderr,"\n  %s - %s\n", argv[0], menu[0]);
34:    fprintf( stderr,"\nSYNOPSIS\n");
35:    fprintf( stderr,"\n  %s [-h] parameters...\n", argv[0]);
36:    fprintf( stderr,"\nPARAMETERS\n");
37:    for(i = 1 ; i < PN ; i++)
38:      fprintf( stderr,"\n %3d. %s\n", i, menu[i]);
39:    fprintf( stderr,"\n");
40:    fprintf( stderr,"\nFLAGS\n");
41:    fprintf( stderr,"\n  -h  Print Usage (this comment).\n");
42:    fprintf( stderr,"\n");
43:    exit(1);
44: }
45:
46: void getparameter(int argc, char **argv, Param *pm)
47: {
48:    int   i;
49:    char  dat[256];
50:
51:    /* default parameter value */
52:    sprintf( pm->f1, "n0.img");
53:    pm->nx = 128;
54:    pm->ny = 128;
55:
56:    i = 0;
57:    if( argc == 1+i ) {
58:       fprintf( stdout, "\n%s\n\n", menu[i++] );
59:       fprintf( stdout, " %s [%s] :", menu[i++], pm->f1 );
60:       if(*gets(dat) != '\0')  strcpy(pm->f1, dat);
61:       fprintf( stdout, " %s [%d] :", menu[i++], pm->nx );
62:       if(*gets(dat) != '\0')  pm->nx = atoi(dat);
63:       fprintf( stdout, " %s [%d] :", menu[i++], pm->ny );
64:       if(*gets(dat) != '\0')  pm->ny = atoi(dat);
65:    }
66:    else if ( argc == PN+i ) {
67:       fprintf( stderr, "\n%s [%s]\n", argv[i++], menu[0] );
68:       if((argc--) > 1) strcpy( pm->f1, argv[i++] );
69:       if((argc--) > 1) pm->nx = atoi( argv[i++] );
70:       if((argc--) > 1) pm->ny = atoi( argv[i++] );
71:    }
72:    else {
73:       usage(argc, argv);
74:    }
75: }
```

第4章 画像再構成の基礎 —— 243

[P4-27uniformity.c]

プログラム【4-27】積分均一性と微分均一性（2）

```
 76:
 77: main(int argc, char *argv[] )
 78: {
 79:    Param   *pm;
 80:
 81:    pm = (Param *)malloc(sizeof(Param));
 82:    getparameter(argc, argv, pm);
 83:
 84:    pm->img = (float *)malloc((unsigned long)pm->nx*pm->ny*sizeof(float));
 85:
 86:    printf(" *** Read Image data    ***¥n");
 87:    read_data(pm->f1, pm->img, pm->nx*pm->ny);
 88:
 89:    printf(" *** %s ***¥n", menu[0]);
 90:    integral_uniformity(pm->img, pm->nx, pm->ny);
 91:    differential_uniformity(pm->img, pm->nx, pm->ny);
 92:
 93:    free(pm->img);
 94:    free(pm);
 95: }
 96:
 97: void read_data(char *fi, float *img, int size)
 98: {
 99:    FILE    *fp;
100:
101:    /* open file and write data */
102:    if((fp = fopen(fi, "rb")) == NULL) {
103:       fprintf( stderr," Error : file open [%s].¥n", fi);
104:       exit(1);
105:    }
106:    fread(img, sizeof(float), size, fp);
107:    fclose(fp);
108: }
109:
110: void integral_uniformity(float *img, int nx, int ny)
111: {
112:    int    i;
113:    float  max, min, uni;
114:
115:    // 最大値と最小値の算出
116:    max = min = img[0];
117:    for(i = 1 ; i < nx*ny ; i++) {
118:       if(img[i] > max)      max = img[i];
119:       else if(img[i] < min) min = img[i];
120:    }
121:    // 均一性の計算
122:    uni = (max-min)/(max+min)*100;
123:    printf("¥n Integral uniformity = %f¥n", uni);
124:    printf("   [max = %f, min = %f]¥n", max, min);
125: }
126:
127: void differential_uniformity(float *img, int nx, int ny)
128: {
129:    int    i, j, k;
130:    float  max, min, uni;
131:    float *dif;
132:
133:    dif = (float *)malloc((unsigned long)(nx-4)*ny*sizeof(float));
134:
135:    // 5画素分の偏差の計算
136:    for(i = 0 ; i < ny ; i++) {
137:       for(j = 0 ; j < nx-4 ; j++) {
138:          max = min = img[j];
139:          for(k = 1 ; k < 5 ; k++) {
140:             if(img[i*nx+j+k] > max)      max = img[i*nx+j+k];
141:             else if(img[i*nx+j+k] < min) min = img[i*nx+j+k];
142:          }
143:          dif[i*(nx-4)+j] = max-min;
144:       }
145:    }
146:
147:    // 最大値と最小値の算出
148:    max = min = dif[0];
149:    for(i = 1 ; i < (nx-4)*ny ; i++) {
150:       if(dif[i] > max)      max = dif[i];
```

[P4-27uniformity.c]

```
151:        else if(dif[i] < min) min = dif[i];
152:    }
153:    // 均一性の計算
154:    uni = (max-min)/(max+min)*100;
155:    printf("\n Differential uniformity = %f\n", uni);
156:    printf("    [max = %f, min = %f]\n", max, min);
157:    free(dif);
158: }
```

プログラム【4-27】積分均一性と微分均一性（3）

〈第5章〉
画像再構成の実際

　X線CTに代表される透過型CTは，被写体の外部から放射線を照射し，それをスキャンして被写体内で減弱を受けた放射線を検出する．そして被写体の体軸周りのデータを測定して，その被写体の放射線に対する減弱率の分布を画像にするものである．このように，透過型CTは被写体の線減弱係数分布を画像にするもので，主に形態的特徴を観測するのに用いられる．医用の分野ではよく知られているX線CTがあり，また産業応用では，その放射線源に対する制約が医用に比べて緩いため，γ線CTや中性子線CTなどさまざまなCTが開発されている．その画像再構成の原理はほとんど同じである．ここでは最も代表的なX線CTの画像再構成法について述べる．

〔第1節〕　X線の減弱

　まずは，X線とその減弱について考える．放射線を半減させる遮蔽板があると仮定する．図5-1に示すように，その遮蔽板をいくつもおいて放射線の減弱の様子を観察する．1つの遮蔽板への入射強度に対して，透過した強度は半減する．よって，遮蔽板を透過するたびに放射線の強度は半減していく．遮蔽板をつなげたとき遮蔽板中の放射線強度が減弱する様子は，図5-1の右側に示すようになる．

　放射線強度を半減する遮蔽板の数と放射線強度Iは，初期強度I_0に対して遮蔽板の数だけ1/2を掛けていった形になる．それを式で表すと，

$$I = I_0 \times \frac{1}{2} \times \frac{1}{2} \times \cdots = I_0 \cdot \left(\frac{1}{2}\right)^n = I_0 \cdot 2^{-n} \tag{5-1}$$

となる．この（5-1）式を一般的な式に直すために，強度を半減させる遮蔽板の厚みをa cmと考え，遮蔽板の数ではなく，その遮蔽板を使って遮蔽した長さx cmで表し直す．すると（5-1）式は，

$$I = I_0 \cdot 2^{-\frac{x}{a}} \tag{5-2}$$

と表すことができる．この（5-2）式は，2を底とした指数関数の式となっており，半減期を表すときに使われる．

　一般的に放射線の減弱には，線減弱係数μが使われる．図5-2に示すように，線減弱係数μは強度Iの放射線がΔxの微小距離だけ進んで減弱した$-\Delta I$の割合として表される．これは，$\mu I \Delta x$が減弱した量$-\Delta I$と等しくなることを意味し，

$$-\Delta I = \mu I \Delta x \tag{5-3}$$

となる．これを減弱量と微小距離の割合で表すと，

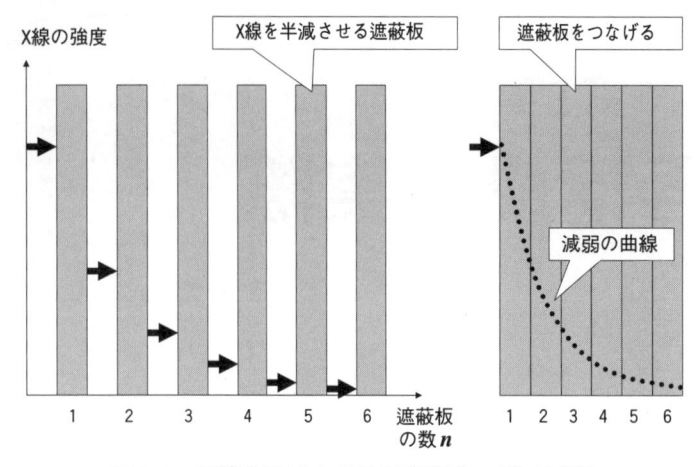

図5-1　X線を半減させる遮蔽板とX線の減弱

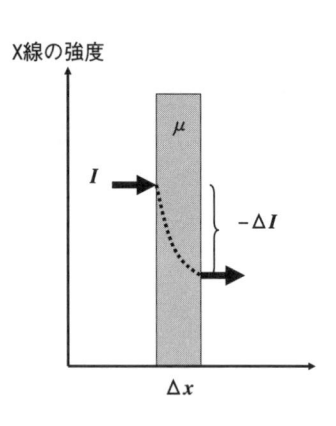

図5-2　線減弱係数を用いた
X線の減弱

$$\frac{\Delta I}{\Delta x} = -\mu I \tag{5-4}$$

となる．この (5-4) 式を極限の形に表すと，

$$\frac{dI}{dx} = -\mu I \tag{5-5}$$

となる．この式は簡単な微分方程式となるので，それをIについて解くと，

$$I = I_0 \cdot e^{-\mu x} \tag{5-6}$$

となる．この式はネイピア数（e）を底とした指数関数の式になっている．2を底とした指数関数の式と形は同じだが，底が異なるのでxの前にある係数の値が変わる．両者は，簡単に換算することができ，

$$\mu = \frac{\ln 2}{a} \tag{5-7}$$

となる．

　X線の計測は既知の強度I_0のX線を被写体に照射して，強度IのX線を検出する．**図5-3**の左側に示すように，線減弱係数を一様のμとすると，強度Iは

$$I = I_0 \cdot e^{-\mu x_0} \tag{5-8}$$

となる．長さx_0を透過した減弱量はμx_0となるが，これを線積分の形に直すと

$$I = I_0 \cdot \exp[-\int_0^{x_0} \mu \, dx] \tag{5-9}$$

ように表すことができる．**図5-3**の右側に示すように，線減弱係数が不均一で$f(x, y)$という分布を持つとすると，直線lに沿ったX線の減弱は，線積分の形を用いて表すと，

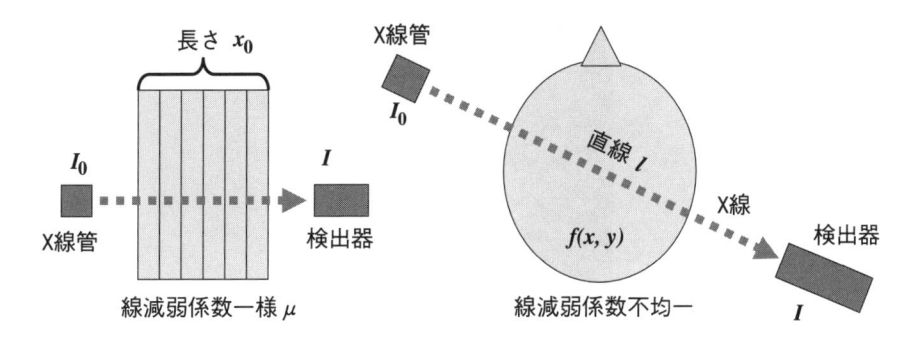

図5-3　X線の計測
左側は線減弱係数が一様のμの場合で，右側は線減弱係数が不均一でf(x, y)の分布を持っている場合．

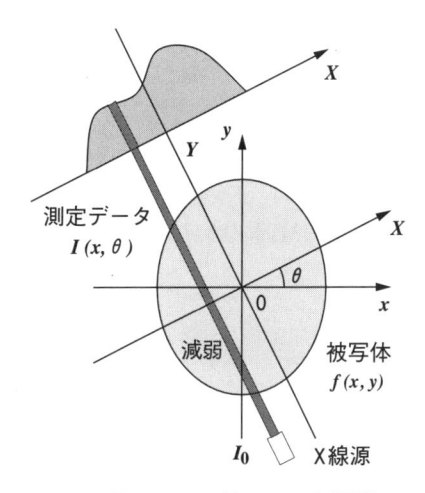

図5-4　X線CTの座標系

$$I = I_0 \cdot \exp\left[-\int_{-\infty}^{\infty} f(x,y) dl\right] \tag{5-10}$$

となる．これがX線計測の一般式である．

〔第2節〕　X線CTの投影データ

　X線CTでの測定データは，X線管球から放射され，被写体を透過して減弱を受けたX線を検出器で測定し，その強度として与えられる．まず，図5-4のような座標系を定義する．被写体に対して固定した直交座標系をx-O-yとし，この座標(x, y)において被写体の線減弱係数の分布を$f(x, y)$とする．次にこの座標系x-O-yに対して，原点を中心に角度θだけ回転した新たな直交座標系をX-O-Yと定義する．両座標系間の関係は，

$$\begin{cases} x = X\cos\theta - Y\sin\theta \\ y = X\sin\theta + Y\cos\theta \end{cases} \tag{5-11}$$

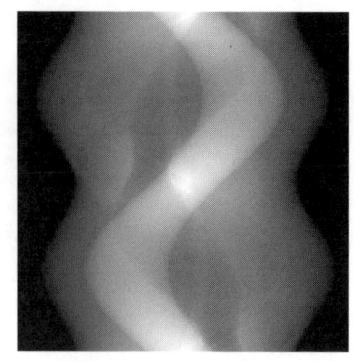

図5-5 Sheppファントムから作成した投影データ

となる.

ここで，Y軸に平行に強度I_0のX線ビームを照射すると，被写体を透過した後のX線強度$I(X,\theta)$は，

$$I(X,\theta) = I_0 \exp[-\int_{-\infty}^{\infty} f(x,y)dY] \tag{5-12}$$

となる（測定データ）．これから，X線強度の減弱率の対数変換$g(X,\theta)$は，

$$g(X,\theta) = \ln[\frac{I_0}{I(X,\theta)}]$$
$$= \int_{-\infty}^{\infty} f(x,y)dY \tag{5-13}$$

により表される．これをX線CTにおける投影データと呼び，またこの$f(x,y)$より$g(X,\theta)$を求める変換をRadon変換と呼ぶ．このようにして得られる投影データを，被写体をめぐる全角度$0 \leq \theta < 2\pi$に対して与え，これより被写体の線減弱係数の分布$f(x,y)$を求めることがX線CTの画像再構成の問題となる．

楕円の組み合わせで作成した画像の投影データを作成するプログラムをプログラム5-1に示す．このプログラムでは，実行時に楕円のパラメータを入力したファイル名，作成したプロジェクションのファイル名，プロジェクションの動径方向の数と角度方向の数とピクセル実長を入力できるようになっている．図3-17に示した，Sheppファントムのパラメータ用のファイル3-9を使用する．この楕円のパラメータファイルを用いて作成した投影データのサイノグラムを図5-5に示す．サイノグラムは，横方向が検出器の並びの方向で，縦方向が検出器を回した角度の方向になっている．

〔第3節〕 2次元フーリエ変換法

前節で示した投影データ$g(X,\theta)$の集合から，最も簡潔に被写体の線減弱係数の分布$f(x,y)$を求める解析的アルゴリズムを説明する．その前に，画像再構成問題の内容を数学的に明瞭にする．

2次元の再構成問題として，実空間(x,y)に対応する周波数空間の角周波数の座標を(ξ,η)で表し，被写体の線減弱係数の分布$f(x,y)$の2次元フーリエ変換を$F(\xi,\eta)$とすると，その定義式より，

$$F(\xi,\eta) = \int_{-\infty}^{\infty}\int_{-\infty}^{\infty} f(x,y)e^{-i(\xi x+\eta y)}dx\,dy \tag{5-14}$$

と表される.直交座標系で表されている（ξ, η）を極座標系（ω, θ）に変換すると,

$$\begin{pmatrix} \xi = \omega\cos\theta \\ \eta = \omega\sin\theta \end{pmatrix} \tag{5-15}$$

となる.ωは角周波数である.この（5-15）式を（5-14）式に代入すると,

$$F(\omega\cos\theta, \omega\sin\theta) = \int_{-\infty}^{\infty}\int_{-\infty}^{\infty} f(x,y)e^{-i\omega(x\cos\theta+y\sin\theta)}dx\,dy \tag{5-16}$$

となる.ここで,

$$X = x\cos\theta + y\sin\theta \tag{5-17}$$

と,積分を $dxdy = dXdY$ と表せることより,

$$\begin{aligned} F(\omega\cos\theta, \omega\sin\theta) &= \int_{-\infty}^{\infty}\int_{-\infty}^{\infty} f(x,y)e^{-i\omega X}dX\,dY \\ &= \int_{-\infty}^{\infty}\left[\int_{-\infty}^{\infty} f(x,y)dY\right]e^{-i\omega X}dX \\ &= \int_{-\infty}^{\infty} g(X,\theta)e^{-i\omega X}dX \end{aligned} \tag{5-18}$$

と書くことができる.（5-18）式を見てわかるように,角度θの方向に撮られた投影データ$g(X, \theta)$を変数Xについて1次元フーリエ変換すれば,求めたい線減弱係数の分布$f(x, y)$の2次元フーリエ変換の極座標表示における角度θ方向成分が得られる.よって投影データ$g(X, \theta)$を$0 \leq \theta < \pi$に対して得ることにより, $f(x, y)$のフーリエ変換$F(\xi, \eta)$は完全に定まることになる.

したがって,被写体の線減弱係数の分布$f(x, y)$は, $F(\xi, \eta)$の2次元フーリエ逆変換である

$$f(x,y) = \frac{1}{(2\pi)^2}\int_{-\infty}^{\infty}\int_{-\infty}^{\infty} F(\xi,\eta)e^{i(\xi x+\eta y)}d\xi\,d\eta \tag{5-19}$$

により求められる.以上の関係を図5-6に示す.この関係は,投影切断面定理としてよく知られている.この関係を直接実行する方法は2次元フーリエ変換法と呼ばれる.

この方法では,具体的な計算は1次元および2次元のフーリエ変換に関するもののみであり,いずれもFFTを利用して,きわめて迅速に実行される.しかしながら,具体的な計算機によるディジタル計算を考えると,（5-18）式の$F(\omega\sin\theta, \omega\cos\theta)$を表す極座標表現による格子点（$\omega_i$, θ_j）と（5-19）式の$F(\xi, \eta)$を表す直交座標表現による格子点（ξ_m, η_n）の位置は一般には異なるため,適当な内挿計算が必要となる.この際,計算精度が十分に得られなければ,誤差に基づくアーチファクト（偽像）が発生する.

FFTのプログラムを利用して2次元フーリエ変換法で再構成するプログラムを,プログラム5-2に示す.プログラム5-2では,FFTのプログラム4-15を用いる.プログラム5-2を用いて,Sheppファントムの投影データから再構成した画像を図5-7に示す.

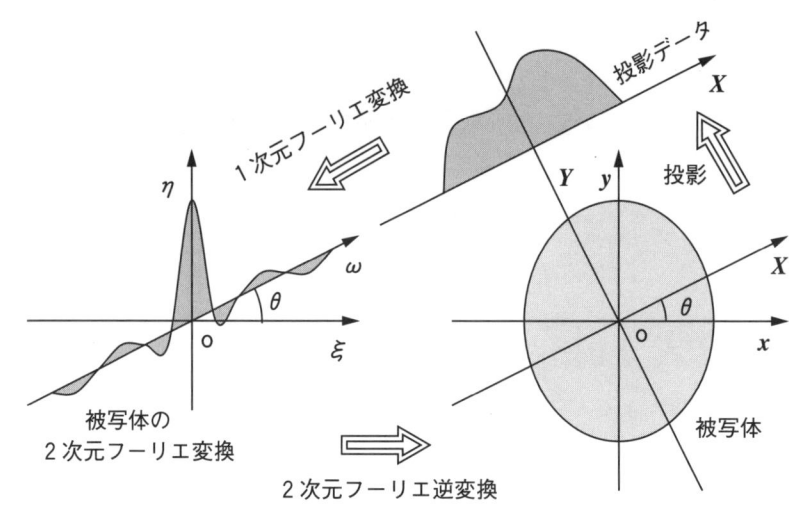

図5-6 X線CTにおける解析解（投影切断面定理）
投影データの1次元フーリエ変換は，被写体の2次元フーリエ変換における原点を通る同じ角度の1次元データと一致する．

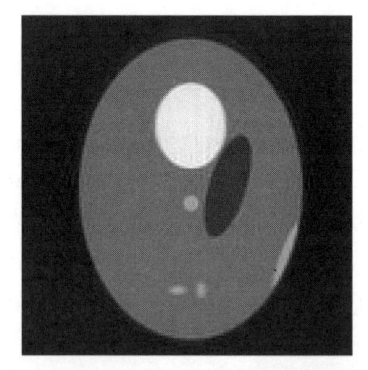

図5-7 2次元フーリエ変換法で再構成したSheppファントムの画像

〔第4節〕　フィルタ補正逆投影法

このフィルタ補正逆投影法（filtered back-projection法：FBP法）は，前節で述べた2次元フーリエ変換法と数学的に等価な解析的方法である．ここでは，内挿計算による誤差を避けるために，(5-19)式を直交座標表現ではなく，極座標表現で行う．(5-15) 式を用いて (5-19) 式を動径方向ω，角度方向θの極座標系で表すと，積分は$d\xi d\eta = \omega d\omega d\theta$となるので，

$$f(x,y) = \frac{1}{(2\pi)^2} \int_0^{2\pi} \int_0^{\infty} F(\omega\cos\theta, \omega\sin\theta) e^{i\omega(x\cos\theta + y\sin\theta)} \omega d\omega d\theta \tag{5-20}$$

となる．ωの積を$|\omega|$とすることにより，ωの範囲をマイナス領域に拡張することができる．すると (5-20) 式は，

$$f(x,y) = \frac{1}{2(2\pi)^2} \int_0^{2\pi} [\int_{-\infty}^{\infty} F(\omega\cos\theta, \omega\sin\theta) e^{i\omega X} |\omega| d\omega] d\theta \tag{5-21}$$

と書き表すことができる．ここで，$X = x\cos\theta + y\sin\theta$を利用している．(5-21) 式の [ ] 内の積分を$q(X, \theta)$として，

$$\begin{aligned} q(X,\theta) &= \frac{1}{2\pi} \int_{-\infty}^{\infty} F(\omega\cos\theta, \omega\sin\theta) e^{i\omega X} |\omega| d\omega \\ &= \frac{1}{2\pi} \int_{-\infty}^{\infty} [\int_{-\infty}^{\infty} g(X,\theta) e^{-i\omega X} dX] |\omega| e^{i\omega X} d\omega \end{aligned} \tag{5-22}$$

と考えると，この式は，角度θ方向の投影データ$g(X, \theta)$のXに対する1次元フーリエ変換$F(\omega\cos\theta, \omega\sin\theta)$に対して，周波数$\omega$の領域で$|\omega|$によって表されるフィルタを掛け算し，フーリエ逆変換することを意味している．これがFBPの「F（filtered：フィルタ補正）」の部分に相当する．この$q(X, \theta)$を用いて残りの式を表すと，

$$\begin{aligned} f(x,y) &= \frac{1}{4\pi} \int_0^{2\pi} q(X,\theta) d\theta \\ &= \frac{1}{4\pi} \int_0^{2\pi} q(x\cos\theta + y\sin\theta, \theta) d\theta \end{aligned} \tag{5-23}$$

となる．これがFBPの「BP（back-projection：逆投影）」の部分に相当する．

この方法では，図5-8に示すように角度θ方向の投影データ$g(X, \theta)$に対して (5-22) 式で示したフィルタリングで修正した新しい投影データ$q(X, \theta)$をつくった後，これを逆投影して$f(x, y)$を求めることになる．このため，この方法をフィルタ補正逆投影法と呼んでいる．ここで逆投影とは，空白の画面上に投影データを投影の方向へ逆に戻し，これを各方向の投影データについて重ね合わせて画像を得る方法のことである．

このようなフィルタ補正逆投影法は，現在のCTで最も一般的に用いられている再構成法である．投影データに対するフィルタリング（1次元）は，一般のデータ処理の手法としてすでに常識になっているように，FFTを利用して周波数空間で行うのが非常に迅速に処理できて有利である．このため，周波数空間でフィルタリングを行うフィルタ補正逆投影法が，医学診断用CTの商用機で最も普通に用いられている．

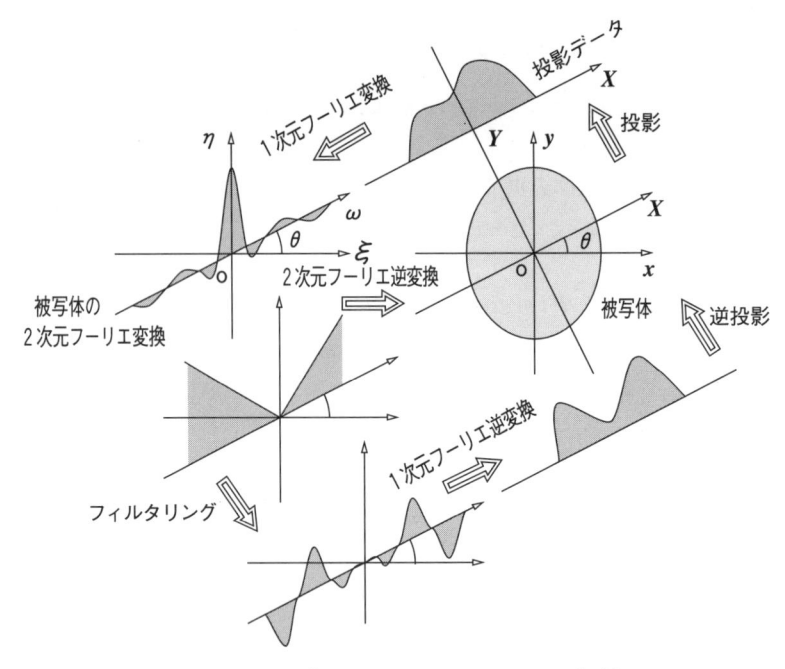

図 5-8　FBP（filtered back-projection）法
投影データの1次元フーリエ変換に対して $|\omega|$ のフィルタを掛け，それを1次元フーリエ逆変換する．そのデータを逆投影という操作によって実空間に戻す．この操作をすべての角度の投影データで行うと被写体分布が求まる．

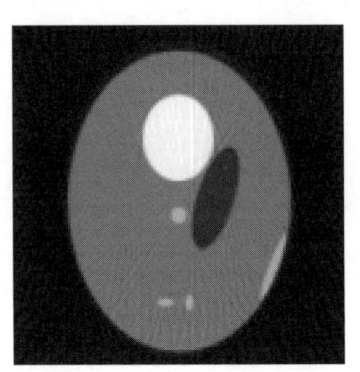

図 5-9　FBP法で再構成した Sheppファントムの画像

このFBP法のなかで使用する逆投影のプログラムをプログラム5-3に示す．この逆投影のプログラムとプログラム4-15のFFTのプログラムを用いて，FBP法を実行するプログラムをプログラム5-4に示す．このプログラム5-4を用いて，Sheppファントムの投影データから再構成した画像を図5-9に示す．また，FBP法による画像再構成の過程を図5-10に示す．投影データは，角度 θ の方向を縦に並べたサイノグラムの形で表示している．

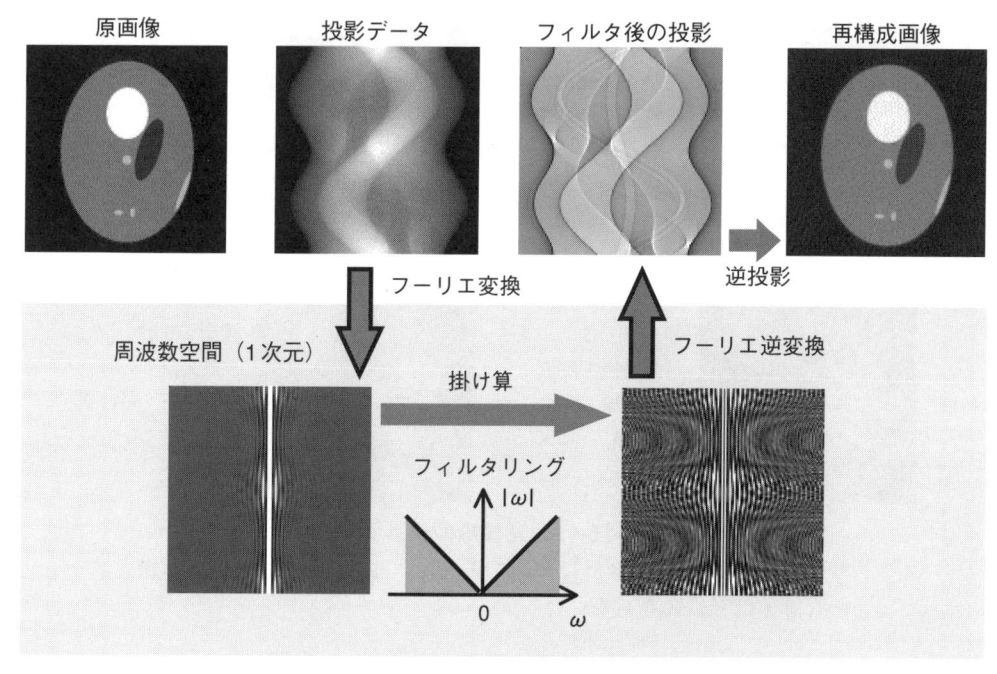

図5-10　FBP法による画像再構成の過程

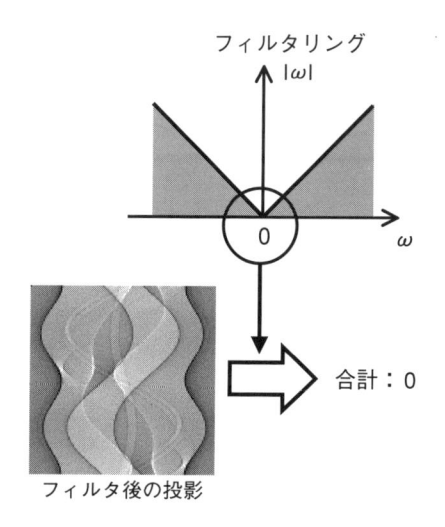

図5-11　FBPのフィルタリング
フィルタ後の投影はその合計値がゼロになる.

〔第5節〕　ゼロパディング

　FBP法は，投影データの段階で1次元フーリエ変換し，そこに$|\omega|$の高域通過フィルタを掛け合わせ，フーリエ逆変換する．その後に逆投影を行っている．**図5-11**に示すように$|\omega|$の高域通過フィルタは，原点がゼロになるのでそれを掛け合わせてフーリエ逆変換したフィルタ後の投影データは，その合計値がゼロになる．周波数空間でのゼロ周波数（原点）の値は，実空間の合計値に相当する．そ

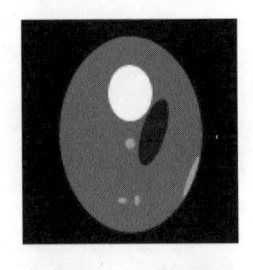

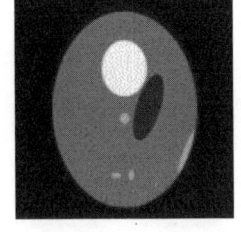

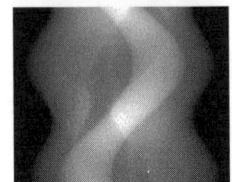

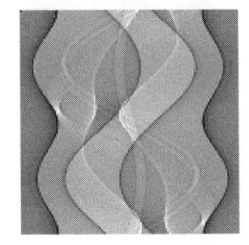

図5-12 逆投影の合計値
フィルタ後の投影の合計はゼロであるが，逆投影した再構成画像の合計値はゼロにならない．

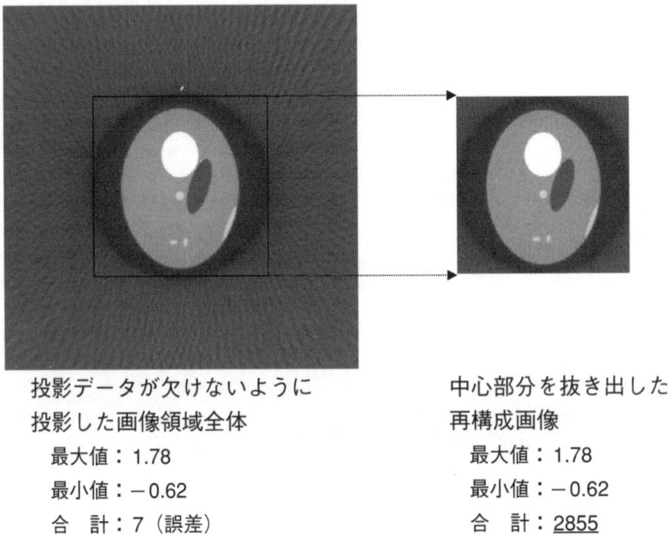

原画像
最大値：2.00
最小値：0.00
合　計：7955

再構成画像
最大値：1.78
最小値：-0.62
合　計：2855

投影データ
最大値：23.3
最小値：0.00
合　計：159005

フィルタ後の投影データ
最大値：7.34
最小値：-11.6
合　計：0

投影データが欠けないように投影した画像領域全体
最大値：1.78
最小値：-0.62
合　計：7（誤差）

中心部分を抜き出した再構成画像
最大値：1.78
最小値：-0.62
合　計：2855

図5-13 範囲を広げて逆投影した画像
範囲を広げるとその合計がほぼゼロになる．

こをゼロにするということは，実空間の合計値をゼロにするということに相当する．実際に，フィルタ後の投影データの合計値はゼロになっている．

画像再構成では，フィルタ後の投影データを逆投影する．逆投影は，画像領域に足し合わせていく操作なので，合計値がゼロのものを足し合わせてもその合計値はゼロになるはずである．しかし，図5-12に示すように，合計がゼロであるフィルタ後の投影を逆投影した再構成画像を見ると，原画像よりは小さいが，合計値は正の値になる．

これは，投影データが幅を持っているので，逆投影で合計をとるときに端が欠けるためである．端

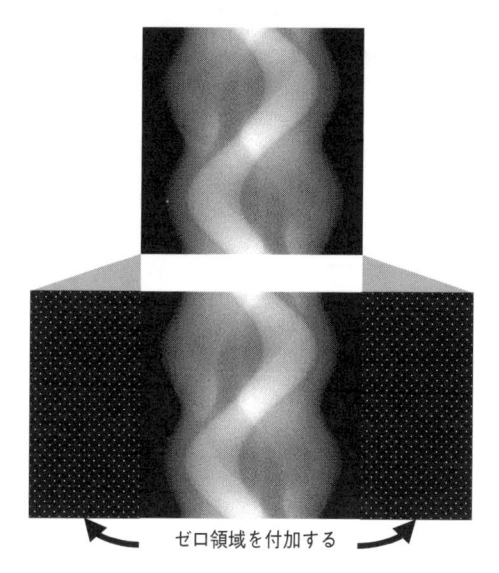

図5-14 ゼロパディング
投影データの両端にゼロの領域を付加する．

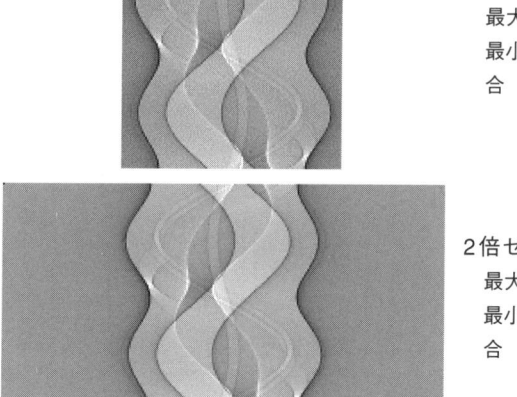

ゼロパディングなし
最大値：7.342267
最小値：−11.642387
合　計：−0.000038

2倍ゼロパディング
最大値：7.549482
最小値：−11.341715
合　計：−0.000008

図5-15 フィルタ処理をした投影データ
上段がゼロパディングを行わない投影データで，下段がゼロパディングを行った投影データ．両者とも合計がほぼゼロになっている．

が欠けないように大きめの領域に逆投影すると，その合計はほぼゼロになる．その様子を**図5-13**に示す．完全にゼロにならないのは計算誤差と考えられる．マイナスの値が周りに分布するので，その中心部分を抜き出した再構成画像は，それを相殺するように合計値が正の値になっている．ただし，合計値は原画像に比べて小さな値になってしまい，このままでは定量性が保たれない．また，画像には歪みが生じている．

これを解消するために，**図5-14**に示すような投影データの両側にゼロの値を持つ領域を加える操作を行う．この操作をゼロパディングを呼ぶ．ゼロの領域を両端に加えることによって，**図5-15**に示す

画像の値に合わせて表示

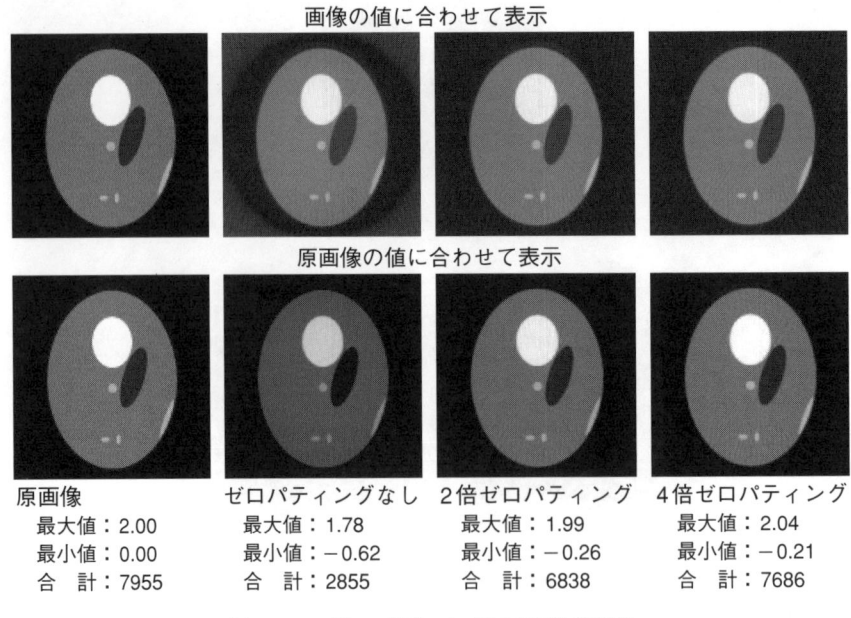

原画像の値に合わせて表示

原画像	ゼロパディングなし	2倍ゼロパディング	4倍ゼロパディング
最大値：2.00	最大値：1.78	最大値：1.99	最大値：2.04
最小値：0.00	最小値：−0.62	最小値：−0.26	最小値：−0.21
合　計：7955	合　計：2855	合　計：6838	合　計：7686

図5-16　ゼロパディングと再構成画像
ゼロパディングを増やしていくと，再構成画像の定量性は原画像に近づく．

ように，フィルタ後の投影データではマイナスの値が両側に広がる．マイナスの値が両側に広がっていけば，中心部に残る被写体分布の値がプラスに回復していく．

　ゼロパディングをしない再構成画像と，2倍，4倍のゼロパディングをしたときの再構成画像を図5-16に示す．画像の最大値と最小値に合わせて表示したものが上の段である．最大値と最小値で表示してしまうと，定量性が保たれていないことが判断しづらくなる．原画像の最大値と最小値に合わせたのが下の段である．すると，定量性がはっきり見えてくる．ゼロパディングなしでは合計の値が小さくなっているものが，2倍のゼロパディングでは原画像に近づき，4倍にするとさらに近づく．通常は，少なくとも4倍のゼロパディングを行うとよい．

〔第6節〕　重畳積分法

　フーリエ変換に関するよく知られた定理によれば，周波数空間でフィルタ$H(\omega)$を掛け算することは，実空間において，この$H(\omega)$の逆変換

$$h(X) = \frac{1}{2\pi} \int_{-\infty}^{\infty} H(\omega) e^{i\omega X} d\omega \qquad (5\text{-}24)$$

を重畳積分（convolution integral）することと等価である．したがって，(5-22)式の計算を，実空間で重畳積分により実行することもできる．具体的には，$|\omega|$についてフーリエ逆変換した関数を$\phi(X)$とすれば，(5-22)式の計算は

$$q(X, \theta) = \int_{-\infty}^{\infty} g(X', \theta) \phi(X - X') dX' \qquad (5\text{-}25)$$

のように表すこともできる．この投影データに対して，周波数空間で行うフィルタリングと実空間で

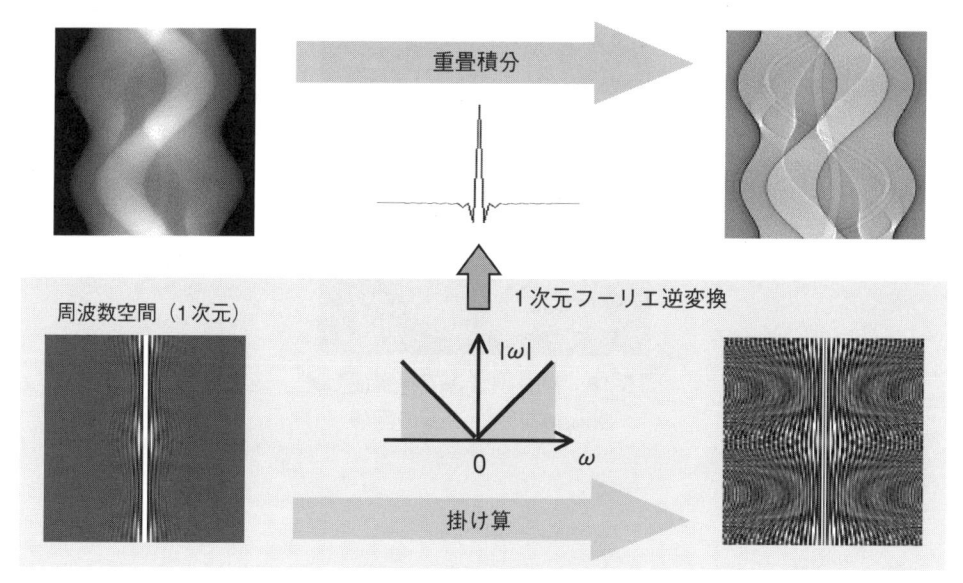

図5-17　重畳積分法
重畳積分により，周波数空間で行っていたフィルタリングを実空間で
行うことができる．

行うフィルタリングとの比較を**図5-17**に示す．このように実空間で，重畳積分によってフィルタリングを実行するようなフィルタ補正逆投影法を，特に重畳積分法，あるいはコンボリューション法と呼んで，ほかの場合と区別する習慣がある．

　CT開発の初期の段階では，計算機の機能上の制約に加えて，物理的イメージのとらえやすさなどが関係し，重畳積分法によるフィルタ補正逆投影法が用いられていた．実際の再構成計算では，フィルタ関数は周波数の増大とともに発散するので，そのまま用いることはできず，適当に周波数の高い領域を減弱させる必要がある．CTの発展の歴史と関係して，これらのフィルタにRamachandran，あるいはShepp and Loganなどと研究者の名前が付けられている．しかし，このフィルタの形の違いは，あまり本質的なものではなく，ノイズを除去するための平滑化をどのようにするかのおおよその傾向を与えさえすればよい．このため，通常は$|\omega|$の再構成用のフィルタとノイズの周波数分布を考慮して，周波数0の位置より，ナイキスト周波数に至る領域の適当な割合まで1の値をとり，それより高周波数の領域を周波数の増大とともに，緩やかに減弱する平滑化フィルタを掛け算したフィルタを投影データに作用させることが行われている．

　FFTのプログラムと逆投影のプログラムである，プログラム4-15とプログラム5-3を用いた重畳積分法のプログラムをプログラム5-5に示す．このプログラム5-5を用いてSheppファントムの投影データから再構成した画像を**図5-18**に示す．

〔第7節〕　ML-EM法

　解析的に解くことが難しい問題に対して有効な方法として，逐次近似法（iterative method）と呼ばれるものがある．これは，はじめに任意の画像（例えば平坦な分布の画像）を仮定する．次に，その推定されたRIの濃度分布から作られる投影を計算し，これを実測の投影データと比較して差があればこの差を小さくするように画像を逐次に修正していく方法である．逐次近似法には一般に，不完全投

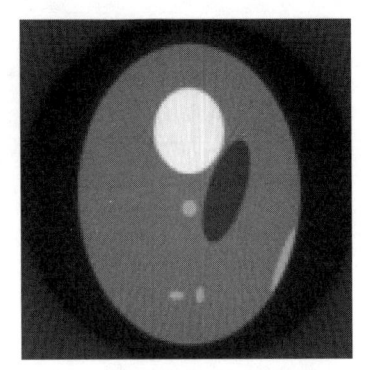

図5-18 重畳積分法で再構成した Sheppファントムの画像

影などの解析的には解けないようなときにも計算が実行できる．通常の再構成でも，ノイズなどが混入した投影データにおいて使われる．

　最近では，画像再構成問題に統計的方法を用いようとする試みが盛んに行われている．Sheppらは，放射型CTに適するEM（expectation maximization）アルゴリズムを提案している．ML-EM法はそのEMアルゴリズムを利用した繰り返しの画像再構成法である．ML-EM法の計算式は以下のような逐次式で表される．

$$\lambda_j^{(k+1)} = \frac{\lambda_j^{(k)}}{\sum_{i=1}^{n} C_{ij}} \sum_{i=1}^{n} \frac{y_i C_{ij}}{\sum_{j'=1}^{m} C_{ij'} \lambda_{j'}^{(k)}} \tag{5-26}$$

ここで，kは繰り返し回数を表す．jは再構成画像の画素を表し，1から画素数の最後mまで通し番号で表す．例えば画像サイズが64×64なら，$j = 1 \sim 4096$（$= 64 \times 64$）である．一方，iは検出器上の画素番号で，角度方向のデータも含めてn個の一連のデータと考える．1つの角度の検出器の数が64で投影方向数が64なら$i = 1 \sim 4096$となる．λ_jはある画素jのRI濃度（あるいは，これに比例する量），y_iは検出器iでの投影データ，C_{ij}は画素jから放出された光子が検出器iに到達する割合（検出確率）である．以上の画素と投影データの関係図を**図5-19**に示す．検出確率を求めるとき，画素は四角形をしているので，その投影は**図5-20**に示すように，0，90，180，270°では四角形，45，135，225，315°では三角形，それ以外の角度では台形になる．その合計面積1として，画素の中心が投影される検出器とその両脇の検出器に振り分けることによって検出確率を求める．

　(5-26)式は，投影，逆投影，総確率での規格化，再構成値の更新の計算要素に分解できる．k回目の画像から$k+1$回目の画像を，(5-26)式にしたがって作成する様子を**図5-21**に示す．また，プログラムにする際の計算手順を以下に示す．

① 検出確率C_{ij}を計算する．
② 初期画像を仮定する．
③ 初期画像から投影を計算する．
④ 投影データy_iと，③で計算した投影との比を計算する．
⑤ ④で計算された比を逆投影する．

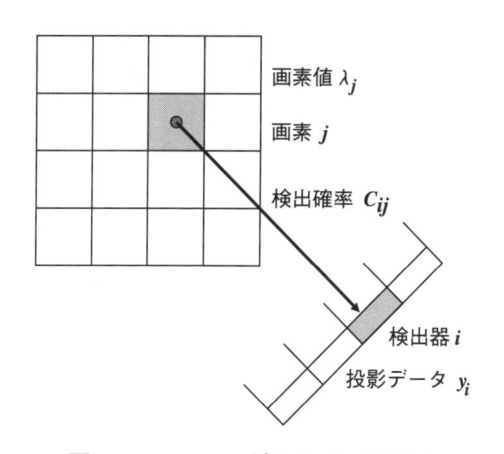

図5-19　ML-EM法における画像と
　　　　検出器の関係図

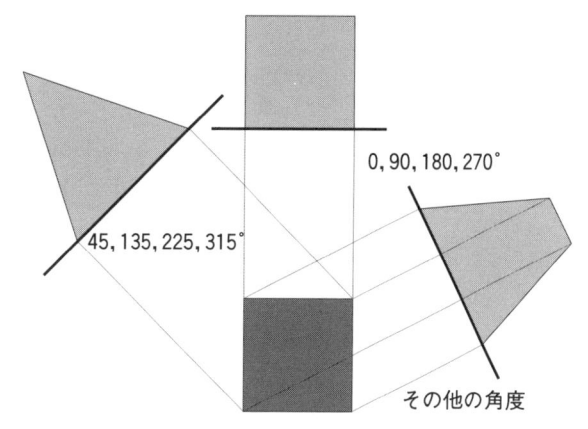

図5-20　1画素の投影
四角形を積分し投影にすると，角度によって四角形，三角形，台形となる．

$$\lambda_j^{(k+1)} = \frac{\lambda_j^{(k)}}{\sum_{i=1}^{n} C_{ij}} \sum_{i=1}^{n} \frac{y_i C_{ij}}{\sum_{j'=1}^{m} C_{ij'} \lambda_{j'}^{(k)}}$$

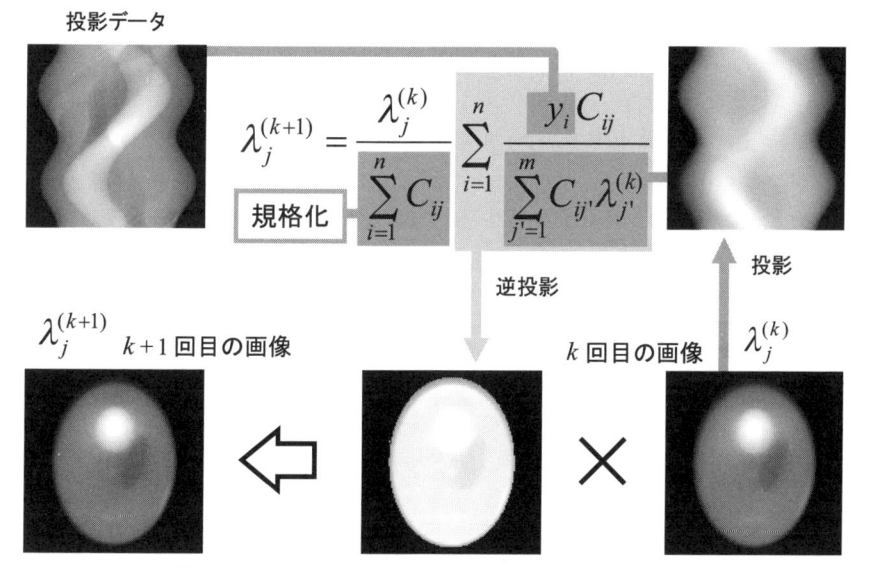

図5-21　ML-EM法の繰り返しでk回目の画像から
　　　　k+1回目の画像を導き出す方法

k回目の画像から投影を計算し，投影データとの比を求める．その比を逆投影し，修正用の画像を作成する．その際，規格化を行う．その画像とk回目の画像を掛け合わせて$k+1$回目の画像を作成する．

⑥　逆投影画像を確率の総和で規格化する．
⑦　逆投影画像を初期画像$\lambda_j^{(k)}$に掛けて更新画像$\lambda_j^{(k+1)}$を作成する．
⑧　更新画像を初期画像として③に戻る．

　以上の計算手順を繰り返すことによってλ_jはRI分布画像に近づいていく．繰り返しの打ち切りに関しては，経験的に行っているのが現状である．また初期値としては「正の値であること」という制限

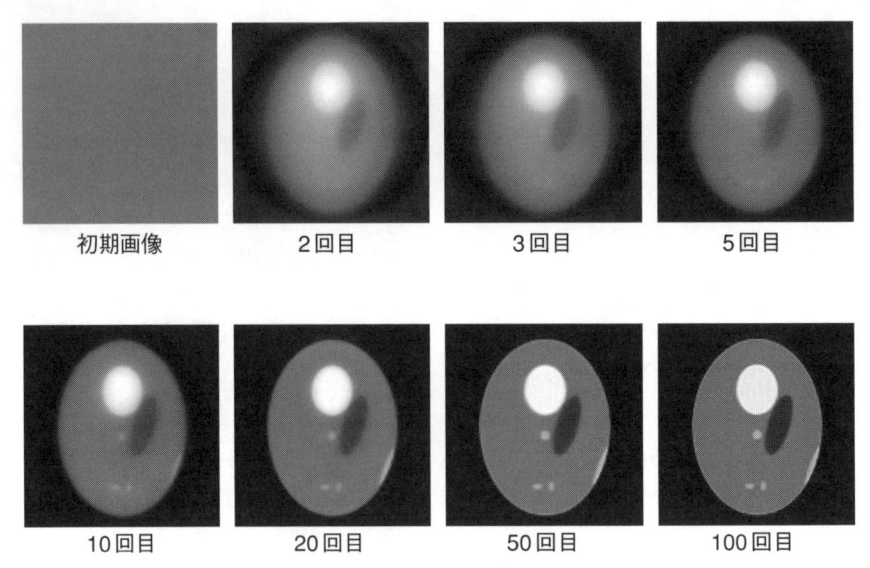

図5-22　ML-EM法における初期画像から100回目までの繰り返しの途中画像
徐々に原画像に近づいていく様子がわかる．

はあるが，一般には一様分布を仮定する．

　ML-EM法のプログラムをプログラム5-6に示す．Sheppファントムの投影データからML-EM法で再構成した画像を図5-22に示す．初期画像と繰り返しの回数が2, 3, 5, 10, 20, 50, 100回の画像を並べて表示している．繰り返しの回数を重ねるごとに原画像に近づいていく様子が見られる．

〔第8節〕　OS-EM法

　OS-EM法は投影データをいくつかの組（サブセット）に分割しておき，このサブセットに属するデータだけで，投影，逆投影，比較，更新を行い，それをサブセットごとに繰り返す方法である．計算手順を以下に示す．

① 検出確率C_{ij}を計算する．
② 初期画像を仮定する．
③ あるサブセットに属する角度に対してのみ初期画像の投影を計算する．
④ 同じサブセットに属する投影データy_iと，③で計算した投影との比を計算する．
⑤ ④で計算された比をサブセットに属する角度に対してのみ逆投影する．
⑥ 逆投影画像を確率の総和で規格化する．
⑦ 逆投影画像を初期画像$\lambda_j^{(k)}$に掛けて更新画像$\lambda_j^{(k+1)}$を作成する．
⑧ 更新画像を初期画像として③に戻り，次のサブセットに移る．すべてのサブセットの計算が終わったら，最初のサブセットに戻して③に戻る．

　OS-EM法では，サブセットに分けることによって1回の繰り返しで画像を更新する回数が多くなり，結果として速く収束する．画像の更新回数＝（サブセット数）×（繰り返し回数）の関係が成り立ち，一般にこの更新回数が同じであれば，ほぼ同様な再構成画像が得られる．サブセット数や使用する順

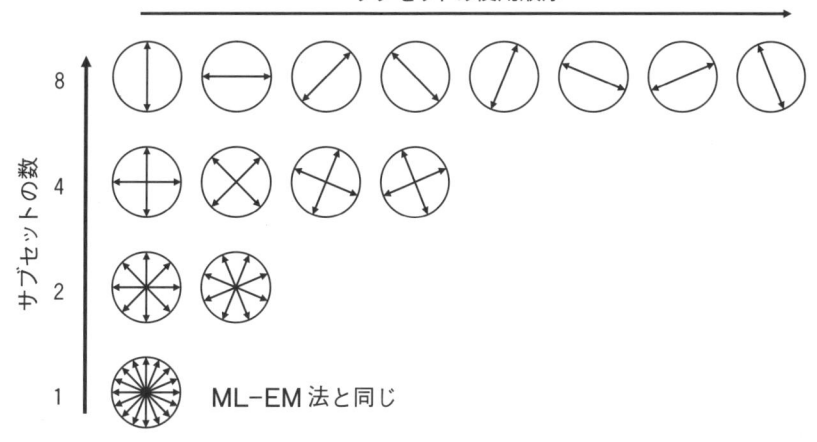

図5-23　投影数が16の場合のサブセットの分割例

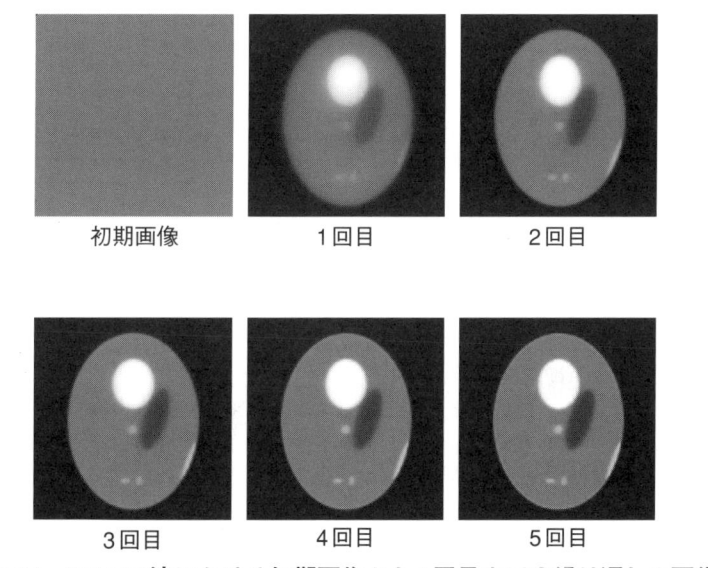

図5-24　OS-EM法における初期画像から5回目までの繰り返しの画像
ML-EM法に比べ，収束が速い．

序などは特に決まった規則はないが，なるべく離れた角度の投影データごとにサブセットを構成するのがよいといわれている．サブセットが1の場合は，一度にすべての角度の投影データを使うことになるので，ML-EM法と一致する．投影数が16の場合のサブセットの分割例を図5-23に示す．

OS-EM法のプログラムをプログラム5-7に示す．Sheppファントムの投影データからOS-EM法で再構成した画像を図5-24に示す．サブセットの数は8で計算している．初期画像と繰り返しの回数が1，2，3，4，5回の画像を並べて表示している．ML-EM法に比べ，少ない回数で原画像に近づく様子が見られる．

[P5-01mkprj_xct.c]

```c
 1: /*  P5-01mkprj_xct.c  */
 2:
 3: #include <stdio.h>
 4: #include <stdlib.h>
 5: #include <string.h>
 6: #include <math.h>
 7:
 8: #define  PI  3.14159265358979
 9: #define  PN  6       /* number of parameters + 1 */
10:
11: typedef struct phan_data {   /* Phantom data */
12:     double   x0;      /* X Coordinate */
13:     double   y0;      /* Y Coordinate */
14:     double   a;       /* Minor Axis */
15:     double   b;       /* Major Axis */
16:     double   ph;      /* Rotation angle */
17:     double   d;       /* Density */
18:     struct phan_data *next;  /* next self pointer */
19: } PH_DATA;
20:
21: typedef struct {
22:     char     f1[50]; /* input parameter file name */
23:     char     f2[50]; /* output projection file name */
24:     float    *prj;   /* projction data */
25:     int      px;     /* number of bins */
26:     int      pa;     /* number of projections */
27:     double   pl;     /* pixel length */
28:     PH_DATA  *pd;    /* pointer of Phantom data */
29: } Param;
30:
31: char *menu[PN] = {
32:     "Make Projection data for X-CT",
33:     "Input    parameter   file name <.pmt>  ",
34:     "Output projection file name <float> ",
35:     "Number of bins                  ",
36:     "Number of projections           ",
37:     "Pixel length (cm)               ",
38: };
39:
40: void read_phantom_data(char *, PH_DATA *);
41: void write_data(char *, float *, int);
42: void make_ellipse_projection(float *, int, int, double, double, double, double, double, double, double);
43:
44: void usage(int argc, char **argv)
45: {
46:     int   i;
47:
48:     fprintf( stderr,"\nUSAGE:\n");
49:     fprintf( stderr,"\nNAME\n");
50:     fprintf( stderr,"\n  %s - %s\n", argv[0], menu[0]);
51:     fprintf( stderr,"\nSYNOPSIS\n");
52:     fprintf( stderr,"\n  %s [-h] parameters...\n", argv[0]);
53:     fprintf( stderr,"\nPARAMETERS\n");
54:     for(i = 1 ; i < PN ; i++)
55:         fprintf( stderr,"\n %3d. %s\n", i, menu[i]);
56:     fprintf( stderr,"\n");
57:     fprintf( stderr,"\nFLAGS\n");
58:     fprintf( stderr,"\n  -h  Print Usage (this comment).\n");
59:     fprintf( stderr,"\n");
60:     exit(1);
61: }
62:
63: void getparameter(int argc, char **argv, Param *pm)
64: {
65:     int   i;
66:     char  dat[256];
67:
68:     /* default parameter value */
69:     sprintf( pm->f1, "P3-09shepp.pmt");
70:     sprintf( pm->f2, "n0.prj");
71:     pm->px = 128;
72:     pm->pa = 128;
73:     pm->pl = 0.15625;
74:
```

プログラム【5-1】 楕円データから投影の作成（1）

[P5-01mkprj_xct.c]

プログラム【5-1】 楕円データから投影の作成（2）

```
 75:        i = 0;
 76:        if( argc == 1+i ) {
 77:            fprintf( stdout, "\n%s\n\n", menu[i++] );
 78:            fprintf( stdout, " %s [%s] :", menu[i++], pm->f1 );
 79:            if(*gets(dat) != '\0')  strcpy(pm->f1, dat);
 80:            fprintf( stdout, " %s [%s] :", menu[i++], pm->f2 );
 81:            if(*gets(dat) != '\0')  strcpy(pm->f2, dat);
 82:            fprintf( stdout, " %s [%d] :", menu[i++], pm->px );
 83:            if(*gets(dat) != '\0')  pm->px = atoi(dat);
 84:            fprintf( stdout, " %s [%d] :", menu[i++], pm->pa );
 85:            if(*gets(dat) != '\0')  pm->pa = atoi(dat);
 86:            fprintf( stdout, " %s [%f] :", menu[i++], pm->pl );
 87:            if(*gets(dat) != '\0')  pm->pl = atof(dat);
 88:        }
 89:        else if ( argc == PN+i ) {
 90:            fprintf( stderr, "\n%s [%s]\n", argv[i++], menu[0] );
 91:            if((argc--) > 1) strcpy( pm->f1, argv[i++] );
 92:            if((argc--) > 1) strcpy( pm->f2, argv[i++] );
 93:            if((argc--) > 1) pm->px = atoi( argv[i++] );
 94:            if((argc--) > 1) pm->pa = atoi( argv[i++] );
 95:            if((argc--) > 1) pm->pl = atof( argv[i++] );
 96:        }
 97:        else {
 98:            usage(argc, argv);
 99:        }
100:
101: }
102:
103: main(int argc, char *argv[] )
104: {
105:     int     i;
106:     Param   *pm;
107:     PH_DATA *now;
108:
109:     pm = (Param *)malloc(sizeof(Param));
110:     getparameter(argc, argv, pm);
111:
112:     pm->prj = (float *)malloc((unsigned long)pm->px*pm->pa*sizeof(float));
113:
114:     printf(" *** Read Phantom data   ***\n");
115:     pm->pd = (PH_DATA *)malloc(sizeof(PH_DATA));
116:     pm->pd->next = NULL;
117:     read_phantom_data(pm->f1, pm->pd);
118:
119:     printf(" *** Making Projection ***\n");
120:     for(i = 0 ; i < pm->px*pm->pa ; i++)
121:         pm->prj[i] = 0;
122:     for(now = pm->pd ; now != NULL ; now = now->next)
123:         make_ellipse_projection(pm->prj, pm->px, pm->pa, pm->pl, now->x0, now->y0, now->a, now->b, now->ph, now->d);
124:
125:     printf(" *** Write Image data    ***\n");
126:     write_data(pm->f2, pm->prj, pm->px*pm->pa);
127:
128:     free(pm->prj);
129:     free(pm);
130: }
131:
132: void read_phantom_data(char *fi, PH_DATA *now)
133: {
134:     int     i, k, flag;
135:     char    dat[256];
136:     double  w[6];
137:     FILE    *fp;
138:
139:     /* open Phantom parameter file */
140:     if(NULL == (fp = fopen(fi, "r"))) {
141:         fprintf( stderr, "Error: file open [%s].\n", fi);
142:         exit(1);
143:     }
144:
145:     /* Input Phatom parameters */
146:     flag = 0;
147:     while(fgets(dat,100,fp) != NULL) {
148:         if(*dat=='#'){
```

[P5-01mkprj_xct.c]

```
149:            printf("     ");
150:            printf(dat);
151:            continue;
152:         }
153:         for(i=0;i<6;i++) w[i]=0;
154:         k = 0;
155:         for(i=0;i<6;i++){
156:            while((dat[k]==' ')||(dat[k]=='\t')) k++;
157:            w[i]=atof(dat+k);
158:            while((dat[k]!=' ')&&(dat[k]!='\t')) k++;
159:         }
160:         if(flag) {
161:            now->next = (PH_DATA *)malloc(sizeof(PH_DATA));
162:            now = now->next;
163:            now->next = NULL;
164:         }
165:         now->x0 = w[0];
166:         now->y0 = w[1];
167:         now->a  = w[2];
168:         now->b  = w[3];
169:         now->ph = w[4];
170:         now->d  = w[5];
171:         flag++;
172:         printf("* %2d *", flag);
173:         printf("%8.4f,", now->x0);
174:         printf("%8.4f,", now->y0);
175:         printf("%8.4f,", now->a);
176:         printf("%8.4f,", now->b);
177:         printf("%8.4f,", now->ph);
178:         printf("%8.4f\n", now->d);
179:      }
180:      printf("\n");
181:      fclose(fp);
182: }
183:
184: void write_data(char *fi, float *img, int size)
185: {
186:     FILE    *fp;
187:
188:     /* open file and write data */
189:     if(NULL == (fp = fopen(fi, "wb"))) {
190:         fprintf( stderr," Error : file open [%s].\n", fi);
191:         exit(1);
192:     }
193:     fwrite(img, sizeof(float), size, fp);
194:     fclose(fp);
195: }
196:
197: void make_ellipse_projection(float *prj, int px, int pa, double pl, double x0, double y0,
     double a, double b, double phi, double d)
198: // float  *prj;   作成される投影データ
199: // int     px;    投影データの動径方向の数
200: // int     pa;    投影データの角度方向の数（360度）
201: // double  pl;    投影データの動径方向のピクセル実長（cm/pixel）
202: // double  x0;    楕円の中心のx座標（領域の両端を±1.0に規格化してある）
203: // double  y0;    楕円の中心のy座標（同上）
204: // double  a;     楕円のx軸方向の径（同上）
205: // double  b;     楕円のy軸方向の径（同上）
206: // double  phi;   楕円の傾き（度）
207: // double  d;     楕円の濃度
208: {
209:     int     i, j;
210:     double  x1, y1, ph, a2, b2, theta, tp, co, si, x, alpha, beta, ganma, sq;
211:
212:     x0 *= px/2;  // ピクセル値に変換（±1.0 ⇒ ±px/2）
213:     y0 *= px/2;  // ピクセル値に変換
214:     a  *= px/2;  // ピクセル値に変換
215:     b  *= px/2;  // ピクセル値に変換
216:     ph = PI*phi/180.;  // 度からラジアンへ変換
217:     x1 =  x0*cos(ph)+y0*sin(ph);
218:     y1 = -x0*sin(ph)+y0*cos(ph);
219:     a2 = a*a;
220:     b2 = b*b;
221:     for(i = 0 ; i < pa ; i++) {
222:        theta = 2*PI*i/pa;
```

[P5-01mkprj_xct.c]

```
223:        tp = theta-ph;
224:        co = cos(tp);
225:        si = sin(tp);
226:        alpha = a2*co*co+b2*si*si;
227:        for(j = 0 ; j < px ; j++) {
228:           x = j-px/2;
229:           beta  = (a2-b2)*co*si*x+b2*si*x1-a2*co*y1;
230:           ganma = b2*(x*co-x1)*(x*co-x1)+a2*(x*si-y1)*(x*si-y1)-a2*b2;
231:           sq = beta*beta-alpha*ganma;
232:           if(sq > 0.0){
233:              prj[i*px+j] += (float)(2*d*pl*sqrt(sq)/alpha);
234:           }
235:        }
236:     }
237: }
```

[P5-02fourier.c]

```c
 1: /*  P5-02fourier.c  */
 2:
 3: #include <stdio.h>
 4: #include <stdlib.h>
 5: #include <string.h>
 6: #include <math.h>
 7:
 8: #define  PN  7
 9: #define  PI  3.14159265358979
10:
11: typedef struct { // 入力変数
12:     char    f1[50]; /* input file name */
13:     float   *prj;   /* projection data */
14:     float   *prr;   /* zero padded projection data (real) */
15:     float   *pri;   /* zero padded projection data (imaginary) */
16:     int     px;     /* number of bins (X) */
17:     int     pa;     /* number of projections (Thita) */
18:     int     zx;     /* zero-padding px*4 */
19:     char    f2[50]; /* output file name */
20:     float   *img;   /* reconstructed image data (real) */
21:     float   *imi;   /* reconstructed image data (imaginary) */
22:     int     nx;     /* number of matrix (x) */
23:     int     ny;     /* number of matrix (y) */
24: } Param;
25:
26: char *menu[PN] = { // 入力の際のコメント（入力変数とリンク）
27:     "Fourier Method reconstruction program",
28:     "Input  file name <float> ",
29:     "   Number of bins           ",
30:     "   Number of projections    ",
31:     "Output file name <float> ",
32:     "   Number of matrix   (x)   ",
33:     "   Number of matrix   (y)   ",
34: };
35:
36: void read_data(char *, float *, int);
37: void write_data(char *, float *, int);
38: void zero_padding(float *, int, int, float *, int, int);
39: void Polar_Rect(float *, int, int, float *, int, int);
40: void FFT_Ramp(float *, float *, int, int);
41: void FFTInit(int, float *, float *, unsigned short *);
42: void FFT(int, int, float *, float *, float *, float *, unsigned short *);
43: void fft2d(int, float *, float *, int, int);
44:
45: void usage(int argc, char **argv)
46: {
47:     int  i;
48:
49:     fprintf( stderr,"\nUSAGE:\n");
50:     fprintf( stderr,"\nNAME\n");
51:     fprintf( stderr,"\n  %s - %s\n", argv[0], menu[0]);
52:     fprintf( stderr,"\nSYNOPSIS\n");
53:     fprintf( stderr,"\n  %s [-h] parameters...\n", argv[0]);
54:     fprintf( stderr,"\nPARAMETERS\n");
55:     for(i = 1 ; i < PN ; i++)
56:         fprintf( stderr,"\n %3d. %s\n", i, menu[i]);
57:     fprintf( stderr,"\n");
58:     fprintf( stderr,"\nFLAGS\n");
59:     fprintf( stderr,"\n  -h  Print Usage (this comment).\n");
60:     fprintf( stderr,"\n");
61:     exit(1);
62: }
63:
64: void getparameter(int argc, char **argv, Param *pm)
65: {
66:     int   i;
67:     char  dat[256];
68:
69:     /* default parameter value */
70:     sprintf( pm->f1, "n0.prj");
71:     pm->px = 128;
72:     pm->pa = 128;
73:     pm->zx = 512;
74:     sprintf( pm->f2, "n0.img");
75:     pm->nx = 128;
```

[P5-02fourier.c]

```
 76:     pm->ny = 128;
 77:
 78:     i = 0;
 79:     if( argc == 1+i ) {
 80:        fprintf( stdout, "\n%s\n\n", menu[i++] );
 81:        fprintf( stdout, " %s [%s] :", menu[i++], pm->f1 );
 82:        if(*gets(dat) != '\0')   strcpy(pm->f1, dat);
 83:        fprintf( stdout, " %s [%d] :", menu[i++], pm->px );
 84:        if(*gets(dat) != '\0')   pm->px = atoi(dat);
 85:        fprintf( stdout, " %s [%d] :", menu[i++], pm->pa );
 86:        if(*gets(dat) != '\0')   pm->pa = atoi(dat);
 87:        fprintf( stdout, " %s [%s] :", menu[i++], pm->f2 );
 88:        if(*gets(dat) != '\0')   strcpy(pm->f2, dat);
 89:        fprintf( stdout, " %s [%d] :", menu[i++], pm->nx );
 90:        if(*gets(dat) != '\0')   pm->nx = atoi(dat);
 91:        fprintf( stdout, " %s [%d] :", menu[i++], pm->ny );
 92:        if(*gets(dat) != '\0')   pm->ny = atoi(dat);
 93:     }
 94:     else if ( argc == PN+i ) {
 95:        fprintf( stderr, "\n%s [%s]\n", argv[i++], menu[0] );
 96:        if((argc--) > 1) strcpy( pm->f1, argv[i++] );
 97:        if((argc--) > 1) pm->px = atoi( argv[i++] );
 98:        if((argc--) > 1) pm->pa = atoi( argv[i++] );
 99:        if((argc--) > 1) strcpy( pm->f2, argv[i++] );
100:        if((argc--) > 1) pm->nx = atoi( argv[i++] );
101:        if((argc--) > 1) pm->ny = atoi( argv[i++] );
102:     }
103:     else {
104:        usage(argc, argv);
105:     }
106:     pm->zx = pm->px*4;
107: }
108:
109: main(int argc, char *argv[] )
110: {
111:     int     i;
112:     Param   *pm;
113:
114:     pm = (Param *)malloc(sizeof(Param));
115:     getparameter(argc, argv, pm);
116:
117:     pm->prj = (float *)malloc((unsigned long)pm->px*pm->pa*sizeof(float));
118:     pm->prr = (float *)malloc((unsigned long)pm->zx*pm->pa*sizeof(float));
119:     pm->pri = (float *)malloc((unsigned long)pm->zx*pm->pa*sizeof(float));
120:     pm->img = (float *)malloc((unsigned long)pm->nx*pm->ny*sizeof(float));
121:     pm->imi = (float *)malloc((unsigned long)pm->nx*pm->ny*sizeof(float));
122:
123:     printf(" *** Read Image data    ***\n");
124:     read_data(pm->f1, pm->prj, pm->px*pm->pa);
125:
126:     printf(" *** Zero-Padding (x4) ***\n");
127:     zero_padding(pm->prr, pm->zx, pm->pa, pm->prj, pm->px, pm->pa);
128:     for(i = 0 ; i < pm->zx*pm->pa ; i++)
129:        pm->pri[i] = 0;
130:
131:     printf(" *** FFT (Ramp direction) ***\n");
132:     FFT_Ramp(pm->prr, pm->pri, pm->zx, pm->pa);
133:
134:     printf(" *** Polar -> Rectangular ***\n");
135:     Polar_Rect(pm->img, pm->nx, pm->ny, pm->prr, pm->zx, pm->pa);
136:     Polar_Rect(pm->imi, pm->nx, pm->ny, pm->pri, pm->zx, pm->pa);
137:
138:     printf(" *** 2D-IFT ***\n");
139:     fft2d(-1, pm->img, pm->imi, pm->nx, pm->ny);
140:
141:     printf(" *** Write Image data   ***\n");
142:     write_data(pm->f2, pm->img, pm->nx*pm->ny);
143:
144:     free(pm->prj);
145:     free(pm->prr);
146:     free(pm->pri);
147:     free(pm->img);
148:     free(pm->imi);
149:     free(pm);
150: }
```

プログラム【5-2】フーリエ変換法（2）

[P5-02fourier.c]

```
151:
152: void read_data(char *fi, float *prj, int size)
153: {
154:     FILE    *fp;
155:
156:     /* open file and read data */
157:     if(NULL == (fp = fopen(fi, "rb"))) {
158:         fprintf( stderr," Error : file open [%s].\n", fi);
159:         exit(1);
160:     }
161:     fread(prj, sizeof(float), size, fp);
162:     fclose(fp);
163: }
164:
165: void write_data(char *fi, float *prj, int size)
166: {
167:     FILE    *fp;
168:
169:     /* open file and write data */
170:     if(NULL == (fp = fopen(fi, "wb"))) {
171:         fprintf( stderr," Error : file open [%s].\n", fi);
172:         exit(1);
173:     }
174:     fwrite(prj, sizeof(float), size, fp);
175:     fclose(fp);
176: }
177:
178: void FFT_Ramp(float *prr, float *pri, int zx, int za)
179: // 動径方向にフーリエ変換する
180: // float *prr;   投影データの実部   prr[zx*za]
181: // float *pri;   投影データの虚部   pri[zx*za]
182: // int    zx;    投影データの動径方向の数
183: // int    za;    投影データの角度方向の数
184: {
185:     float *xr, *xi, *si, *co;
186:     unsigned short *br;
187:     int i, j;
188:
189:     xr = (float *)malloc((unsigned long)zx*sizeof(float));
190:     xi = (float *)malloc((unsigned long)zx*sizeof(float));
191:     si = (float *)malloc((unsigned long)zx*sizeof(float)/2);
192:     co = (float *)malloc((unsigned long)zx*sizeof(float)/2);
193:     br = (unsigned short *)malloc((unsigned long)zx*sizeof(unsigned short));
194:     FFTInit(zx, si, co, br);
195:     for(i = 0 ; i < za ; i++) {
196:         for(j = 0 ; j < zx/2 ; j++) {    // FFT用のデータの入れ替え
197:             xr[j] = prr[i*zx+j+zx/2];
198:             xr[j+zx/2] = prr[i*zx+j];
199:             xi[j] = xi[j+zx/2] = 0;
200:         }
201:         FFT(1, zx, xr, xi, si, co, br);   // 1次元フーリエ変換
202:         for(j = 0 ; j < zx/2 ; j++) {    // FFT用のデータの入れ替え
203:             prr[i*zx+j] = xr[j+zx/2];
204:             prr[i*zx+j+zx/2] = xr[j];
205:             pri[i*zx+j] = xi[j+zx/2];
206:             pri[i*zx+j+zx/2] = xi[j];
207:         }
208:     }
209:     free(xr);
210:     free(xi);
211:     free(si);
212:     free(co);
213:     free(br);
214: }
215:
216: void Polar_Rect(float *img, int nx, int ny, float *prr, int zx, int pa)
217: // 極座標から直交座標に変換する
218: // float *img;   直交座標の画像データ   img[nx*ny]
219: // int    nx;    x方向の数
220: // int    ny;    y方向の数
221: // float *prr;   極座標の画像データ     prr[zx*pa]
222: // int    zx;    動径方向の数
223: // int    pa;    角度方向の数(360度)
224: {
225:     int     i, j, xi, ti, ti1;
```

[P5-02fourier.c]

```
226:     double  x, y, xx, th, dx0, dx1, dt0, dt1;
227:
228:     for(i = 0 ; i < ny; i++) {
229:         y = (ny/2-i)*zx/(double)ny;
230:         for(j = 0 ; j < nx ; j++) {
231:             x = (j-nx/2)*zx/(double)nx;
232:             xx = sqrt(x*x+y*y)+zx/2;
233:             xi = (int)xx;
234:             if(xi < 0 || xi >= zx-1) {
235:                 img[i*nx+j] = 0;
236:                 continue;
237:             }
238:             dx0 = xx-xi;
239:             dx1 = 1-dx0;
240:             th = atan2(y, x)*pa/(2*PI);
241:             if(th < 0.)  th += pa;
242:             ti = (int)th;
243:             dt0 = th-ti;
244:             dt1 = 1-dt0;
245:             ti1 = ti == pa-1 ? 0 : ti+1;
246:             img[i*nx+j] = (float)(dt0*dx0*prr[(ti1)*zx+xi+1]
247:                             +dt0*dx1*prr[(ti1)*zx+xi  ]
248:                             +dt1*dx0*prr[(ti )*zx+xi+1]
249:                             +dt1*dx1*prr[(ti )*zx+xi  ]);
250:         }
251:     }
252: }
253:
254: void zero_padding(float *prz, int zx, int za, float *prj, int px, int pa)
255: // 投影データの動径方向にゼロを付加する
256: // float *prz;   ゼロ付加後の投影データ    prz[zx*za]
257: // int    zx;    投影データの動径方向の数
258: // int    za;    投影データの角度方向の数
259: // float *prj;   ゼロ付加前の投影データ    prj[px*pa]
260: // int    px;    投影データの動径方向の数
261: // int    pa;    投影データの角度方向の数
262: // (zx == 4*px)
263: // (za == pa)
264: {
265:     int i, j;
266:
267:     for(i = 0 ; i < zx*za ; i++)
268:         prz[i] = 0;
269:
270:     for(i = 0 ; i < pa ; i++) {
271:         for(j = 0 ; j < px ; j++) {
272:             prz[i*zx+zx/2+j-px/2] = prj[i*px+j];
273:         }
274:     }
275: }
```

プログラム【5-2】フーリエ変換法（4）

プログラム【5-3】逆投影関数

[P5-03backproj.c]

```
 1: /*  P5-03backproj.c  */
 2:
 3: #include <math.h>
 4: #define    PI  3.14159265358979
 5:
 6: void BackProjection(int pp, float *img, int nx, int ny, double plx, double ply, float *prj,
    int px, int pa, double pl)
 7: // 逆投影を行う関数
 8: // int     pp;     逆投影をPIで行うか2*PIで行うか（1 or 2）
 9: // float   *img;   再構成した画像データ
10: // int     nx;     画像のマトリクスサイズ（x方向）
11: // int     ny;     画像のマトリクスサイズ（y方向）
12: // double  plx;    画像のピクセル実長（x方向：cm）
13: // double  ply;    画像のピクセル実長（y方向：cm）
14: // float   *prj;   投影データ
15: // int     px;     投影データの動径方向のデータ数
16: // int     pa;     投影データの角度方向のデータ数
17: // double  pl     投影データの動径方向のピクセル実長（cm）
18: {
19:     int     i, j, k, ix;
20:     double  x0, cx, cy, th, tx, ty, t1, t2;
21:     float   *bp2;
22:
23:     for(i = 0 ; i < nx*ny; i++)
24:         img[i] = 0;
25:     for(k = 0 ; k < pa ; k++) {
26:         th = pp*k*PI/pa;
27:         cx =  cos(th)*plx/pl;
28:         cy = -sin(th)*ply/pl;
29:         x0 = -cx*nx/2-cy*ny/2+px/2;
30:         bp2 = prj+k*px;
31:         for(i = 0, ty = x0 ; i < ny ; i++, ty += cy) {
32:             for(j = 0, tx = ty ; j < nx ; j++, tx += cx) {
33:                 ix = (int)tx;
34:                 if(ix < 0 || ix > px-2)        continue;
35:                 t1 = tx-ix;
36:                 t2 = 1-t1;
37:                 img[i*nx+j] += (float)(t1*bp2[ix+1]+t2*bp2[ix]);
38:             }
39:         }
40:     }
41:     for(i = 0 ; i < nx*ny ; i++)
42:         img[i] /= pa;
43: }
```

第5章 画像再構成の実際 —— 271

[P5-04fbp.c]

プログラム【5-4】 フィルタ補正逆投影法 (1)

```c
1: /* P5-04fbp.c */
2:
3: #include <stdio.h>
4: #include <stdlib.h>
5: #include <string.h>
6: #include <math.h>
7:
8: #define  PN  10
9: #define  PI  3.14159265358979
10:
11: typedef struct { // 入力変数
12:     char    f1[50]; /* input file name */
13:     float   *prj;   /* projection data */
14:     int     px;     /* number of bins (X) */
15:     int     pa;     /* number of projections (Theta) */
16:     double  pl;     /* Pixel length of bins */
17:     char    f2[50]; /* output file name */
18:     float   *img;   /* reconstructed image data */
19:     int     nx;     /* number of matrix (x) */
20:     int     ny;     /* number of matrix (y) */
21:     double  plx;    /* Pixel length of x-axis */
22:     double  ply;    /* Pixel length of y-axis */
23: } Param;
24:
25: char *menu[PN] = { // 入力の際のコメント（入力変数とリンク）
26:     "Filtered Back-Projection",
27:     "Projection file name <float>         ",
28:     "   Number of bins                    ",
29:     "   Number of projections             ",
30:     "   Pixel length of projections (cm)  ",
31:     "Image file name <float>              ",
32:     "   Number of matrix   (x)            ",
33:     "   Number of matrix   (y)            ",
34:     "   Pixel length of x-axis (cm)       ",
35:     "   Pixel length of y-axis (cm)       ",
36: };
37:
38: void read_data(char *, float *, int);
39: void write_data(char *, float *, int);
40: void FBP(float *, int, int, double, double, float *, int, int, double);
41: void zero_padding(float *, int, int, float *, int, int);
42: void FFT_Filter_IFT(float *, int, int, double);
43: void FFTInit(int, float *, float *, unsigned short *);
44: void FFT(int, int, float *, float *, float *, float *, unsigned short *);
45: void Filter(float *, int, double);
46: void fswap_1D(float *, int);
47: void BackProjection(int, float *, int, int, double, double, float *, int, int, double);
48:
49: void usage(int argc, char **argv)
50: {
51:     int   i;
52:
53:     fprintf( stderr,"\nUSAGE:\n");
54:     fprintf( stderr,"\nNAME\n");
55:     fprintf( stderr,"\n  %s - %s\n", argv[0], menu[0]);
56:     fprintf( stderr,"\nSYNOPSIS\n");
57:     fprintf( stderr,"\n  %s [-h] parameters...\n", argv[0]);
58:     fprintf( stderr,"\nPARAMETERS\n");
59:     for(i = 1 ; i < PN ; i++)
60:         fprintf( stderr,"\n %3d. %s\n", i, menu[i]);
61:     fprintf( stderr,"\n");
62:     fprintf( stderr,"\nFLAGS\n");
63:     fprintf( stderr,"\n  -h  Print Usage (this comment).\n");
64:     fprintf( stderr,"\n");
65:     exit(1);
66: }
67:
68: void getparameter(int argc, char **argv, Param *pm)
69: {
70:     int   i;
71:     char  dat[256];
72:
73:     /* default parameter value */
74:     sprintf( pm->f1, "n0.prj");
75:     pm->px = 128;
```

[P5-04fbp.c]

```
 76:      pm->pa = 128;
 77:      pm->pl = 0.15625;
 78:      sprintf( pm->f2, "n0.img");
 79:      pm->nx = 128;
 80:      pm->ny = 128;
 81:      pm->plx = 0.15625;
 82:      pm->ply = 0.15625;
 83:
 84:      i = 0;
 85:      if( argc == 1+i ) {
 86:          fprintf( stdout, "\n%s\n\n", menu[i++] );
 87:          fprintf( stdout, " %s [%s] :", menu[i++], pm->f1 );
 88:          if(*gets(dat) != '\0')   strcpy(pm->f1, dat);
 89:          fprintf( stdout, " %s [%i] :", menu[i++], pm->px );
 90:          if(*gets(dat) != '\0')   pm->px = atoi(dat);
 91:          fprintf( stdout, " %s [%i] :", menu[i++], pm->pa );
 92:          if(*gets(dat) != '\0')   pm->pa = atoi(dat);
 93:          fprintf( stdout, " %s [%f] :", menu[i++], pm->pl );
 94:          if(*gets(dat) != '\0')   pm->pl = atof(dat);
 95:          fprintf( stdout, " %s [%s] :", menu[i++], pm->f2 );
 96:          if(*gets(dat) != '\0')   strcpy(pm->f2, dat);
 97:          fprintf( stdout, " %s [%i] :", menu[i++], pm->nx );
 98:          if(*gets(dat) != '\0')   pm->nx = atoi(dat);
 99:          fprintf( stdout, " %s [%i] :", menu[i++], pm->ny );
100:          if(*gets(dat) != '\0')   pm->ny = atoi(dat);
101:          fprintf( stdout, " %s [%f] :", menu[i++], pm->plx );
102:          if(*gets(dat) != '\0')   pm->plx = atof(dat);
103:          fprintf( stdout, " %s [%f] :", menu[i++], pm->ply );
104:          if(*gets(dat) != '\0')   pm->ply = atof(dat);
105:      }
106:      else if ( argc == PN+i ) {
107:          fprintf( stderr, "\n%s [%s]\n", argv[i++], menu[0] );
108:          if((argc--) > 1) strcpy( pm->f1, argv[i++] );
109:          if((argc--) > 1) pm->px = atoi( argv[i++] );
110:          if((argc--) > 1) pm->pa = atoi( argv[i++] );
111:          if((argc--) > 1) pm->pl = atof( argv[i++] );
112:          if((argc--) > 1) strcpy( pm->f2, argv[i++] );
113:          if((argc--) > 1) pm->nx = atoi( argv[i++] );
114:          if((argc--) > 1) pm->ny = atoi( argv[i++] );
115:          if((argc--) > 1) pm->plx = atof( argv[i++] );
116:          if((argc--) > 1) pm->ply = atof( argv[i++] );
117:      }
118:      else {
119:          usage(argc, argv);
120:      }
121: }
122:
123: main(int argc, char *argv[] )
124: {
125:      Param   *pm;
126:
127:      pm = (Param *)malloc(sizeof(Param));
128:      getparameter(argc, argv, pm);
129:
130:      pm->prj = (float *)malloc((unsigned long)pm->px*pm->pa*sizeof(float));
131:      pm->img = (float *)malloc((unsigned long)pm->nx*pm->ny*sizeof(float));
132:
133:      printf(" *** Read Projection data   ***\n");
134:      read_data(pm->f1, pm->prj, pm->px*pm->pa);
135:
136:      printf(" *** Filtered Back-Projection ***\n");
137:      FBP(pm->img, pm->nx, pm->ny, pm->plx, pm->ply, pm->prj, pm->px, pm->pa, pm->pl);
138:
139:      printf(" *** Write Image data   ***\n");
140:      write_data(pm->f2, pm->img, pm->nx*pm->ny);
141:
142:      free(pm->prj);
143:      free(pm->img);
144:      free(pm);
145: }
146:
147: void read_data(char *fi, float *prj, int size)
148: {
149:      FILE    *fp;
150:
```

[P5-04fbp.c]

```
151:    /* open file and read data */
152:    if(NULL == (fp = fopen(fi, "rb"))) {
153:        fprintf( stderr," Error : file open [%s].\n", fi);
154:        exit(1);
155:    }
156:    fread(prj, sizeof(float), size, fp);
157:    fclose(fp);
158: }
159:
160: void write_data(char *fi, float *prj, int size)
161: {
162:    FILE    *fp;
163:
164:    /* open file and write data */
165:    if(NULL == (fp = fopen(fi, "wb"))) {
166:        fprintf( stderr," Error : file open [%s].\n", fi);
167:        exit(1);
168:    }
169:    fwrite(prj, sizeof(float), size, fp);
170:    fclose(fp);
171: }
172:
173: void Filter(float *xr, int nx, double pl)
174: // Rampフィルタを掛ける関数
175: // float *xr;   フィルタを掛けるデータ配列 xr[nx]
176: // int    nx;   フィルタを掛けるデータ数
177: // double pl;   データの1ピクセルの長さ(cm)
178: {
179:    int     i;
180:    double  h;
181:
182:    h = PI/nx/pl;
183:    for(i = 0 ; i < nx/2 ; i++)
184:        xr[i] *= (float)(i*h);
185:    for(i = nx/2 ; i < nx ; i++)
186:        xr[i] *= (float)((nx-i)*h);
187: }
188:
189: void FFT_Filter_IFT(float *prz, int zx, int za, double pl)
190: // 周波数空間で投影データにフィルタを掛ける
191: // float *prz;     投影データ prz[zx*za]
192: // int    zx;      動径方向の数
193: // int    za;      角度方向の数
194: // double pl;      動径方向の1ピクセルの長さ(cm)
195: {
196:    float *xr, *xi, *si, *co;
197:    unsigned short *br;
198:    int    i, j;
199:    void   fswap_1D(float *, int);
200:
201:    xr = (float *)malloc((unsigned long)zx*sizeof(float));
202:    xi = (float *)malloc((unsigned long)zx*sizeof(float));
203:    si = (float *)malloc((unsigned long)zx*sizeof(float)/2);
204:    co = (float *)malloc((unsigned long)zx*sizeof(float)/2);
205:    br = (unsigned short *)malloc((unsigned long)zx*sizeof(unsigned short));
206:    FFTInit(zx, si, co, br);
207:    for(i = 0 ; i < za ; i++) {
208:        for(j = 0 ; j < zx/2 ; j++) {    // FFT用のデータの入れ替え
209:            xr[j] = prz[i*zx+j+zx/2];
210:            xr[j+zx/2] = prz[i*zx+j];
211:            xi[j] = xi[j+zx/2] = 0;
212:        }
213:        FFT(1, zx, xr, xi, si, co, br);  // 1次元フーリエ変換
214:        Filter(xr, zx, pl);              // 実部データへのフィルタリング
215:        Filter(xi, zx, pl);              // 虚部データへのフィルタリング
216:        FFT(-1, zx, xr, xi, si, co, br); // 1次元逆フーリエ変換
217:        for(j = 0 ; j < zx/2 ; j++) {    // FFT用のデータの入れ替え
218:            prz[i*zx+j] = xr[j+zx/2];
219:            prz[i*zx+j+zx/2] = xr[j];
220:        }
221:    }
222:    free(xr);
223:    free(xi);
224:    free(si);
225:    free(co);
```

[P5-04fbp.c]

```
226:        free(br);
227: }
228:
229: void FBP(float *img, int nx, int ny, double plx, double ply, float *prj, int px, int pa,
         double pl)
230: // フィルタ補正逆投影(FBP)用の関数
231: // float *img;   再構成した画像データ
232: // int nx;       画像のマトリクスサイズ（x方向）
233: // int ny;       画像のマトリクスサイズ（y方向）
234: // double plx;   画像のピクセル実長（x方向：cm）
235: // double ply;   画像のピクセル実長（y方向：cm）
236: // float *prj;   投影データ
237: // int px;       投影データの動径方向のデータ数
238: // int pa;       投影データの角度方向のデータ数
239: // double pl;    投影データの動径方向のピクセル実長（cm）
240: {
241:     int   pz = px*2;  // 4倍ゼロパディングしたサンプリング数
242:     float *prz;
243:
244:     prz = (float *)malloc((unsigned long)pz*pa*sizeof(float));
245:
246:     printf(" *** Zero-Padding (x4) ***¥n");
247:     zero_padding(prz, pz, pa, prj, px, pa);
248:
249:     printf(" *** FFT -> Filter -> IFT ***¥n");
250:     FFT_Filter_IFT(prz, pz, pa, pl);
251:
252:     printf(" *** Back-Projection    ***¥n");
253:     BackProjection(2, img, nx, ny, plx, ply, prz, pz, pa, pl);
254:
255:     free(prz);
256: }
257:
258: void zero_padding(float *prz, int zx, int za, float *prj, int px, int pa)
259: // 投影データの動径方向にゼロを付加する
260: // float *prz;   ゼロ付加後の投影データ   prz[zx*za]
261: // int    zx;    投影データの動径方向の数
262: // int    za;    投影データの角度方向の数
263: // float *prj;   ゼロ付加前の投影データ   prj[px*pa]
264: // int    px;    投影データの動径方向の数
265: // int    pa;    投影データの角度方向の数
266: // (zx == 4*px)
267: // (za == pa)
268: {
269:     int i, j;
270:
271:     for(i = 0 ; i < zx*za ; i++)
272:        prz[i] = 0;
273:
274:     for(i = 0 ; i < pa ; i++) {
275:        for(j = 0 ; j < px ; j++) {
276:           prz[i*zx+zx/2+j-px/2] = prj[i*px+j];
277:        }
278:     }
279: }
```

[P5-05convbp.c]

```c
 1: /*  P5-05convbp.c  */
 2:
 3: #include <stdio.h>
 4: #include <stdlib.h>
 5: #include <string.h>
 6: #include <math.h>
 7:
 8: #define  PN  11
 9: #define  PI  3.14159265358979
10:
11: typedef struct { // 入力変数
12:     char    f1[50]; /* input file name */
13:     float   *prj;   /* projection data */
14:     int     px;     /* number of bins (X) */
15:     int     pa;     /* number of projections (Thita) */
16:     double  pl;     /* Pixel length of bins */
17:     int     nc;     /* number of convolution length */
18:     char    f2[50]; /* output file name */
19:     float   *img;   /* reconstructed image data */
20:     int     nx;     /* number of matrix (x) */
21:     int     ny;     /* number of matrix (y) */
22:     double  plx;    /* Pixel length of x-axis */
23:     double  ply;    /* Pixel length of y-axis */
24: } Param;
25:
26: char *menu[PN] = { // 入力の際のコメント（入力変数とリンク）
27:     "Convolution Back-Projection",
28:     "Projection file name <float>        ",
29:     "   Number of bins                   ",
30:     "   Number of projections            ",
31:     "   Pixel length of projections (cm) ",
32:     "Number of convolution length        ",
33:     "Image file name <float>             ",
34:     "   Number of matrix   (x)           ",
35:     "   Number of matrix   (y)           ",
36:     "   Pixel length of x-axis (cm)      ",
37:     "   Pixel length of y-axis (cm)      ",
38: };
39:
40: void read_data(char *, float *, int);
41: void write_data(char *, float *, int);
42: void write_profile(char *, float *, int);
43: void zero_correct(float *, int, int);
44: void CBP(float *, int, int, double, double, float *, int, int, double, int);
45: void period_padding(float *, int, int, float *, int, int);
46: void Convolution(float *, int, int, double, int);
47: void FFTInit(int, float *, float *, unsigned short *);
48: void FFT(int, int, float *, float *, float *, float *, unsigned short *);
49: void Make_Filter(float *, int, double);
50: void BackProjection(int, float *, int, int, double, double, float *, int, int, double);
51:
52: void usage(int argc, char **argv)
53: {
54:     int   i;
55:
56:     fprintf( stderr,"\nUSAGE:\n");
57:     fprintf( stderr,"\nNAME\n");
58:     fprintf( stderr,"\n  %s - %s\n", argv[0], menu[0]);
59:     fprintf( stderr,"\nSYNOPSIS\n");
60:     fprintf( stderr,"\n  %s [-h] parameters...\n", argv[0]);
61:     fprintf( stderr,"\nPARAMETERS\n");
62:     for(i = 1 ; i < PN ; i++)
63:         fprintf( stderr,"\n %3d. %s\n", i, menu[i]);
64:     fprintf( stderr,"\n");
65:     fprintf( stderr,"\nFLAGS\n");
66:     fprintf( stderr,"\n  -h  Print Usage (this comment).\n");
67:     fprintf( stderr,"\n");
68:     exit(1);
69: }
70:
71: void getparameter(int argc, char **argv, Param *pm)
72: {
73:     int    i;
74:     char   dat[256];
75:
```

プログラム【5-5】重畳積分法（2）

[P5-05convbp.c]

```
 76:        /* default parameter value */
 77:        sprintf( pm->f1, "n0.prj");
 78:        pm->px = 128;
 79:        pm->pa = 128;
 80:        pm->pl = 0.15625;
 81:        pm->nc = 128;
 82:        sprintf( pm->f2, "n0.img");
 83:        pm->nx = 128;
 84:        pm->ny = 128;
 85:        pm->plx = 0.15625;
 86:        pm->ply = 0.15625;
 87:
 88:        i = 0;
 89:        if( argc == 1+i ) {
 90:          fprintf( stdout, "\n%s\n\n", menu[i++] );
 91:          fprintf( stdout, " %s [%s] :", menu[i++], pm->f1 );
 92:          if(*gets(dat) != '\0')   strcpy(pm->f1, dat);
 93:          fprintf( stdout, " %s [%d] :", menu[i++], pm->px );
 94:          if(*gets(dat) != '\0')   pm->px = atoi(dat);
 95:          fprintf( stdout, " %s [%d] :", menu[i++], pm->pa );
 96:          if(*gets(dat) != '\0')   pm->pa = atoi(dat);
 97:          fprintf( stdout, " %s [%f] :", menu[i++], pm->pl );
 98:          if(*gets(dat) != '\0')   pm->pl = atof(dat);
 99:          fprintf( stdout, " %s [%d] :", menu[i++], pm->nc );
100:          if(*gets(dat) != '\0')   pm->nc = atoi(dat);
101:          fprintf( stdout, " %s [%s] :", menu[i++], pm->f2 );
102:          if(*gets(dat) != '\0')   strcpy(pm->f2, dat);
103:          fprintf( stdout, " %s [%d] :", menu[i++], pm->nx );
104:          if(*gets(dat) != '\0')   pm->nx = atoi(dat);
105:          fprintf( stdout, " %s [%d] :", menu[i++], pm->ny );
106:          if(*gets(dat) != '\0')   pm->ny = atoi(dat);
107:          fprintf( stdout, " %s [%f] :", menu[i++], pm->plx );
108:          if(*gets(dat) != '\0')   pm->plx = atof(dat);
109:          fprintf( stdout, " %s [%f] :", menu[i++], pm->ply );
110:          if(*gets(dat) != '\0')   pm->ply = atof(dat);
111:        }
112:        else if ( argc == PN+i ) {
113:          fprintf( stderr, "\n%s [%s]\n", argv[i++], menu[0] );
114:          if((argc--) > 1) strcpy( pm->f1, argv[i++] );
115:          if((argc--) > 1) pm->px = atoi( argv[i++] );
116:          if((argc--) > 1) pm->pa = atoi( argv[i++] );
117:          if((argc--) > 1) pm->pl = atof( argv[i++] );
118:          if((argc--) > 1) pm->nc = atoi( argv[i++] );
119:          if((argc--) > 1) strcpy( pm->f2, argv[i++] );
120:          if((argc--) > 1) pm->nx = atoi( argv[i++] );
121:          if((argc--) > 1) pm->ny = atoi( argv[i++] );
122:          if((argc--) > 1) pm->plx = atof( argv[i++] );
123:          if((argc--) > 1) pm->ply = atof( argv[i++] );
124:        }
125:        else {
126:            usage(argc, argv);
127:        }
128: }
129:
130: main(int argc, char *argv[] )
131: {
132:     Param   *pm;
133:
134:     pm = (Param *)malloc(sizeof(Param));
135:     getparameter(argc, argv, pm);
136:
137:     pm->prj = (float *)malloc((unsigned long)pm->px*pm->pa*sizeof(float));
138:     pm->img = (float *)malloc((unsigned long)pm->nx*pm->ny*sizeof(float));
139:
140:     printf(" *** Read Projection data    ***\n");
141:     read_data(pm->f1, pm->prj, pm->px*pm->pa);
142:
143:     printf(" *** Convolution Back-Projection ***\n");
144:     CBP(pm->img, pm->nx, pm->ny, pm->plx, pm->ply, pm->prj, pm->px, pm->pa, pm->pl,
    pm->nc);
145:
146:     printf(" *** Write Image data    ***\n");
147:     write_data(pm->f2, pm->img, pm->nx*pm->ny);
148:
149:     free(pm->prj);
```

[P5-05convbp.c]

```
150:        free(pm->img);
151:        free(pm);
152: }
153:
154: void read_data(char *fi, float *prj, int size)
155: {
156:        FILE    *fp;
157:
158:        /* open file and read data */
159:        if(NULL == (fp = fopen(fi, "rb"))) {
160:           fprintf( stderr," Error : file open [%s].\n", fi);
161:           exit(1);
162:        }
163:        fread(prj, sizeof(float), size, fp);
164:        fclose(fp);
165: }
166:
167: void write_data(char *fi, float *prj, int size)
168: {
169:        FILE    *fp;
170:
171:        /* open file and write data */
172:        if(NULL == (fp = fopen(fi, "wb"))) {
173:           fprintf( stderr," Error : file open [%s].\n", fi);
174:           exit(1);
175:        }
176:        fwrite(prj, sizeof(float), size, fp);
177:        fclose(fp);
178: }
179:
180: void CBP(float *img, int nx, int ny, double plx, double ply, float *prj, int px, int pa,
     double pl, int nc)
181: // 重畳積分によるフィルタ補正逆投影法(Convolution Back-Projection)
182: // float *img;   再構成した画像データ
183: // int    nx;    画像のマトリクスサイズ（x方向）
184: // int    ny;    画像のマトリクスサイズ（y方向）
185: // double plx;   画像のピクセル実長（x方向：cm）
186: // double ply;   画像のピクセル実長（y方向：cm）
187: // float *prj;   投影データ
188: // int    px;    投影データの動径方向のデータ数
189: // int    pa;    投影データの角度方向のデータ数
190: // double pl;    投影データの動径方向のピクセル実長（cm）
191: // int    nc;    重畳積分関数のx方向のデータ数
192: {
193:        int    px2 = px*2; // 重畳積分用に2倍したサンプリング数
194:        float *pr2;
195:
196:        pr2 = (float *)malloc((unsigned long)px2*pa*sizeof(float));
197:
198:        printf(" *** Period-Padding (x2) ***\n");
199:        period_padding(pr2, px2, pa, prj, px, pa);
200:
201:        printf(" *** Convolution ***\n");
202:        Convolution(pr2, px2, pa, pl, nc);
203:
204:        printf(" *** Back-Projection   ***\n");
205:        BackProjection(2, img, nx, ny, plx, ply, pr2, px2, pa, pl);
206:
207:        free(pr2);
208: }
209:
210: void period_padding(float *prz, int zx, int za, float *prj, int px, int pa)
211: // 投影データの動径方向を2倍にしてデータを周期的に付加する
212: // float *prz;   データ付加後の投影データ   prz[zx*za]
213: // int    zx;    投影データの動径方向の数
214: // int    za;    投影データの角度方向の数
215: // float *prj;   データ付加前の投影データ   prj[px*pa]
216: // int    px;    投影データの動径方向の数
217: // int    pa;    投影データの角度方向の数
218: // (zx == 2*px)
219: // (za == pa)
220: {
221:        int i, j;
222:
223:        for(i = 0 ; i < zx*za ; i++)
```

[P5-05convbp.c]

```
224:        prz[i] = 0;
225:
226:     for(i = 0 ; i < pa ; i++) {
227:        for(j = 0 ; j < px/2 ; j++) {
228:           prz[i*zx+j] = prz[i*zx+px+j] = prj[i*px+px/2+j];
229:           prz[i*zx+px/2+j] = prz[i*zx+3*px/2+j] = prj[i*px+j];
230:        }
231:     }
232: }
233:
234: void Convolution(float *prz, int zx, int za, double pl, int nc)
235: // 実空間で重畳積分によって投影データにフィルタ処理する
236: // float *prz;   投影データ  prz[zx*za]
237: // int    zx;    投影データの動径方向の数
238: // int    za;    投影データの角度方向の数
239: // double pl;    1ピクセルの長さ (cm)
240: // int    nc;    コンボリューション関数の長さ
241: {
242:     float *xr, *xi, *si, *co, buff;
243:     unsigned short *br;
244:     int   i, j, k;
245:
246:     if(nc >= zx/2) {
247:        fprintf(stderr, "Warning : convolution function is too large.\n");
248:        nc = zx/2-1;
249:     }
250:     xr = (float *)malloc((unsigned long)zx/2*sizeof(float));
251:     xi = (float *)malloc((unsigned long)zx/2*sizeof(float));
252:     si = (float *)malloc((unsigned long)zx/2*sizeof(float)/2);
253:     co = (float *)malloc((unsigned long)zx/2*sizeof(float)/2);
254:     br = (unsigned short *)malloc((unsigned long)zx/2*sizeof(unsigned short));
255:     FFTInit(zx/2, si, co, br);
256:     Make_Filter(xr, zx/2, pl);       // コンボリューション関数の作成
257:     Make_Filter(xi, zx/2, pl);       // コンボリューション関数の作成
258:     FFT(-1, zx/2, xr, xi, si, co, br);  // 1次元逆フーリエ変換
259:     for(i = 0 ; i < zx/4 ; i++) {    // FFT用のデータの入れ替え
260:        buff = xr[i];
261:        xr[i] = xr[i+zx/4];
262:        xr[i+zx/4] = buff;
263:     }
264:     free(si);
265:     free(co);
266:     free(br);
267:
268:     for(i = 0 ; i < za ; i++) {
269:        for(j = 0 ; j < zx/2 ; j++) {
270:           xi[j] = 0;
271:           for(k = 0 ; k < nc ; k++) {
272:              xi[j] += prz[i*zx+j+zx/4+k-nc/2]*xr[nc/2-k+zx/4];
273:           }
274:        }
275:        for(j = 0 ; j < zx ; j++)
276:           prz[i*zx+j] = 0;
277:        for(j = 0 ; j < zx/2 ; j++)
278:           prz[i*zx+j+zx/4] = xi[j];
279:     }
280:     free(xr);
281:     free(xi);
282: }
283:
284: void Make_Filter(float *xr, int nx, double pl)
285: // Ramachandranのフィルタを作成する
286: // float *xr;    フィルタの1次元データ
287: // int    nx;    データ数
288: // double pl;    1ピクセルの長さ(cm)
289: {
290:     int    i;
291:     double h;
292:
293:     h = PI/nx/pl;
294:     for(i = 0 ; i < nx/2 ; i++)
295:        xr[i] = (float)(i*h);
296:     for(i = nx/2 ; i < nx ; i++)
297:        xr[i] = (float)((nx-i)*h);
298: }
```

プログラム【5-5】重畳積分法（4）

[P5-06mlem_xct.c]

プログラム【5-6】ML-EM法（1）

```c
  1: /*  P5-06mlem_xct.c  */
  2:
  3: #include <stdio.h>
  4: #include <stdlib.h>
  5: #include <string.h>
  6: #include <math.h>
  7:
  8: #define  PN  10
  9: #define  NI  3
 10: #define  PI  3.14159265358979
 11:
 12: typedef struct { // 入力変数
 13:     char   f1[50]; /* input file name */
 14:     float  *prj;   /* projection data */
 15:     int    px;     /* number of bins (X) */
 16:     int    pa;     /* number of projections (Thita) */
 17:     double pl;     /* Pixel length of bins */
 18:     char   f2[50]; /* output file name */
 19:     float  *img;   /* reconstructed image data */
 20:     int    nx;     /* number of matrix (x) */
 21:     int    ny;     /* number of matrix (y) */
 22:     double plm;    /* Pixel length of matrix */
 23:     int    nit;    /* number of iteration */
 24: } Param;
 25:
 26: char *menu[PN] = { // 入力の際のコメント（入力変数とリンク）
 27:    "EM-ML reconstruction",
 28:    "Projection file name <float>              ",
 29:    "    Number of bins                        ",
 30:    "    Number of projections                 ",
 31:    "    Pixel length of projections (cm)      ",
 32:    "Image file name <float>                   ",
 33:    "    Number of matrix   (x)                ",
 34:    "    Number of matrix   (y)                ",
 35:    "    Pixel length of matrix (cm)           ",
 36:    "Number of iteration                       ",
 37: };
 38:
 39: typedef struct {
 40:     int   x;
 41:     float c[NI];
 42: } CIJ;
 43:
 44: void read_data(char *, float *, int);
 45: void write_data(char *, float *, int);
 46: void ML_EM(float *, int, int, double, float *, int, int, double, int);
 47: void make_cij_xct(CIJ *, int, int, int, int);
 48:
 49: void usage(int argc, char **argv)
 50: {
 51:     int  i;
 52:
 53:     fprintf( stderr,"\nUSAGE:\n");
 54:     fprintf( stderr,"\nNAME\n");
 55:     fprintf( stderr,"\n  %s - %s\n", argv[0], menu[0]);
 56:     fprintf( stderr,"\nSYNOPSIS\n");
 57:     fprintf( stderr,"\n  %s [-h] parameters...\n", argv[0]);
 58:     fprintf( stderr,"\nPARAMETERS\n");
 59:     for(i = 1 ; i < PN ; i++)
 60:         fprintf( stderr,"\n %3d. %s\n", i, menu[i]);
 61:     fprintf( stderr,"\n");
 62:     fprintf( stderr,"\nFLAGS\n");
 63:     fprintf( stderr,"\n  -h  Print Usage (this comment).\n");
 64:     fprintf( stderr,"\n");
 65:     exit(1);
 66: }
 67:
 68: void getparameter(int argc, char **argv, Param *pm)
 69: {
 70:     int  i;
 71:     char dat[256];
 72:
 73:     /* default parameter value */
 74:     sprintf( pm->f1, "n0.prj");
 75:     pm->px = 128;
```

[P5-06mlem_xct.c]

```
 76:        pm->pa = 128;
 77:        pm->pl = 0.15625;
 78:        sprintf( pm->f2, "n1.img");
 79:        pm->nx = 128;
 80:        pm->ny = 128;
 81:        pm->plm = 0.15625;
 82:        pm->nit = 50;
 83:
 84:        i = 0;
 85:        if( argc == 1+i ) {
 86:            fprintf( stdout, "\n%s\n\n", menu[i++] );
 87:            fprintf( stdout, " %s [%s] :", menu[i++], pm->f1 );
 88:            if(*gets(dat) != '\0')   strcpy(pm->f1, dat);
 89:            fprintf( stdout, " %s [%i] :", menu[i++], pm->px );
 90:            if(*gets(dat) != '\0')   pm->px = atoi(dat);
 91:            fprintf( stdout, " %s [%i] :", menu[i++], pm->pa );
 92:            if(*gets(dat) != '\0')   pm->pa = atoi(dat);
 93:            fprintf( stdout, " %s [%f] :", menu[i++], pm->pl );
 94:            if(*gets(dat) != '\0')   pm->pl = atof(dat);
 95:            fprintf( stdout, " %s [%s] :", menu[i++], pm->f2 );
 96:            if(*gets(dat) != '\0')   strcpy(pm->f2, dat);
 97:            fprintf( stdout, " %s [%i] :", menu[i++], pm->nx );
 98:            if(*gets(dat) != '\0')   pm->nx = atoi(dat);
 99:            fprintf( stdout, " %s [%i] :", menu[i++], pm->ny );
100:            if(*gets(dat) != '\0')   pm->ny = atoi(dat);
101:            fprintf( stdout, " %s [%f] :", menu[i++], pm->plm );
102:            if(*gets(dat) != '\0')   pm->plm = atof(dat);
103:            fprintf( stdout, " %s [%i] :", menu[i++], pm->nit );
104:            if(*gets(dat) != '\0')   pm->nit = atoi(dat);
105:        }
106:        else if ( argc == PN+i ) {
107:            fprintf( stderr, "\n%s [%s]\n", argv[i++], menu[0] );
108:            if((argc--) > 1) strcpy( pm->f1, argv[i++] );
109:            if((argc--) > 1) pm->px = atoi( argv[i++] );
110:            if((argc--) > 1) pm->pa = atoi( argv[i++] );
111:            if((argc--) > 1) pm->pl = atof( argv[i++] );
112:            if((argc--) > 1) strcpy( pm->f2, argv[i++] );
113:            if((argc--) > 1) pm->nx = atoi( argv[i++] );
114:            if((argc--) > 1) pm->ny = atoi( argv[i++] );
115:            if((argc--) > 1) pm->plm = atof( argv[i++] );
116:            if((argc--) > 1) pm->nit = atoi( argv[i++] );
117:        }
118:        else {
119:            usage(argc, argv);
120:        }
121: }
122:
123: main(int argc, char *argv[] )
124: {
125:     Param    *pm;
126:
127:     pm = (Param *)malloc(sizeof(Param));
128:     getparameter(argc, argv, pm);
129:
130:     pm->prj = (float *)malloc((unsigned long)pm->px*pm->pa*sizeof(float));
131:     pm->img = (float *)malloc((unsigned long)pm->nx*pm->ny*sizeof(float));
132:
133:     printf(" *** Read Projection data    ***\n");
134:     read_data(pm->f1, pm->prj, pm->px*pm->pa);
135:
136:     printf(" *** %s ***\n", menu[0]);
137:     ML_EM(pm->img, pm->nx, pm->ny, pm->plm, pm->prj, pm->px, pm->pa, pm->pl, pm->nit);
138:
139:     printf(" *** Write Image data   ***\n");
140:     write_data(pm->f2, pm->img, pm->nx*pm->ny);
141:
142:     free(pm->prj);
143:     free(pm->img);
144:     free(pm);
145: }
146:
147: void read_data(char *fi, float *prj, int size)
148: {
149:     FILE    *fp;
150:
```

[P5-06mlem_xct.c]

```
151:    /* open file and read data */
152:    if(NULL == (fp = fopen(fi, "rb"))) {
153:        fprintf( stderr," Error : file open [%s].\n", fi);
154:        exit(1);
155:    }
156:    fread(prj, sizeof(float), size, fp);
157:    fclose(fp);
158: }
159:
160: void write_data(char *fi, float *prj, int size)
161: {
162:    FILE    *fp;
163:
164:    /* open file and write data */
165:    if(NULL == (fp = fopen(fi, "wb"))) {
166:        fprintf( stderr," Error : file open [%s].\n", fi);
167:        exit(1);
168:    }
169:    fwrite(prj, sizeof(float), size, fp);
170:    fclose(fp);
171: }
172:
173: void forward_projection(float *aprj, int px, int pa, float *img, int nx, int ny, double lxy, CIJ *c)
174: {
175:    int     i, j, k;
176:    float   *p;
177:    CIJ     *cc;
178:
179:    for(i = 0 ; i < px*pa ; i++)
180:        aprj[i] = 0;
181:    for(p = aprj, cc = c, i = 0 ; i < pa ; i++, p+=px, cc+=nx*ny) {
182:        for(j = 0 ; j < nx*ny ; j++) {
183:            for(k = 0 ; k < NI ; k++) {
184:                p[cc[j].x+k] += (float)(cc[j].c[k]*img[j]*lxy);
185:            }
186:        }
187:    }
188: }
189:
190: double ml_em_1(int nx, int ny, double lxy, float *rprj, int px, int pa, int ij, CIJ *c)
191: {
192:    int     i, j, k;
193:    double  cc;
194:    double  a = 0, r = 0;
195:
196:    for(i = 0 ; i < pa ; i++) {
197:        j = i*nx*ny+ij;
198:        if(c[j].x <= 0 || c[j].x >= px-2)   continue;
199:        for(k = 0 ; k < NI ; k++) {
200:            cc = c[j].c[k];
201:            r += cc*rprj[i*px+c[j].x+k];
202:            a += cc;
203:        }
204:    }
205:    if(a == 0.) return 0.;
206:    else        return r/a;
207: }
208:
209: void ML_EM(float *img, int nx, int ny, double lxy, float *prj, int px, int pa, double lp, int n)
210: {
211:    int     i, j;
212:    char    fi[50];
213:    float   *aprj, *rprj, *aimg;
214:    CIJ     *c;
215:
216:    aprj = (float *)malloc(px*pa*sizeof(float));
217:    rprj = (float *)malloc(px*pa*sizeof(float));
218:    aimg = (float *)malloc(nx*ny*sizeof(float));
219:    c = (CIJ *)malloc(nx*ny*pa*sizeof(CIJ));
220:
221:    // ① 検出確率Cijを計算する
222:    printf(" *** Make Cij parameter ***\n");
223:    make_cij_xct(c, nx, ny, px, pa);
```

[P5-06mlem_xct.c]

```
224:
225:    // ml-em itaration
226:    // ② 初期画像を仮定する
227:    for(i = 0 ; i < ny*nx ; i++)
228:        img[i] = 1;
229:    sprintf(fi, "mlem%03d.img", 0);
230:    write_data(fi, img, nx*ny);   // 初期画像の出力
231:
232:    for(i = 0 ; i < n ; i++) {
233:        fprintf( stderr, "\r *** ML-EM iteration [%2d/%2d]", i+1, n);
234:        // ③ 初期画像から投影を計算する
235:        forward_projection(aprj, px, pa, img, nx, ny, lxy, c);
236:        // ④ 投影データyiと、③で計算した投影との比を計算する
237:        for(j = 0 ; j < px*pa ; j++) {
238:            if(aprj[j] == 0.) rprj[j] = 0;
239:            else              rprj[j] = prj[j]/aprj[j];
240:        }
241:        // ⑤ ④で計算された比を逆投影する
242:        // ⑥ 逆投影画像を確率の総和で規格化する
243:        for(j = 0 ; j < nx*ny ; j++) {
244:            if(img[j] == 0.)  aimg[j] = 0;
245:            else  aimg[j] = (float)ml_em_1(nx, ny, lxy, rprj, px, pa, j, c);
246:        }
247:        // ⑦ 逆投影画像を初期画像λj(k)に掛けて更新画像λj(k+1)を作成する
248:        for(j = 0 ; j < nx*ny ; j++)
249:            img[j] *= aimg[j];
250:
251:        if(i<10 || i%10==9) {   // 途中画像の出力
252:            sprintf(fi, "mlem%03d.prj", i+1);
253:            write_data(fi, aprj, px*pa);
254:            sprintf(fi, "mlem%03d.prr", i+1);
255:            write_data(fi, rprj, px*pa);
256:            sprintf(fi, "mlem%03d.rat", i+1);
257:            write_data(fi, aimg, nx*ny);
258:            sprintf(fi, "mlem%03d.img", i+1);
259:            write_data(fi, img, nx*ny);
260:        }
261:    }
262:    printf("\n");
263:
264:    free(aprj);
265:    free(rprj);
266:    free(aimg);
267:    free(c);
268: }
269:
270: void make_cij_xct(CIJ *c, int nx, int ny, int px, int pa)
271: // 1画素が投影データに投影される値を求める関数
272: // CIJ    *c;      1画素の投影
273: // int    nx;      画像のx方向の数
274: // int    ny;      画像のy方向の数
275: // int    px;      投影の動径方向の数
276: // int    pa;      投影の角度方向の数
277: {
278:    int    i, j, k, ix, ij;
279:    double x, y, xx, th, a, b, x05, d, si, co;
280:
281:    for(i = 0 ; i < nx*ny*pa ; i++) {
282:        c[i].x = 0;
283:        c[i].c[0] = 0;
284:        c[i].c[1] = 0;
285:        c[i].c[2] = 0;
286:    }
287:
288:    for(ij = 0, k = 0 ; k < pa ; k++) {
289:        th = 2*PI*k/pa;
290:        si = sin(th);
291:        co = cos(th);
292:        if(fabs(si) > fabs(co)) {
293:            a = fabs(si);
294:            b = fabs(co);
295:        }
296:        else {
297:            a = fabs(co);
298:            b = fabs(si);
```

[P5-06mlem_xct.c]

```
299:        }
300:        for(i = 0 ; i < ny ; i++) {
301:           y = ny/2-i;
302:           for(j = 0 ; j < nx ; j++, ij++) {
303:              x = j-nx/2;
304:              xx = x*co+y*si;
305:              ix = (int)floor(xx+.5);
306:              if(ix+nx/2 < 1 || ix+nx/2 > nx-2) continue;
307:              x05 = ix-.5;
308:              if((d = x05-(xx-(a-b)/2)) > 0.)
309:                 c[ij].c[0] = (float)(b/(2*a)+d/a);
310:              else if((d = x05-(xx-(a+b)/2)) > 0.)
311:                 c[ij].c[0] = (float)(d*d/(2*a*b));
312:              x05 = ix+.5;
313:              if((d = xx+(a-b)/2-x05) > 0.)
314:                 c[ij].c[2] = (float)(b/(2*a)+d/a);
315:              else if ((d = xx+(a+b)/2-x05) > 0.)
316:                 c[ij].c[2] = (float)(d*d/(2*a*b));
317:              c[ij].c[1] = (float)(1.-c[ij].c[0]-c[ij].c[2]);
318:              c[ij].x = ix+px/2-1;
319:           }
320:        }
321:     }
322: }
```

プログラム【5-6】ML-EM法（5）

[P5-07osem_xct.c]

```c
 1: /*   P5-07osem_xct.c  */
 2:
 3: #include <stdio.h>
 4: #include <stdlib.h>
 5: #include <string.h>
 6: #include <math.h>
 7:
 8: #define   PN   11
 9: #define   NI   3
10: #define   PI   3.14159265358979
11:
12: typedef struct {  // 入力変数
13:    char    f1[50];  /* input file name */
14:    float   *prj;    /* projection data */
15:    int     px;      /* number of bins (X) */
16:    int     pa;      /* number of projections (Thita) */
17:    double  pl;      /* Pixel length of bins */
18:    char    f2[50];  /* output file name */
19:    float   *img;    /* reconstructed image data */
20:    int     nx;      /* number of matrix (x) */
21:    int     ny;      /* number of matrix (y) */
22:    double  plm;     /* Pixel length of matrix */
23:    int     nit;     /* number of iteration */
24:    int     subset;  /* subset (OSEM) */
25: } Param;
26:
27: char *menu[PN] = {  // 入力の際のコメント（入力変数とリンク）
28:    "OS-ML reconstruction",
29:    "Projection file name <float>           ",
30:    "    Number of bins                     ",
31:    "    Number of projections              ",
32:    "    Pixel length of projections (cm)   ",
33:    "Image file name <float>                ",
34:    "    Number of matrix   (x)             ",
35:    "    Number of matrix   (y)             ",
36:    "    Pixel length of matrix (cm)        ",
37:    "Number of iteration                    ",
38:    "Number of subset                       ",
39:    };
40:
41: typedef struct {
42:    int    x;
43:    float  c[NI];
44: } CIJ;
45:
46: void read_data(char *, float *, int);
47: void write_data(char *, float *, int);
48: void OSEM(float *, int, int, double, float *, int, int, double, int, int);
49: void make_cij_xct(CIJ *, int, int, int, int);
50:
51: void usage(int argc, char **argv)
52: {
53:    int   i;
54:
55:    fprintf( stderr,"\nUSAGE:\n");
56:    fprintf( stderr,"\nNAME\n");
57:    fprintf( stderr,"\n  %s - %s\n", argv[0], menu[0]);
58:    fprintf( stderr,"\nSYNOPSIS\n");
59:    fprintf( stderr,"\n  %s [-h] parameters...\n", argv[0]);
60:    fprintf( stderr,"\nPARAMETERS\n");
61:    for(i = 1 ; i < PN ; i++)
62:        fprintf( stderr,"\n %3d. %s\n", i, menu[i]);
63:    fprintf( stderr,"\n");
64:    fprintf( stderr,"\nFLAGS\n");
65:    fprintf( stderr,"\n  -h  Print Usage (this comment).\n");
66:    fprintf( stderr,"\n");
67:    exit(1);
68: }
69:
70: void getparameter(int argc, char **argv, Param *pm)
71: {
72:    int   i;
73:    char  dat[256];
74:
75:    /* default parameter value */
```

[P5-07osem_xct.c]

```
 76:     sprintf( pm->f1, "n0.prj");
 77:     pm->px = 128;
 78:     pm->pa = 128;
 79:     pm->pl = 0.15625;
 80:     sprintf( pm->f2, "n1.img");
 81:     pm->nx = 128;
 82:     pm->ny = 128;
 83:     pm->plm = 0.15625;
 84:     pm->nit = 10;
 85:     pm->subset = 8;
 86:
 87:     i = 0;
 88:     if( argc == 1+i ) {
 89:        fprintf( stdout, "\n%s\n\n", menu[i++] );
 90:        fprintf( stdout, " %s [%s] :", menu[i++], pm->f1 );
 91:        if(*gets(dat) != '\0')   strcpy(pm->f1, dat);
 92:        fprintf( stdout, " %s [%i] :", menu[i++], pm->px );
 93:        if(*gets(dat) != '\0')   pm->px = atoi(dat);
 94:        fprintf( stdout, " %s [%i] :", menu[i++], pm->pa );
 95:        if(*gets(dat) != '\0')   pm->pa = atoi(dat);
 96:        fprintf( stdout, " %s [%f] :", menu[i++], pm->pl );
 97:        if(*gets(dat) != '\0')   pm->pl = atof(dat);
 98:        fprintf( stdout, " %s [%s] :", menu[i++], pm->f2 );
 99:        if(*gets(dat) != '\0')   strcpy(pm->f2, dat);
100:        fprintf( stdout, " %s [%i] :", menu[i++], pm->nx );
101:        if(*gets(dat) != '\0')   pm->nx = atoi(dat);
102:        fprintf( stdout, " %s [%i] :", menu[i++], pm->ny );
103:        if(*gets(dat) != '\0')   pm->ny = atoi(dat);
104:        fprintf( stdout, " %s [%f] :", menu[i++], pm->plm );
105:        if(*gets(dat) != '\0')   pm->plm = atof(dat);
106:        fprintf( stdout, " %s [%i] :", menu[i++], pm->nit );
107:        if(*gets(dat) != '\0')   pm->nit = atoi(dat);
108:        fprintf( stdout, " %s [%d] :", menu[i++], pm->subset );
109:        if(*gets(dat) != '\0')   pm->subset = atoi(dat);
110:     }
111:     else if ( argc == PN+i ) {
112:        fprintf( stderr, "\n%s [%s]\n", argv[i++], menu[0] );
113:        if((argc--) > 1) strcpy( pm->f1, argv[i++] );
114:        if((argc--) > 1) pm->px = atoi( argv[i++] );
115:        if((argc--) > 1) pm->pa = atoi( argv[i++] );
116:        if((argc--) > 1) pm->pl = atof( argv[i++] );
117:        if((argc--) > 1) strcpy( pm->f2, argv[i++] );
118:        if((argc--) > 1) pm->nx = atoi( argv[i++] );
119:        if((argc--) > 1) pm->ny = atoi( argv[i++] );
120:        if((argc--) > 1) pm->plm = atof( argv[i++] );
121:        if((argc--) > 1) pm->nit = atoi( argv[i++] );
122:        if((argc--) > 1) pm->subset = atoi( argv[i++] );
123:     }
124:     else {
125:        usage(argc, argv);
126:     }
127:
128:     // Error
129:     if(pm->pa%pm->subset != 0) {
130:        fprintf(stderr, "Error: invalid number of sebset. [angle%%subset==0]\n");
131:        exit(1);
132:     }
133: }
134:
135: main(int argc, char *argv[] )
136: {
137:     Param    *pm;
138:
139:     pm = (Param *)malloc(sizeof(Param));
140:     getparameter(argc, argv, pm);
141:
142:     pm->prj = (float *)malloc((unsigned long)pm->px*pm->pa*sizeof(float));
143:     pm->img = (float *)malloc((unsigned long)pm->nx*pm->ny*sizeof(float));
144:
145:     printf(" *** Read Projection data    ***\n");
146:     read_data(pm->f1, pm->prj, pm->px*pm->pa);
147:
148:     printf(" *** OSEM reconstruction ***\n");
149:     OSEM(pm->img, pm->nx, pm->ny, pm->plm, pm->prj, pm->px, pm->pa, pm->pl, pm->nit,
    pm->subset);
```

プログラム【5-7】OSEM法(2)

[P5-07osem_xct.c]

```
150:
151:    printf(" *** Write Image data ***\n");
152:    write_data(pm->f2, pm->img, pm->nx*pm->ny);
153:
154:    free(pm->prj);
155:    free(pm->img);
156:    free(pm);
157: }
158:
159: void read_data(char *fi, float *prj, int size)
160: {
161:    FILE    *fp;
162:
163:    /* open file and read data */
164:    if(NULL == (fp = fopen(fi, "rb"))) {
165:       fprintf( stderr," Error : file open [%s].\n", fi);
166:       exit(1);
167:    }
168:    fread(prj, sizeof(float), size, fp);
169:    fclose(fp);
170: }
171:
172: void write_data(char *fi, float *prj, int size)
173: {
174:    FILE    *fp;
175:
176:    /* open file and write data */
177:    if(NULL == (fp = fopen(fi, "wb"))) {
178:       fprintf( stderr," Error : file open [%s].\n", fi);
179:       exit(1);
180:    }
181:    fwrite(prj, sizeof(float), size, fp);
182:    fclose(fp);
183: }
184:
185: void forward_projection(float *aprj, int px, int pa, float *img, int nx, int ny, double lxy, CIJ *c, int sub, int subset)
186: {
187:    int    i, j, k;
188:    float  *p;
189:    CIJ    *cc;
190:
191:    for(p = aprj+px*sub, cc = c+nx*ny*sub, i = 0 ; i < pa/subset ; i++, p+=px*subset, cc+=nx*ny*subset) {
192:       for(j = 0 ; j < px ; j++)
193:          p[j] = 0;
194:       for(j = 0 ; j < nx*ny ; j++) {
195:          for(k = 0 ; k < NI ; k++) {
196:             p[cc[j].x+k] += (float)(cc[j].c[k]*img[j]*lxy);
197:          }
198:       }
199:    }
200: }
201:
202: double osem_1(int nx, int ny, double lxy, float *rprj, int px, int pa, int ij, CIJ *c, int sub, int subset)
203: {
204:    int    i, j, k;
205:    double cc;
206:    double a = 0, r = 0;
207:
208:    for(i = sub ; i < pa ; i+=subset) {
209:       j = i*nx*ny+ij;
210:       for(k = 0 ; k < NI ; k++) {
211:          cc = c[j].c[k];
212:          r += cc*rprj[i*px+c[j].x+k];
213:          a += cc;
214:       }
215:    }
216:    if(a == 0.)   return 0.;
217:    else          return r/a;
218: }
219:
220: void OSEM(float *img, int nx, int ny, double lxy, float *prj, int px, int pa, double lp, int n, int subset)
```

[P5-07osem_xct.c]

```
221:    {
222:        int      i, j, k, m1, m2, *sub;
223:        char     fi[50];
224:        float    *aprj, *rprj, *aimg;
225:        CIJ      *c;
226:
227:        aprj = (float *)malloc(px*pa*sizeof(float));
228:        rprj = (float *)malloc(px*pa*sizeof(float));
229:        aimg = (float *)malloc(nx*ny*sizeof(float));
230:        c = (CIJ *)malloc(nx*ny*pa*sizeof(CIJ));
231:
232:        // サブセット(subset)の順番を決定する
233:        sub = (int *)malloc(subset*sizeof(int));
234:        k = 0;
235:        for(i = 0 ; i < 32 ; i++)
236:            k += (subset >> i) & 1;
237:        if(k == 1) {
238:            m1 = 0;
239:            sub[m1++] = 0;
240:            for(i = subset, m2 = 1 ; i > 1 ; i/=2, m2*=2) {
241:                for(j = 0 ; j < m2 ; j++)
242:                    sub[m1++] = sub[j]+i/2;
243:            }
244:        }
245:        else {
246:            for(i = 0 ; i < pa/subset ; i++)
247:                sub[i] = i;
248:        }
249:        printf("\n subset [");
250:        for(i = 0 ; i < subset ; i++)
251:            printf(" %d", sub[i]);
252:        printf(" ]\n");
253:
254:        // ① 検出確率Cijを計算する
255:        printf(" *** Make Cij parameter ***\n");
256:        make_cij_xct(c, nx, ny, px, pa);
257:
258:        // ml-em itaration
259:        // ② 初期画像を仮定する
260:        for(i = 0 ; i < ny*nx ; i++)
261:            img[i] = 1;
262:        sprintf(fi, "osem%03d.img", 0);
263:        write_data(fi, img, nx*ny);   // 初期画像の出力
264:
265:        for(i = 0 ; i < n ; i++) {
266:            fprintf(stderr, "\r *** OSEM iteration [%2d/%2d]", i+1, n);
267:            for(k = 0 ; k < subset ; k++) {
268:                // ③ 初期画像から投影を計算する
269:                forward_projection(aprj, px, pa, img, nx, ny, lxy, c, sub[k], subset);
270:                // ④ 投影データyiと、③で計算した投影との比を計算する
271:                for(j = 0 ; j < px*pa ; j++) {
272:                    if(aprj[j] == 0.)  rprj[j] = 0;
273:                    else               rprj[j] = prj[j]/aprj[j];
274:                }
275:                // ⑤ ④で計算された比を逆投影する
276:                // ⑥ 逆投影画像を確率の総和で規格化する
277:                for(j = 0 ; j < nx*ny ; j++) {
278:                    if(img[j] == 0.)  aimg[j] = 0;
279:                    else  aimg[j] = (float)osem_1(nx, ny, lxy, rprj, px, pa, j, c, sub[k], subset);
280:                }
281:                // ⑦ 逆投影画像を初期画像λj(k)に掛けて更新画像λj(k+1)を作成する
282:                for(j = 0 ; j < nx*ny ; j++)
283:                    img[j] *= aimg[j];
284:            }
285:            sprintf(fi, "osem%02d.prj", i+1);
286:            write_data(fi, aprj, px*pa);
287:            sprintf(fi, "osem%02d.prr", i+1);
288:            write_data(fi, rprj, px*pa);
289:            sprintf(fi, "osem%02d.rat", i+1);
290:            write_data(fi, aimg, nx*ny);
291:            sprintf(fi, "osem%02d.img", i+1);
292:            write_data(fi, img, nx*ny);
293:        }
294:        printf("\n");
```

[P5-07osem_xct.c]

```
295:
296:        free(aprj);
297:        free(rprj);
298:        free(aimg);
299:        free(c);
300: }
301:
302: void make_cij_xct(CIJ *c, int nx, int ny, int px, int pa)
303: //  1画素が投影データに投影される値を求める関数
304: // CIJ    *c;      1画素の投影
305: // int    nx;      画像のx方向の数
306: // int    ny;      画像のy方向の数
307: // int    px;      投影の動径方向の数
308: // int    pa;      投影の角度方向の数
309: {
310:     int     i, j, k, ix, ij;
311:     double  x, y, xx, th, a, b, x05, d, si, co;
312:
313:     for(i = 0 ; i < nx*ny*pa ; i++) {
314:         c[i].x = 0;
315:         c[i].c[0] = 0;
316:         c[i].c[1] = 0;
317:         c[i].c[2] = 0;
318:     }
319:
320:     for(ij = 0, k = 0 ; k < pa ; k++) {
321:         th = 2*PI*k/pa;
322:         si = sin(th);
323:         co = cos(th);
324:         if(fabs(si) > fabs(co)) {
325:             a = fabs(si);
326:             b = fabs(co);
327:         }
328:         else {
329:             a = fabs(co);
330:             b = fabs(si);
331:         }
332:         for(i = 0 ; i < ny ; i++) {
333:             y = ny/2-i;
334:             for(j = 0 ; j < nx ; j++, ij++) {
335:                 x = j-nx/2;
336:                 xx = x*co+y*si;
337:                 ix = (int)floor(xx+.5);
338:                 if(ix+nx/2 < 1 || ix+nx/2 > nx-2) continue;
339:                 x05 = ix-.5;
340:                 if((d = x05-(xx-(a-b)/2)) > 0.)
341:                     c[ij].c[0] = (float)(b/(2*a)+d/a);
342:                 else if((d = x05-(xx-(a+b)/2)) > 0.)
343:                     c[ij].c[0] = (float)(d*d/(2*a*b));
344:                 x05 = ix+.5;
345:                 if((d = xx+(a-b)/2-x05) > 0.)
346:                     c[ij].c[2] = (float)(b/(2*a)+d/a);
347:                 else if ((d = xx+(a+b)/2-x05) > 0.)
348:                     c[ij].c[2] = (float)(d*d/(2*a*b));
349:                 c[ij].c[1] = (float)(1.-c[ij].c[0]-c[ij].c[2]);
350:                 c[ij].x = ix+px/2-1;
351:             }
352:         }
353:     }
354: }
```

和文索引

〔あ〕

アスキーコード ……………………… 6, 19
アスキーデータ ……………………… 71
アスタリスク ………………………… 33
アドレス ……………………………… 33
アドレス演算子 ……………………… 34
位相 …………………………………… 158
位相画像 ……………………………… 160
一重引用符 …………………………… 19
一様関数 ……………………………… 152
インクリメント演算子 ……………… 15
インタープリタ型言語 ……………… 9
インパルス …………………………… 131
インパルス応答 ……………………… 131
引用符 ………………………………… 19
円 ……………………………………… 60
演算子 ………………………………… 14
演算子の優先順位 …………………… 16
オイラーの公式 ……………………… 140

〔か〕

階層構造 ……………………………… 29
階調 …………………………………… 57
回転移動 ……………………………… 69
外部変数 ……………………………… 32
ガウス関数 …………………… 127, 129, 152
ガウス分布 …………………………… 65
拡大 …………………………………… 68
加減乗除 ……………………………… 71
数の表現 ……………………………… 3
画素 …………………………………… 57
仮引数 ………………………………… 30
関数 ………………………………… 29, 38
偽 ……………………………………… 16
疑似乱数 ……………………………… 54
機能 …………………………………… 29
ギブスアーチファクト ……………… 156
基本統計量 …………………………… 125
逆投影 ………………………………… 251
キャスト演算 ……………………… 34, 43
球面波 ………………………………… 65
境界線 ………………………………… 61
虚部 ……………………………… 140, 148
クイックソート ……………………… 53
空間フィルタ ………………………… 134
矩形 …………………………………… 60
位取り ………………………………… 3
繰り返し …………………………… 20, 24
高域通過フィルタ ……………… 146, 148
高周波数 ……………………………… 144
構造化プログラミング ……………… 20
構造体 ………………………………… 47
高速フーリエ変換 …………………… 144
コード ………………………………… 6
誤差 …………………………………… 57
コメント文 …………………………… 11
コンパイラ言語 ……………………… 8
コンボリューション ………………… 130
コンボリューション法 ……………… 257

〔さ〕

最近傍補間 ………………………… 67, 74
最小値 ………………………………… 125
最大値 ………………………………… 125
再定義 ………………………………… 48
座標系 ………………………………… 59
サブセット …………………………… 260
算術演算子 …………………………… 14
算術関数 ……………………………… 45
自己相関関数 ………………………… 156
システム標準関数 …………………… 40
実空間 ………………………………… 139

実数画像	57
実数型	13
実引数	30
実部	140, 148
シフトJISコード	7
遮断周波数	147
周波数	144
周波数空間	139, 144
縮小	68
順次	20
真	16
振幅	158
振幅画像	160
制御	20
制御文字	14
正弦波	63
整数画像	57
整数型	4, 13
精度	59
精度の順番	14
積分均一性	163
ゼロパディング	253
尖鋭化フィルタ	135
全角	6
線形システム	136
線形フィルタ	136
線形補間	68, 74
線減弱係数	245
線線源	65, 127
選択	20
選択ソート	50
線広がり関数	127
相互相関関数	156
双線形補間	67, 69, 70
ソート	50

〔た〕

代入演算子	13, 15
楕円	62
畳み込み演算	130
単項演算子	14
単精度	5
逐次近似法	257
中央値	136
重畳積分	130, 134, 154
重畳積分法	256
低域通過フィルタ	146, 147
ディジタル画像	57
低周波数	144
定数倍	70
定数和	70
テキストデータ	71
テキストファイル	42
デクリメント演算子	15
デコンボリューション	154
デルタ関数	131, 152
点線源	65, 127, 129
点広がり関数	129, 130
投影切断面定理	249
投影データ	247
特異点	137

〔な〕

並べ替え	50
二項演算子	14
二重引用符	19
ノイズ	66, 134, 137, 145

〔は〕

倍精度	5
バイト	3
バイナリデータ	71
バイナリファイル	41
バイナリモード	40
配列	17, 19, 36, 57
パターン認識	160
バタワースフィルタ	147

ハニング窓	156
バブルソート	52
パワースペクトル	146
半角	6, 19
半減期	245
番地	33
半値幅	66, 126, 129
比較演算子	14, 16, 21
引数	29
ピクセル	57
非線形フィルタ	136
ビット	3
微分均一性	163
標準偏差	66, 126
標本化	57
ファイルを閉じる	40
ファイルを開く	40
フィルタ	134
フィルタ処理	146
フィルタの次数	147
フィルタ補正逆投影法	251
フーリエ位相相関法	160
フーリエ級数展開	138
フーリエ変換	138, 153
複素共役	157
符号あり	5
符号なし	5
符号ビット	5
浮動小数点型	5, 13
プリプロセッサ	11
プロトタイプ宣言	31
プロファイル	72
分解能	128
分割	61
分散	126
平滑化フィルタ	134
平均	134
平均値	125
平均偏差	125
平行移動	67
平面波	64
ヘッダーファイル	11
偏差平方和	125
変数	12
変調伝達関数	151
ポインタ	33, 38
補間	74

〔ま〕

窓関数	156
無限ループ	27
メディアンフィルタ	136
メモリ	43, 57
メモリ空間	33
メンバー	47
文字	19
文字化け	8
文字列	19
戻り値	30

〔や〕

余弦波	63

〔ら〕

ラジアン	46
乱数	54, 66
離散フーリエ変換	141
量子化	57
論理演算子	14, 16, 21

欧文索引

〔a〕

ASCIIコード ……………………………… 6
ASCIIコード表 …………………………… 7
atof ……………………………………… 45
atoi ……………………………………… 45
average ………………………………… 125
average deviation ……………………… 125

〔b〕

back-projection ………………………… 251
Big Endian ……………………………… 73
break ……………………………… 23, 27
Butterworth …………………………… 147

〔c〕

case ……………………………………… 22
char ……………………………………… 13
continue ………………………………… 27
csv形式 ………………………………… 72
cut off周波数 ………………………… 147
C言語 …………………………………… 8

〔d〕

default ………………………………… 23
deviation ……………………………… 126
DFT …………………………………… 141
do ……………………………………… 26
double ………………………………… 13

〔e〕

else ……………………………………… 20
Endian変換 ……………………………… 73
EUCコード ……………………………… 7

〔f〕

false …………………………………… 16
FBP法 ………………………………… 251
fclose ………………………………… 40
FFT …………………………………… 143
filtered back-projection法 …………… 251
float …………………………………… 13
fopen ………………………………… 40
for ……………………………………… 27
fprintf ………………………………… 42
fread …………………………………… 41
free …………………………………… 43
full width at half maximum ………… 126
full width at tenth maximum ……… 126
FWHM ………………………………… 126
fwrite ………………………………… 41
FWTM ………………………………… 126

〔g〕

gets …………………………………… 44

〔i〕

if ……………………………………… 20
imaginary part ……………………… 140
impulse response …………………… 131
int …………………………………… 13
iterative method …………………… 257

〔j〕

JISコード ……………………………… 7

〔l〕

line spread function ……………………… 127
Little Endian …………………………………… 73
long ……………………………………………… 13
low-pass ……………………………………… 146
LSF ……………………………………………… 127

〔m〕

malloc …………………………………………… 43
maximum ……………………………………… 125
minimum ……………………………………… 125
ML-EM法 ……………………………………… 257
modulation transfer function ………… 151
MTF …………………………………………… 151

〔n〕

NULL …………………………………………… 41
NULL文字 ……………………………………… 19

〔o〕

order …………………………………………… 147
OS-EM法 ……………………………………… 260

〔p〕

point spread function ……………………… 129
printf …………………………………………… 11
PSF ……………………………………………… 129

〔q〕

qsort …………………………………………… 53

〔r〕

Radon変換 …………………………………… 248
rand …………………………………………… 54
real part ……………………………………… 140
return …………………………………………… 30

〔s〕

scanf …………………………………………… 13
Shift JIS ………………………………………… 7
short …………………………………………… 13
S-JIS …………………………………………… 7
square deviation …………………………… 125
srand …………………………………………… 54
standard deviation ………………………… 126
struct …………………………………………… 47
switch ………………………………………… 22

〔t〕

true ……………………………………………… 16
typedef ………………………………………… 48

〔v〕

void ……………………………………………… 30

〔w〕

while …………………………………………… 24

〔x〕

X線CT ………………………………………… 247
X線の減弱 …………………………………… 245

索引・その他

〔 数字 〕

1/10幅 ……………………………………… 126
10進数 ……………………………………… 3
10進法 ……………………………………… 3
16進数 ……………………………………… 3
16進法 ……………………………………… 3
1次元データ ……………………………… 57
1次元フーリエ変換 ……………………… 139
2次元データ ……………………………… 57
2次元フーリエ変換 ……………………… 141
2次元フーリエ変換法 …………………… 248
2進数 ……………………………………… 3
2進法 ……………………………………… 3
3次多項式補間 …………………………… 74

〔 記号 〕

％ root mean square error …………… 126
％ root mean square uncertainty ……… 126
％RMSE …………………………………… 126
％RMSU …………………………………… 126
＆演算子 …………………………………… 34
＊ …………………………………………… 33
＊演算子 …………………………………… 34
． …………………………………………… 48
?: …………………………………………… 24
－> ………………………………………… 48

参考文献

1) Press WH, Flannery BP, Teukolsky SA, Vetterling WT. Numerical Recipes in C. 丹慶勝市, 奥村晴彦, 佐藤俊郎, 小林　誠 訳. C言語による数値計算のレシピ. 技術評論社；1993.
2) 高田治彦. CにヨワイのためのC言語入門. 青山社；2001.
3) 井上誠喜, 八木伸行, 林　正樹, 中須英輔, 三谷公二, 奥井誠人. C言語で学ぶ実践画像処理. Ohmsha；1999.
4) 酒井幸市. デジタル画像処理入門. CQ出版社；2002.
5) 大西英雄, 松本政典, 増田一孝 編. 放射線技術学シリーズ　核医学検査技術学. Ohmsha；2002.
6) 斎藤恒雄. アルゴリズムシリーズ2　画像処理アルゴリズム. 近代科学社；1993.
7) Bracewell RN. The Fourier Transform and Its Applications. 雨宮好文, 大熊　繁 訳. フーリエ変換とその応用（上）. マグロウヒル好学社, 東京；1981.
8) 手塚慶一, 北橋忠宏, 小川秀夫. ディジタル画像処理工学. 日刊工業新聞社；1985.
9) 河田　聡, 南　茂夫 編. 科学計測のための画像データ処理　パソコン／EWS活用による画像計測＆処理技術. CQ出版社；1994.
10) Ramachandran GN, Lakshminarayanan AV. Three-dimensional reconstruction from radiographs and electron micrographs: application of convolutions instead of Fourier transforms. Proc. Natl. Acad. Sci. 1971; 68: 2236-2240.
11) Shepp LA, Logan BF. The Fourier reconstruction of a head section. IEEE Trans. Nucl. Sci. 1974; 21: 21-43.
12) Lange K, Carson R. EM reconstruction algorithms for emission and transmission tomography. J. Compt. Assist. Tomogr. 1983; 8: 306-316.
13) Hudson HM, Larkin RS. Accelerated image reconstruction using ordered subsets of projection data. IEEE Trans. Med. Imaging. 1994; 13: 601-609.

著者略歴

●橋本　雄幸（はしもと　たけゆき）

平成 6年		筑波大学大学院工学研究科博士課程修了
	6年	横浜創英短期大学情報処理学科専任講師
	11年	同　助教授
	16年	横浜創英短期大学情報学科助教授

工学博士

【研究領域】コンピュータトモグラフィを用いた生体機能および材料の非破壊解析

【主な著書】非破壊検査ハンドブック（分筆，日本非破壊検査協会編，1993），SPECT画像技術の基礎（分筆，日本放射線技術学会，2001），核医学検査技術学（分筆，Ohmsha，2002）

●篠原　広行（しのはら　ひろゆき）

昭和53年		東京都立大学大学院理学研究科博士課程修了
	53年	昭和大学藤が丘病院放射線科
	60年	同　講師
平成 7年		同　助教授
	12年	東京都立保健科学大学保健科学部放射線学科教授
	14年	同　学科長（～18年3月），大学院保健科学研究科放射線学専攻主任（～16年3月）
	18年	首都大学東京大学院人間健康科学研究科放射線科学系長
		首都大学東京図書情報センター長補佐

理学博士　医学博士　第一種放射線取扱主任者　第一種作業環境測定士

【研究領域】コンピュータトモグラフィを用いた生体機能解析

【主な著書】SPECT機能画像（分筆，メジカルビュー，1998），最新臨床核医学（分筆，金原出版，1999），SPECT画像技術の基礎（分筆，日本放射線技術学会，2001），核医学検査技術学（分筆，Ohmsha，2002）

【画像再構成シリーズ】
C 言語による画像再構成の基礎 <small>価格はカバーに表示してあります</small>

2006 年 12 月 20 日　第一版　第 1 刷　発行
2012 年　1 月 20 日　第一版　第 2 刷　発行

著　者　　橋本　雄幸・篠原　広行 ©
　　　　　<small>はしもと　たけゆき　しのはら　ひろゆき</small>
発行人　　古屋敷　信一
発行所　　株式会社 医療科学社
　　　　　〒 113-0033　東京都文京区本郷 3 − 11 − 9
　　　　　TEL 03（3818）9821　　FAX 03（3818）9371
　　　　　ホームページ　http://www.iryokagaku.co.jp
　　　　　郵便振替　00170-7-656570

ISBN978-4-86003-370-5　　　　（乱丁・落丁はお取り替えいたします）

本書の複製権・翻訳権・上映権・譲渡権・公衆送信権（送信可能化権を含む）は（株）医療科学社が保有します。

JCOPY ＜(社)出版者著作権管理機構 委託出版物＞

本書の無断複写は著作権法上での例外を除き，禁じられています。
複写される場合は，そのつど事前に（社）出版者著作権管理機構
（電話 03-3513-6969，FAX 03-3513-6979，e-mail: info@jcopy.or.jp）の
許諾を得てください。